Full of Confidence

Health Insurance and **Pharmacy Policy**

자신만만 건강보험 약가정책

지은이

임형식 · 이재익 · 이은희

자신만만 건강보험 약가정책

첫째판 1쇄 인쇄 | 2024년 1월 3일
첫째판 1쇄 발행 | 2024년 1월 10일

지 은 이 임형식, 이재익, 이은희
발 행 인 장주연
출판기획 이성재
책임편집 배진수
편집디자인 조원배
표지디자인 김재욱
일러스트 유학영
제작담당 황인우
발 행 처 군자출판사(주)
등록 제4-139호(1991. 6. 24)
본사 (10881) **파주출판단지** 경기도 파주시 회동길 338(서패동 474-1)
전화 (031) 943-1888 팩스 (031) 955-9545
홈페이지 | www.koonja.co.kr

ISBN 979-11-7068-075-8 (93510)

정가 30,000원

자신만만

건강보험 약가정책

머리말

긴 시간과 막대한 연구개발비를 투자하여 탄생된 신약 후보물질은 단계별 임상시험을 거쳐 그 효능이 우수하고 안전해야 비로소 시판할 수 있으며 보험약가는 정부와 담당 전문가들이 합의하여 국민의 이익을 최대로 반영하면서 엄정한 심사를 거쳐 결정하는 것이다. 우리나라는 국가주도의 단일보험자(국민건강보험공단; NHIS)에 의한 전 국민 건강보험을 실시하고 있고, 신약을 포함한 모든 급여의약품이 건강보험의 약가제도 운영 내에서 사용되고 있다. 따라서 약가제도(보험등재 및 사후관리제도)가 제약산업에 미치는 영향은 매우 크다. 2022년 기준 약 22.9조 원으로 총 진료비 98조 원 대비 23%를 유지하고 있지만 보험약가는 보험이 적용되는 의약품의 공식 가격을 의미한다. 제약회사는 높은 가격의 보험약가를 받기 원하고 정부는 보험재정에서 약 값이 차지하는 비중을 낮추기 위해 보험약가를 낮추기 원하고 있는 상황에서 서로가 객관적이고 합리적인 자료를 바탕으로 협상하여 보험약가를 결정한다. 보험약가는 약국에서 환자가 처방전에 따른 약을 조제 받은 후 약 값 지불 시 약 값 산정의 기준이 된다. 동일 처방전은 전국 어느 약국에서 약을 지어도 약 값이 같다. 보험약가가 전국 어디에서나 동일하게 적용받도록 법으로 정했기 때문이다. 물론 의원, 종합병원, 3차 병원에 따라 환자본인 부담금 약제비는 차이가 있다. 하지만 의사 처방전 없이 그냥 살 수 있는 일반의약품은 약국마다 가격이 다를 수 있다. 일반의약품은 공식가격이나 정가가 없이 주로 제약사가 가격을 정하여 약국에 공급하며 약국에서는 자율적으로 마진을 붙여 판매가를 정할 수 있기 때문이다.

의약품의 보험등재와 약가산정은 의약품 시장 확대에 중요한 부분으로, 신약뿐만 아니라 제네릭 의약품 개발 시 약가에 대한 사전 예측 및 전략수립이 반드시 필요하다. 의약품의 특성에 따라 보험약가 산정이 필요하며 의약품 보험약가 산정이 투명하고 객관적이어야 한다. 약가는 정부와의 협상도 중요하지만 회사와 정부의 접점을 찾아 최대한 빨리 도입해야 한다. 환자를 우선으로 한다면 약가를 낮추면 된다고 생각할 수 있다. 극단적으로 얘기한다면, 환자를 위해 무료로 치료제를 공급하는 것이 가장 좋겠지만, 회사는 지속적인 발전을 통해 이익을 창출하고 고용을 확대해야 하기에 적절한 약가를 받아야 한다.

글로벌제약회사는 보험약가와 본사승인 약가의 차이 때문에 어려움이 있지만 국내 환자들이 최대한 빠른 혜택을 받을 수 있도록 노력해야 한다. 글로벌제약회사에서 천문학적인 비용을 투자하여 신약을 개발했지만, 약가가 너무 낮게 산정되어 적자가 발생한다면 어떤 회사도 신약 개발에 투자하고 싶지 않을 것이다. 이를 방지하기 위해 무조건적인 낮은 약가가 아니라 적절한 약가가 필요하다. 아시아 시장이 커지면서 한국 약가를 참조하는 나라들이 늘어나고 있다. 우리나라 약가를 참조하는 나라들이 늘어나면서 '코리아 패싱'에 대한 우려까지 제기되고 있어 정부에 적극적인 질의를 통해 '코리아 패싱'이 없도록 하는 것이 국익에 도움이 될 것이다.

약가는 신약, 개량신약, 제네릭의약품, 바이오의약품, 특정항암제, 희귀의약품 등 약품별로 다양한 가격이 형성되므로 이런 정책을 정확히 이해해야 한다. 제약산업에서 의약품 가격이란 다른 산업에서의 제품, 서비스와 마찬가지로 시장의 수요 및 공급에 기반을 둔 경제법칙에 기반한다. 그러나 제약산업의 다양한 구조적 차이들로 인해 추가적인 고려요인들이 반영된다. 예를 들면 다른 산업과 달리 제품을 처방하는 의사, 최종 소비자인 환자, 그리고 비용을 지급하는 결제자가 일치하지 않는 이유 등, 산업의 구조적 특성에 의해 차별화된 가격 시스템을 갖게 된다.

환급이 되는 시장의 경우에는 의약품을 제조하는 제약회사와 이를 구매, 지급하는 정부 간의 역학관계에 따라 가격이 결정되지만 보험이 되지 않은(혹은 일부분만 보험이 되는) 제품의 경우에는 의사와 환자의 제품에 대한 가치 인지도에 따라 가격 선정 방식이 다르다. 일반의약품처럼, 의사의 처방이 필요하지 않은 제품의 경우에는 제품의 특성과 경쟁구도에 의한 구매의사의 최종결정을 하는 소비자와 간접적으로 관여하는 약사의 역학관계에 따라 제품의 가격이 결정될 수 있다. 제약산업에 대한 정부 가격정책은 급속한 인구의 고령화로 인한 의약품 수요의 증가로 미래의 보험재정의 건전성을 유지하기 위한 보험약가 인하 정책 지속, 저가 및 제네릭의약품 처방 유도, 저가구매 인센티브제도 및 리베이트 쌍벌제 시행으로 약제비를 절감하고 제약기업의 R&D 활성화에 초점을 맞추는 등 제약환경 변화에 많은 영향을 주고 있다. 이처럼 제약 기업은 많은 시련과 도전을 받고 있어 시장 변화에 맞는 전략이 필요한 상황이다. 블록버스터 제품 특허 만료는 제네릭의약품 시장의 확대를 유발하고, 바이오 의약품 등 새로운 의약 파이프라인을 통한 시장이 성장하고 있는데 이는 경쟁이 매우 치열해진다는 의미와 동시에 국내 제약기업이 성장할 수 있는 기회가 된다.

국내 제약산업은 고령화 사회에 따른 만성질환 및 삶의 질(quality of life, QOL) 향상을 위한 의약품 수요 증대, 블록버스터 특허만료에 따른 제네릭의약품 시장의 성장, 정부의 중증질환의 급여 확대정책 등을 이해해야 한다. 의약품 가격은 정부와 관련부처 그리고 다양한 이해관계자들과 관련되어 있다. 의약품 가격형성 과정을 이해하고 결정하는 것은 매우 복잡하고 중요하기 때문에 정부의 약가정책과 시장 환경을 정확하게 이해해야 효과적인 가격전략을 세울 수 있다.

제약 산업은 대표적인 지식 집약적 산업으로 신약 개발 및 글로벌 시장 진출을 모색하기 위해 의약품의 전주기에 대한 규제과학, 즉 법적·과학적 지식을 갖춘 전문 인력 확보가 중요하다. 그 중에서도 의약품 약가 업무를 위해서는 제품 개발단계에서부터 의약품 시판 후 안전관리에 이르기까지 상황에 따라 다양한 역량을 필요로 한다. 제약사는 시간과 비용을 줄이기 위해 현장에 바로 적응할 수 있는 준비된 인재를 원하므로 제약 약가 전문가가 되기 위해선 필요한 지식을 사전에 이해하는 것이 중요하다.

의약품은 반드시 허가를 받아야 사용할 수 있다. 2022년 의약품허가보고서에 의하면 2022년 신약은 총 30개, 희귀의약품 29개, 자료제출의약품 549개가 허가되었다. 이렇게 허가받은 의약품들이 적절한 약가를 받고 시장에 출시하기 위해 제약사는 약가 전문가를 필요로 하고 있다. 또한 의약품 관련 제도의 미국(FDA), 유럽(EMA) 등 국제 기준에 부응하고, 국내 제약회사의 해외진출을 위해 글로벌 능력을 갖춘 의약품 약가 전문가에 대한 수요가 꾸준히 증가하고 있으며 향후에도 꾸준히 증가할 것으로 보고있다. 하지만 현재 국내에는 전문가 양성을 위한 체계적인 교육 시스템 부족으로 제약기업 재직자 중심의 단발성 교육이 주로 이루어지고 있으며, 이로 인해 의약품 개발에서부터 등록까지의 전주기에 대해 종합적인 지식을 갖춘 전문가를 배출하는 데 어려움을 겪고 있다.

이 책은 건강보험에서 차지하는 약품비, 신약의 약가과정, 개량신약의 약가과정, 제네릭의 약가, 희귀의약품의 약가 등 전체 의약품 약가 절차에 대해 다루고 있으며, 약가정책방향을 정확하게 이해하고 향후 대책을 모색하기 위하여 Chapter 중간에 Issue와 Workshop 자료를 제시하고 있다.

또한 국내 회사에서 가장 고민하고 있는 향후 제네릭의약품의 약가정책과 방향을 저자의 학위논문을 통하여 제시하고 있다. 이 책으로 제약 약가 분야에 종사하거나, 진출하고자 하는 학생들이 전문가로서 발돋움하는데 조금이나마 보탬이 되어 우리나라 제약산업이 진일보할 수 있기를 기대한다.

임형식(약학박사, 충북대학교 약학대학 교수)
이재익(의학박사/경영학박사, 대전시티내과원장)
이은희(약사, 충북대학교 약학대학 박사과정)

CONTENTS

목차

PART 1 • 건강보험

CHAPTER 1 국민건강보험

CHAPTER 2 국민건강보험과 의료비

PART 2 약가제도

CHAPTER 3 건강보험 약제비

CHAPTER 4 위탁/공동생동제도와 제네릭의약품 시장

CONTENTS

5 CHAPTER

약가 사후제도

6 CHAPTER

용어 설명

PART 1

건강보험

1

CHAPTER

국민건강보험

01 사회보장제도

1) 사회보장 의의

사회보장이란 사회구성원에게 생활의 위험이 발생했을 때 사회적으로 보호하는 대응체계를 가리키는 포괄적 용어이다.

- **베버리지(Beveridge) 보고서 상의 사회보장의 정의(협의의 사회보장)**
  실업, 질병 혹은 재해에 의하여 수입이 중단되거나 소득이 줄어들었을 때, 대처하기 위해서 혹은, 노령으로 인한 퇴직이나 주 소득자가 사망하여 생계를 책임질 사람이 없어졌을 때, 대처하기 위해서 혹은, 출생·사망·결혼 등과 관련된 특별한 지출을 감당하기 위한 소득의 보장을 의미한다.

- **국제노동기구(International Labour Organization, ILO)의 사회보장의 정의**
  사회구성원이 봉착하게 될 특정 위험에 대하여 원인 여하를 막론하고 궁핍에서 그 생활을 보호하기 위해 소속사회가 일정한 기관을 통하여 부양성을 띤 급여를 제공하는 것을 의미한다.

- **우리나라 사회보장기본법상의 정의(사회보장기본법 제3조 1호)**
  출산, 양육, 실업, 노령, 장애, 질병, 빈곤 및 사망 등의 사회적 위험에서 모든 국민을 보호하고 국민 삶의 질을 향상시키는 데 필요한 소득 및 서비스를 보장하는 사회보험, 공공부조, 사회서비스를 의미한다.

◈ 어원

- 사회보장 즉, Social Security라는 용어에서 Security의 어원인 se(=without, 해방) + cura(=care, 근

심 또는 괴로워하는 것)에서 비롯된 것이며, 이것은 '불안을 없앤다.'는 뜻으로 단어를 그대로 풀이하면 Social Security는 사회적 불안을 제거한다는 의미이다.

- Social Security라는 용어는 미국의 루즈벨트 대통령이 1934년 6월 8일 의회에서 뉴딜(New Deal) 정책을 설명하는 가운데서 비롯되었으며, 이것이 법률용어로 처음 등장한 것은 1935년 미국의 사회보장법(Social Security Act)이 제정된 때이다.

2) 사회보장제의 수단

① 사회보험제도

• 의의

사회보험은 보험의 기전을 이용하여 일반 국민을 대상으로 질병, 상해, 폐질, 실업, 분만 등으로 인한 생활의 위협에서 보호하기 위해 국가가 법에 따라 보험 가입을 의무화하며 기여금을 부과하거나 보험료를 갹출하고 내용을 규정하여 실시하는 제도를 의미한다. 이 제도는 상대적으로 과다한 재정의 부담을 경감시킬 수 있으며, 국민의 주인의식과 참여의식을 조장할 수 있다.

• 목적

생활에 위협을 가하는 위험에 대하여 일차적으로 기본적인 경제보장을 목적으로 하고 최저 생계를 영위할 수 있을 만큼의 소득 및 의료보장을 통해 빈곤화 예방을 목적으로 한다. 사회보험제도는 위험의 분산을 목적으로 하므로 보험사고를 당한 사람과 그렇지 않은 사람 사이에 일정한 소득의 재분배효과가 나타나게 된다.

• 사회보험과 민간보험의 차이

보험은 자본주의적 경제생활의 위험에서 오는 불안을 제거하기 위하여 인류가 창안한 사회적 형태로써 개인적인 위험상황에서 경제적, 의료적 보상을 해주는 것을 원칙으로 한다.

보험은 회사보험, 화재보험, 해상보험, 공영보험 및 사회보험이 개발되었는데, 보험가입의 자유를 기준으로 할 때 민간(임의)보험과 사회(강제)보험으로 크게 나뉜다. 민간보험은 보험 가입 여부를 각자의 자유 의지에 맡기는 것이고, 사회보험은 국가 또는 공공단체가 국민에 대하여 보험에 가입할 의무를 부과하여 강제로 가입하게 하는 것이다. 우리나라 사회보험은 4대 사회보험으로 구성되는데 국민건강보험, 국민연금, 고용보험, 산업재해보상보험이 포함되어 있다. 그 외 제5의 사회보험이라고 하는 장기요양보험이 있으며 이는 장기요양이 필요한 노인환자를 보호하기 위한 제도이다.

표 1.1. 사회보험과 민간보험의 비교표

구분	사회보험	민간보험
제도의 목적	최저소득보호 또는 기본적 의료보장	개인적 필요에 따른 보장
가입의 강제성	강제가입 (집단보험)	임의가입 (개별보험)
부양성	국가 또는 사회 부양설	없음
보험보호대상	질병,분만,산재,노령,실업 폐질에 국한	발생위험률을 알 수 있는 모든
수급권	법적 수급권	계약적 수급권
독점 / 경쟁	정부 및 공공기관 독점	자유경쟁
공동부담 여부	공동 부담의 원칙 (사용자, 피용자, 정부)	본인 부담 위주
재원부담	능력비례 부담	능력무관 (동액 부담)
보험료 부담방식	주로 정률제	주로 정액제
보험료 수준	위험률 상당이하 요율	위험률 비례요율 (경험률)
보험자의 위험선택	할 수 없음	할 수 있음
급여수준	균등급여	차등급여 (기여비례보상)
인플레이션 대책	가능	취약함

② 공공부조제도

• **개념**

공공부조는 극빈자, 불구자, 실업자 또는 저소득계층과 같이 스스로 생계를 영위할 수 없는 사람들이 인간다운 생활을 영위할 수 있도록 그들이 자립할 수 있을 때까지 국가가 재정기금으로 보호하여 주는 일종의 구빈제도이다.

• **성격**

공공부조는 현금급여, 의료부조, 사회서비스(거주지원, 직업알선, 가정봉사 등) 제공 등과 같은 생활 보조적 성격을 가지고 있다.

표 1.2. 사회보험과 공공부조 비교표

구분	사회보험	공공부조
목적	질병, 노령, 재해, 실업 등의 사회적 위험에 대한 사전적 · 예방적 대응책	빈곤에 대한 사후적 대응책
제도특성	근로능력이 있는 사람을 위한 제도	근로능력이 없는 사람을 원조하기 위한 제도
대상	모든 참여자가 피보험자이며, 특정시점부터 일부만 수혜자가 됨	직접 참여자(빈곤층)는 모두 수혜자
자산조사	불필요	필요(욕구조사 및 자산조사)
재원	주로 갹출금(보험료), 국고지원금등 지원	정부의 일반조세
권리성	권리로 인정	국가의 보호, 낙인(stigma) 발생가능

③ 사회복지서비스제도

• 개념

사회복지제도는 복지사회를 건설할 목적으로 법률이 정하는 바에 의하여 특정인에게 사회보장급여를 국가 재정부담으로 실시하는 제도이다. 여기서 특정인이라 함은 군경, 전상자, 배우자 사후, 고아, 지적 장애아 등과 같은 특별한 사유가 있는 자나 국민의 노후생활 안정이란 목적을 달성하기 위한 연금제도 하의 노령자를 의미한다.

• 필요성

사회복지는 원래 가족이 수행하는 전통적 기능을 지원 및 보완하기 위하여 발달하였다. 즉, 사회가 변화해감에 따라 발생하는 경제적 실패, 가족불안 및 지역사회의 해체와 관련하여, 중첩된 문제를 해결하기 위한 사회적 노력이라 할 수 있다.

우리나라의 경우 1970년에 사회복지사업법을 제정하여 제도적인 접근을 시작하였고, 이 이후 모자보건법(1973), 노인복지법(1981), 심신장애자복지법(1981), 아동복지법(1981)을 제정하여 기혼 및 미혼 성인 여성복지와 아동복지 및 심신장애자복지 증진을 도모하고 있다.

3) 우리나라 사회보장제도

① 의의

• 개념

우리나라에서 사회보장이라는 용어는 '사회보장에 관한 법률(1963.11. 5. 법률 제1437호)'에서 처음 사용되었으며, 이후 산재보험법(1963. 11. 05. 법률 제1438호)과 의료보험법(1963. 12. 16. 법률 제1623호)이 제정되고, 1977년 7월 1일 강제적용형 의료보험이 실행되면서 보편적으로 사용된 것으로 볼 수 있다.

사회보장제도의 기본적 사항을 규정한 사회보장기본법(1995.12.30. 법률 제5134호)에 의하면 우리나라의 사회보장제도는 국가의 연대성 원리를 기초로 하는 공공부조제도, 특정 동종집단의 연대성을 기초로 조직되고 운영되는 사회보험제도, 그리고 국민의 정상적인 사회생활을 위해 제공되는 사회서비스제도로 구분한다.

② 유형

표 1.3. 사회보장제도의 유형

사회보험제도	국민에게 발생하는 사회적 위험을 보험방식에 의하여 대처함으로써 국민건강과 소득을 보장하는 제도(국가가 법에 의해 가입을 의무화)
단기보험	건강(의료)보험 → 의료비보장, 건강증진
공공부조제도	국가 또는 지방자치단체의 책임으로 국민의 최저생활을 보장하고 자립을 지원하는 제도
사회서비스	국가 · 지방자치단체 및 민간부문의 도움이 필요한 모든 국민에게 복지, 보건의료, 교육, 고용, 주거, 문화, 환경 등의 분야에서 인간다운 생활을 보장하고 상담, 재활, 돌봄, 정보의 제공, 관련 시설의 이용, 역량 개발, 사회참여 지원 등을 통하여 국민의 삶의 질이 향상되도록 지원하는 제도

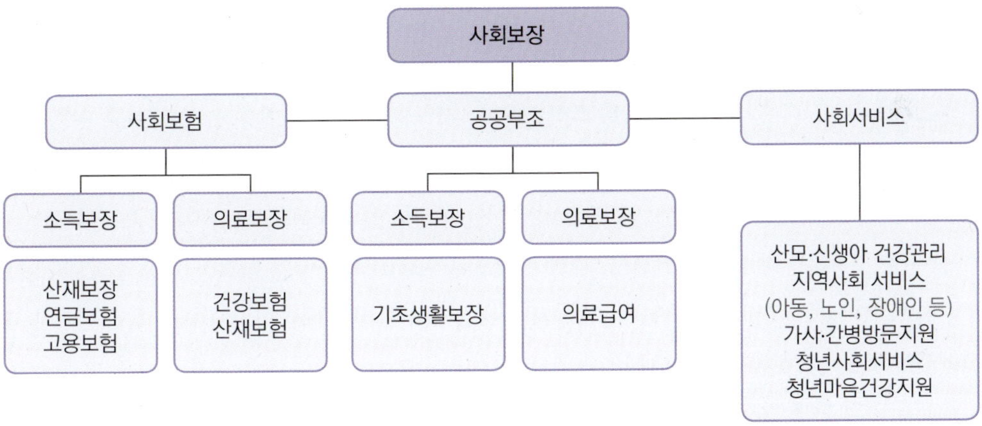

그림 1.1. 우리나라 사회보장기본법에 따른 사회 보장의 구성 및 체계분류

표 1.4. 우리나라 4대 사회보험 주요 특징

구분	국민연금	국민건강보험(건강보험)	고용보험	산업재해보장보험(산재보험)
시행년도	1988년	1977년	1995년	1964년
기본성격	소득보장	질병치료	실업급여	산재보장
급여방식	현금급여(소득비례)	현물급여(균등급여)	현금급여(소득비례)	현물(균등급여) · 현금(소득비례)
재정	적립	부과방식 이원화	적립	순수부과
관리단위	개인	사업장 · 세대별	–	–
관리	사업장별	사업장별	–	–
보험료 관장	보건복지부장관	보건복지부장관	고용노동부장관	고용노동부장관
자격관리방식	직장 · 지역통합	직장 · 지역통합	사업별	사업별
보험료 부과 단위	사업장 · 지역(개인)	사업장 · 지역(개인)	사업장	사업장

02

건강보장제도

1) 건강보장제도 개념

① 정의

국민의 건강권을 보호하기 위하여 요구되는 필요한 보건의료 서비스를 국가나 사회가 제도적으로 제공하는 것을 말하며, 건강보험, 의료급여, 산재보험, 실업급여, 노령급여, 가족급여, 출산급여, 장애급여, 유족급여 등을 포괄한다. 과거 질병으로 인한 소득중단에 대처하는 경제보장과 치료비 지출에 대비하는 질병치료 중심의 '의료보장'의 개념이 질병을 예방하고 건강을 증진시키는 '건강보장'이라는 광의적인 개념으로 발전하였다.

우리나라의 현행 건강보험은 '저(低)부담 저(低)복지' 체계로 건강보험 본인부담 수준이 지나치게 높은 편이다. 반면 건강보험료는 소득의 4-6% 수준으로 선진국의 10-20% 이상에 비해 매우 낮은 편이다.

② 의의

건강보장제도는 개인의 위험을 사회적·국가적 위험으로 인식하여 위험의 분산 및 상호부조인식을 제고하기 위한 제도이다. 이는 의료수혜 불평등을 해소하기 위한 사회적·국가적 노력이다. 일차적으로 질병 발생으로 인한 개인 부담능력의 한계와 위험을 극복하고, 이차적으로는 국민의 건강수준을 향상시키는 것을 목표로 한다.

③ 필요성

사회계층 간 의료수혜의 불평등이 심화되면서 의료이용도의 소득계층별, 지역별, 성별, 직업별, 연령별 차이가 사회적 불만의 한 원인으로 대두되었다. 이에 따라 보건의료 서비스가 의·식·주 다음으로 제4의 기본적 수요로 인식되어 건강보장제도의 필요성이 나날이 높아지고 있다.

2) 건강보장제도 유형

① 사회보험(National Health Insurance, NHI)방식

개인이 납부하는 보험료를 주요 재원으로 하는 건강보장제도로써 독일의 비스마르크가 창시하여 비스마르크 방식이라고도 한다. 보험재정의 낭비를 줄이고 지속가능성을 높이고자 의료 서비스를 이용할 때 본인일부부담금을 부과하고 있다. NHI 방식을 운영하는 대표적인 국가로는 한국, 독일, 프랑스, 일본 등이 있다. 의료비에 대한 국민의 비용의식이 작용하여 상대적으로 양질의 의료제공이 가능하지만, 소득유형 등이 서로 다른 구성원에 대한 단일 보험료 부과기준 적용의 어려움, 의료비 증가에 대한 억제기능이 취약하다는 단점이 있어 보험재정 안정을 위한 노력이 필요하다.

② 국가보건서비스(National Health Services, NHS) 방식

일명 조세방식, 베버리지(Beveridge)형 의료제도라고 하며, 국민의 의료문제는 국가가 책임져야 한다는 관점에서 조세를 재원으로 모든 국민에게 국가가 직접 의료를 제공하는 의료보장방식이다. 영국, 이탈리아, 스웨덴 등이 NHS 방식을 운영하는 대표적인 국가이다. 소득수준에 상관 없이 모든 국민에게 균등한 의료보장이 가능하고, 정부가 관리주체로서 의료공급이 공공화되어 의료비 증가에 대한 통제가 강하게 나타나는 것이 장점이다. 반면 의료의 사회화가 상대적으로 의료의 질을 저하시키고, 조세에 의한 의료비 재원조달은 정부의 과다한 복지비용 부담의 문제가 발생하며, 의료 수용자의 비용의식 부족과 장기간 진료대기 문제, 민간보험 확대 등 단점이 있어 이에 대한 제도적 보완이 필요하다.

표 1.5. 사회보험방식(NHI)과 국가보건서비스방식(NHS)의 비교

구분	사회보험방식(NHI)	국가보건서비스방식(NHS)
기본이념	의료비에 대한 국민의 1차적 자기 책임의식 견지(국민의 정부의존 최소화)	국민의료비에 대한 국가책임 견지(국민의 정부의존 심화)
적용대상 관리	국민을 임금소득자, 공무원, 자영자 등으로 구분관리(극빈자 별도 구분)	전 국민을 일괄 적용(집단구분 없음)
재원조달	보험료, 일부 국고 지원	정부 일반조세
진료보수 산정방법	행위별수가제 또는 총액계약제 등	일반 개원의는 인두제 병원급은 의사 봉급제
관리기구	보험자(조합 또는 금고)	정부기관(사회보장청 등)
채택국가	한국, 독일, 프랑스, 일본 등	영국, 스웨덴, 이탈리아 등
국민 의료비	의료비 억제기능 취약	의료비 통제 효과가 강함
보험료 형평성	보험자 내 보험료 부과의 구체적 형평성 확대가능 보험자가 다수일 경우 보험자간 재정불균형 발생 우려	조세에 의한 재원 조달로 소득재분배 효과강함(선진국) (단, 조세체계가 선진화되지 않은 경우 소득역진 초래)

구분	사회보험방식(NHI)	국가보건서비스방식(NHS)
의료서비스	상대적으로 양질의 의료제공 첨단의료기술 발전에 긍정적 영향	의료의 질 저하 초래 입원 대기 환자 급증 대기기간 장기화 개원의의 입원 의뢰 남발 사보험 가입 증가경향으로 국민의 이중부담초래
연대의식	가입자간 연대의식 강화	가입자간 연대의식 희박
관리운영	보험자중심 자율운영(대표 기구를 통한 가입자의 조합운영 참여보장) 정부기관 직접 관리(가입자의 운영참여 배제)	보험자중심 자율운영(대표 기구를 통한 가입자의 조합운영 참여보장) 정부기관 직접 관리(가입자의 운영참여 배제)

③ 민간보험방식(Consumer Sovereignty Model, CSM)

• 실손의료보험(민간보험)의 정의

실손의료보험이란 사람의 질병 또는 상해로 인한 손해(의료비에 한함)를 보험회사가 보상하는 보험상품을 말한다. 국민건강보험을 보완하기 위해 의료서비스의 질을 향상시켜 개인의 요구에 의해 직접 가입하는 사적건강보험이며, 이를 운영하는 방식으로 생명보험회사, 손해보험회사, 건강보험회사 등 민영보험회사나 공제조합, 비영리보험조합 등이 속한 민간보험관리단체에 의해 운영되고 있다.

※ 참고: 국민건강보험 요양급여 기준에 관한 규칙, 보험업감독업무시행세칙 별표15 표준약관(제5-13조 제1항관련)

표 1.6. 국민건강보험과 실손의료보험(민간보험)의 비교

구분	국민건강보험	실손의료보험(민간보험)
보장범위	국민의 질병 · 부상에 대한 예방 · 진단 · 치료 · 재활과 출산 · 사망 및 건강증진에 대하여 보험급여 실시(국민건강보험법 제1조)	보험회사가 피보험자의 질병 또는 상해로 인한 손해(의료비에 한정)을 보상하는 상품
가입대상	국내에 거주하는 국민(국민건강보험법 제5조) 제외: 의료급여 수급권자 등	임의가입
보장사항	가입자와 피부양자의 질병, 부상, 출산 등에 대하여 요양급여를 실시(국민건강보험법 41조) 1. 진찰 · 검사 2. 약제(藥劑) · 치료재료의 지급 3. 처치 · 수술 및 그밖의 치료 4. 예방 · 재활, 5.입원, 6.간호, 7.이송	'「국민건강보험법」에서 정한 요양급여 또는 「의료급여법」에서 정한 의료급여 중 본인부담금'과 '비급여'(상급병실료 차액 제외)'를 합한 금액의 80%~90%에 해당하는 금액(표준약관) ※「국민건강보험법」 또는 「의료급여법」에 따라 보건복지부장관이 정한 비급여대상
보장일수	제한 없음 질병 완치시까지 보장	입원 : 발병일로부터 365일 통원 : 연간 180회 처방조제비 : 연간 180건

보장금액	제한 없음 법정본인부담금 및 비급여 제외 본인부담상한제(2019년도) – 당해년도 총 의료비 본인부담금 총액 81만원 ~580만원 이상인 경우 환급(소득수준에 따라 7단계 차등적용)	국민건강보험급여를 제외한 본인부담금 중 일부와 비급여 보상(2019년 3월 기준) – 본인부담금+비급여 금액 합계액의 80~90% 보상 – 입원 : 5천만원 한도 – 통원(외래+처방조제비) : 회당 합산하여 30만원 이내 ※2017년 4월부터 기본형과 특약(도수치료 등)을 별도 구매하는 상품으로 개편됨
계약갱신	평생 의무가입	1년 단위

- 민간의료보험의 유형 및 해외의 운영체계

표 1.7. 민간의료보험의 유형 및 해외의 운영체계

구분	정의	해당국가
Substitute (대체형)	민영건강보험이 국영건강보험을 대체하여 주된(primary) 건강보험의 역할을 함. 독일의 경우 사회보험인 국민건강보험을 적용하되 일정소득 이상의 국민은 민영건강보험과 국민건강보험의 가입을 선택할 수 있음	미국, 독일
Duplicate PHI (중복형)	정부에서 운영하는 건강보험에서 보장하는 의료서비스를 보장하는 민간보험	호주, 영국, 아일랜드
Complementary PHI(보완형)	본인이 부담하는 본인부담금(Copayment, Deductible) 등을 보충해주는 형태로 민간의료보험 운영	벨기에, 프랑스, 일본, 한국, 미국 , 독일
Supplementary PHI (보충형/추가형)	본인부담 보충형과 비슷하지만 본인이 부담하는 본인부담금 이외에 신의료기술, 치과보철 등 건강보험을 적용하지 않는 비급여(non-covered) 부분을 보장해주는 보험	호주, 캐나다, 일본, 한국, 독일

※주: PHI: Private Health Insurance
※자료: OECD. OECD Health Statistics 2017 Definitions, Source and Method. 2017. 재구성

의료보장에 있어서 민간의료보험의 역할은 매우 크다고 할 수 있는데 대표적으로 미국에서는 공적의료보장 대상이 노령자 등 특정인에 한정되어 있어 대부분이 민간의료보험에 의존하고 있다. 공적의료보험제도가 발달되어 있는 유럽에서도 국가마다 민간의료보험의 비중이 다르지만 그 역할은 크다. 민간 의료보험은 공적의료보험의 보완적 역할을 하기 때문에 민간보험의 급여는 공적보험의 급여가 실시된 후에 제공되어야 한다. 또한, 민간보험의 급여는 공적제도에 있어 환자부담의 존재의의가 상실되지 않도록 환자부담 전액을 급여하는 것을 금지하고 있다.

WORKSHOP

- 실손의료보험 가입자가 지속적으로 증가하는 이유는?
- 실손의료보험 가입자의 증가가 건강보험재정에 미치는 영향은?

ISSUE!

건강보험 보장성 강화정책과 실손보험

건강보험 보장성 강화로 실손보험 반사이익에 대한 정부와 금융당국 및 보험업계 등 이해당사자 간의 의견이 첨예하게 대립하고 있다. 보건당국은 실손보험이 의료기관의 도덕적 해이를 조장하고, 보장성 강화 정책에 따른 실손보험 하락 효과가 발생하였으며 반사이익에 따른 보험료 인하 또는 추가 환원 방안을 모색할 것을 주장하고 있다. 그러나 금융당국 및 보험업계의 입장은 다르다. 실손보험은 건강보험 보장률을 보완하기 위해 존재하며, 보장성 강화 정책으로 인해 비급여 풍선효과가 발생하여 오히려 실손보험 손해율이 증가했다는 것이다. 따라서 반사이익 존재 여부와 규모에 대한 정확한 분석이 필요하다는 주장이다. 전문가에 따르면 민간보험의 낮은 본임부담률과 건강보험과의 중복보장 등으로 불필요한 의료이용과 과잉진료가 양산되었고, 정부의 비급여의 급여화 정책의 보장성 강화에 따른 반사이익 문제를 해결하고 의료비 부담 증가를 억제하기 위해 공·사보험 간 연계와 관리 대책 마련이 필요하다는 의견이 있었다.

보건당국 VS **금융당국 & 보험업계**

보건당국

실손보험이 환자와 의료기관의 도덕적 해이 조장
보장성 강화에 따른 실손보험 하락 효과 발생
반사이익에 따른 보험료 인하 or 추가 환원 방안 모색

- 실손보험사의 **손해율이 높고 낮음에 관계없이** 실손보험 반사이익에 대한 부분은 **국정기획자문위원회에서 설정한 국정과제**의 일환임
- 금융위와 논의하여 **반사이익 규모를 명확히 확인**하고, 국민에게 **반사이익을 환원하는 방식**을 검토할 예정임.

금융당국 & 보험업계

실손보험은 건강보험 보장률을 보완하기 위해 존재
보장성 강화로 비급여 풍선효과 발생하여 손해율↑
반사이익 존재 영부와 규모에 대한 정확한 분석 필요

- 보장성 강화로 인한 **비급여의 풍선효과**로 인해 실손보험 **손해율은 오히려 상승**함
- 정부가 예측한 것보다 **보험회사의 반사이익이 크지 않을 수도 있을 것**이며, 반사이익에 관해서는 **공·사가 서로 협력하고 조정**해 나가며 데이터에 근거한 통계적 확인이 필요함.

의료계

- 건강보험 보장성이 강화되면서 발생하는 **보장 범위 중복**에 대한 **반사이익은 가입자**에게 돌려주어야할 것이며 이를 실현할 **제도와 법제정**이 필요함.

시민단체

- 보험업계의 잘못된 실손보험 설계로 인한 **손해율 증가**에 대한 책임을 가입자에게 전가하지 말고 **보험사가 책임지는 것이 마땅**함
- 반사이익에 대한 환원 방식은 **법률적으로 평가**해야 함

전문가

- 민간보험의 낮은 본인부담률과 건강보험과의 **중복보장** 등으로 **불필요한 의료이용과 과잉진료**가 양산됨.
- 보장성 강화에 따른 **반사이익 문제를 해소**하고, **의료비 부담 증가를 억제** 하기 위한 **공·사보험 간 연계와 관리대책** 마련이 필요.

그림 1.2. 실손보험 반사이익에 대한 이해당사자의 의견 정리, 여나금 등(2020)

03 국민건강보험제도

1) 국민건강보험제도의 의의

건강보험제도는 질병이나 부상으로 인해 소득의 중단, 이로 인해 질병치료에 소요되는 고액의 진료비를 보장해주기 위하여, 국민들이 평소에 보험료를 내고 보험자인 국민건강보험공단이 이를 관리 및 운영을 하다가 필요할 때 보험급여를 제공함으로써 국민 상호 간 위험을 분담하고 필요한 의료 서비스를 받을 수 있도록 하는 사회보장제도이다.

2) 특성

① 의무적인 보험가입 및 보험료 납부

보험가입을 기피할 수 있도록 제도화될 경우 질병위험이 큰 사람만 보험에 가입하여 국민 상호 간 위험분담 및 의료비 공동해결이라는 건강보험제도의 목적을 실현할 수 없기 때문에 일정한 법적 요건이 충족되면 본인의 의사와 관계없이 건강보험가입이 강제되며 보험료 납부의무가 부여된다.

② 부담능력에 따른 보험료 부과

민간보험은 보장의 범위, 질병위험의 정도, 계약 내용 등에 따라 보험료를 부담하는데 비해, 사회보험 방식으로 운영되는 국민건강보험은 사회적 연대를 기반으로 의료비 문제 해결이 목적이기 때문에 소득수준 등의 보험료 부담 능력에 따라서 보험료를 부과한다.

③ 균등한 보장

민간보험은 보험료 수준과 계약내용에 따라 개인별로 다르게 보장되지만, 사회보험인 국민건강보험은 보험료 부담 수준과 관계없이 관계법령에 따라 균등하게 보험급여가 이루어진다.

3) 법적근거

① 헌법

대한민국 헌법은 제34조 제1항 및 제2항에서 국민의 인간다운 생활을 할 권리와 이를 실현하기 위한 국가의 사회복지 증진 의무를 규정함으로써 사회보장제도의 법적 근간이 된다.

② 사회보장기본법

사회보장에 관한 기본법인 「사회보장기본법」 제3조에서 '사회보장'이란 출산, 양육, 실업, 노령, 장애, 질병, 빈곤 및 사망 등의 사회적 위험으로부터 모든 국민을 보호하고 국민 삶의 질을 향상시키는 데 필요한 소득·서비스를 보장하는 사회보험, 공공부조, 사회서비스를 말한다고 하여 사회보장의 법적 범위를 규정하고 있다.

③ 국민건강보험법

국민의 질병·부상에 대한 예방·진단·치료·재활과 출산·사망 및 건강증진에 대하여 보험급여를 실시함으로써 국민건강 향상 및 사회보장 증진을 목적으로 하는 「국민건강보험법」은 국민건강보험제도를 구체화한다. 이 법은 의료보험 제도의 통합 운영에 따라 종전의 「의료보험법」과 「국민의료보험법」을 대체하여 제정되었다.

국민건강보험법 제1조(목적)

이 법은 국민의 질병 · 부상에 대한 예방 · 진단 · 치료 · 재활과 출산 · 사망 및 건강증진에 대하여 보험급여를 시사함으로써 국민 보건 향상과 사회보장 증진에 이바지함을 목적으로 한다.

4) 기능과 역할

① 의료보장 기능

건강보험은 피보험대상자 모두에게 필요한 기본적 의료를 적정한 수준까지 보장함으로써 그들의 의료문제를 해결하고 누구에게나 균등하게 적정수준의 급여를 제공한다.

② 사회연대 기능

건강보험은 사회보험으로써 건강에 대한 사회 공동의 책임을 강조하여 비용(보험료) 부담은 소득과 능력에 따라 부담하고 가입자 모두에게 균등한 급여를 제공함으로써 사회적 연대를 강화하고 사회통합을 이루는 기능을 가지고 있다.

③ 소득재분배 기능

질병은 개인의 경제생활에 지장을 주어 소득을 떨어뜨리고 다시 건강을 악화시키는 악순환을 초래하기 때문에 각 개인의 경제적 능력에 따른 일정한 부담으로 재원을 조성한다. 그리고 개별부담과 관계없이 필요에 따라 균등한 급여를 제공하여 질병의 치료 부담을 경감시키는 건강보험은 소득재분배 기능을 수행한다.

5) 연혁

전국민 의료보험 실현(1989)	
1998	국민의료보험법 제정(공무원 및 사립학교 교직원의료보험관리공단과 지역의료보험조합 통합)
1999	국민건강보험법 제정 국민의료보험관리공단과 직장의료보험조합 통합
2000	국민건강보험법 시행(2000.7.1)
2008	노인장기요양보험법 시행(2008.7.1)
2011	사회보험 징수통합(건강보험, 국민연금, 고용보험, 산재보험)

WORKSHOP

국민건강보험제도가 탄생하게 된 배경은?

ISSUE!

우리나라 건강보험제도는 왜 강제가입인가?

건강보험은 국민의 질병, 부상 등에 대하여 보험급여를 실시함으로써 국민보건 향상 및 사회보장 증진을 목적으로 한다. 보험원리에 의거하여 국민들이 평소에 보험료를 납입하여 기금화했다가 질병 등이 발생할 경우 보험급여를 해줌으로써 일시에 큰 비용이 발생할 수 있는 가계의 부담을 덜어주어 국민상호 간 위험을 분담하는 사회보장제도이다. 또한 보험료는 재산 소득 등 부담 능력에 따라 차등 부과하지만, 보험급여는 차등 없이 균등하게 하므로 소득재분배 기능을 가진다. 또한, 가입자가 연대하여 소비한 고액의 진료비로 인해 가계가 파탄되는 것을 방지하는 위험 분산 기능과 상부상조의 정신을 지니고 있으므로 법률에 의해 가입과 보험료 납부의 강제성을 띠고 있다. 만약 건강보험의 자격이 임의로 가입과 탈퇴가 가능하다면 질병 부상 등의 진료가 필요할 때는 가입하고, 그렇지 않을 때는 탈퇴하는 현상이 나타날 것이다. 이는 건강보험의 취지와 목적에도 어긋나며 더 나아가 건전한 보험재정을 유지하지 못해 사회보장제도로써 건강보험제도는 무너질 수밖에 없을 것이다.

04 건강보험의 이해

1) 운영구조

① 보건복지부(Ministry of Health and Welfare, MOHW)

- 건강보험 제도관련 정책 결정

보건복지부에서는 보험료율 및 보험료 부과 기준, 요양급여의 범위 등을 결정하며 관리 운영 주체인 건강보험공단의 예산 및 규정 등을 승인한다. 세부적으로는 급여 결정 영역에 있어 신의료 기술 평가, 급여의 기준(방법, 절차, 범위, 상한 등)과 약제, 치료재료의 상한금액 결정 및 급여의 상대가치를 결정하고 고시한다.

② 국민건강보험공단(National Health Insurance Service, NHIS)

우리나라 건강보험의 보험자는 국민건강보험공단으로의 통합방식을 채택하고 있다. 건강보험의 보험자는 국민건강보험공단이며, 요양급여의 주체는 국민건강보험공단이다. 국민건강보험공단의 이사장 임명권은 대통령에 있다.

- 건강보험 보험자
  - 건강보험 가입자 자격 관리
  - 보험료 부과 및 징수
  - 요양 기관 비용 지급
  - 제약회사와의 협상에 따른 약가 결정
  - 상대가치 점수당 단가(환산지수) 계약 체결

③ 건강보험심사평가원(Health Insurance Review & Assessment Service, HIRA)

건강보험심사평가원은 의료서비스와 요양급여비용을 심사하고 요양급여의 적정성을 평가하기 위하여 설립되었다. 요양기관이 제공한 의료서비스와 서비스 비용의 적정성을 심사·평가하여 공단이 지급할 비용을 확정하는 역할을 한다.

- 심사 · 평가 전문기관
  - 요양급여 비용 심사 혹은 요양급여의 적정성 평가
  - 심사기준 및 평가 기준 개발

④ 건강보험정책심의위원회

보건복지부 장관 소속인 건강보험정책심의위원회는 건강보험법 제4조에 따라 설립된 기관으로, 건강보험 요양급여의 기준, 요양급여 비용 및 보험료 등 건강보험정책에 관한 중요사항을 심의·의결하기 위한 보건복지부 장관의 자문 및 의결기구다. 건강보험과 관련한 주요 결정은 모두 건강보험정책심의위원회 의결을 받도록 건강보험법에 명시되어 있다.

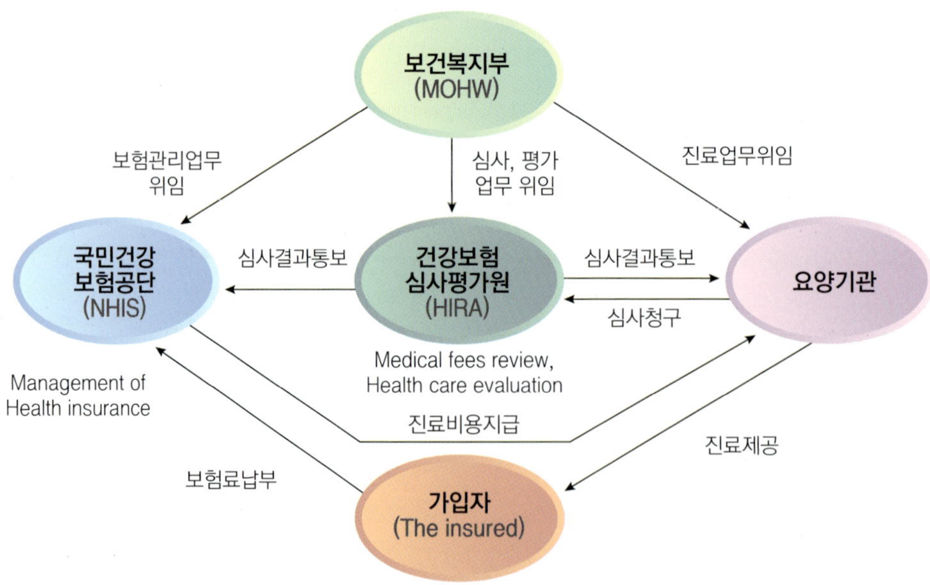

그림 1.3. 보건의료체계

2) 적용대상 및 인구

① 적용대상

건강보험은 직장가입자와 지역가입자로 적용대상을 구분하는데, 직장가입자는 사업장의 근로자 및 사용자와 공무원 및 교직원, 그리고 그 피부양자로 구성되고 지역가입자는 직장가입자를 제외한 자로 구성되어 있다. 건강보험 대상자 중 피부양자는 직장가입자에 의해 주로 생계를 유지하는 자로서 보수 또는 소득이 없는 자를 의미하며, 직장가입자의 배우자, 직계존속(배우자의 직계존속 포함), 직계비속(배우자의 직계비속 포함) 및 그 배우자, 형제·자매를 포함한다.

② 적용인구 현황

우리나라는 사회보험인 건강보험과 공적부조인 의료급여를 통해 국내에 거주하는 전 국민의 의료보장을 포괄하고 있다.

표 1.8. 적용인구 현황(2022년 기준)

분류		적용인구(단위:천 명)	비율(단위:%)
총계		52,927	100.0
건강보험	계	51,410	97.1
	직장	36,633	69.2
	지역	14,777	27.9
의료급여		1,517	2.9

3) 보험료

① 직장가입자 보수월액보험료

• 개요

보수월액보험료는 가입자의 보수월액에 보험료율을 곱하여 보험료를 산정한 후, 경감률 등을 적용하여 가입자 단위로 부과한다.

• 보험료 산정방법

- 건강보험료 = 보수월액 × 건강보험료율(7.09%)
- 장기요양보험료 = 건강보험료 × 장기요양보험료율(0.9082%)/건강보험료율(7.09%)

표 1.9. 직장가입자 건강보험료율(2023년 기준)

■ 건강보험료율: 7.09%

구분	계	가입자부담	사용자부담	국가부담
근로자	7.09(100)	3.545(50)	3.545(50)	-
공무원	7.09(100)	3.545(50)	-	3.545(50)
사립학교교직원	7.09(100)	3.545(50)	2.127(30)	1.418(20)

- 건강보험료 경감 종류 및 경감률
  - 국외근무자 경감: 가입자 보험료의 50%(국내에 피부양자가 있는 경우)
  - 섬·벽지 경감: 가입자 보험료의 50%
  - 군인 경감: 가입자 보험료의 20%
  - 휴직자 경감: 가입자 보험료의 50%(다만, 육아휴직자는 60%)
  - 임의계속가입자 경감: 가입자 보험료의 50%

  ※ 종류가 중복될 경우 최대 경감률은 50%(육아휴직자는 60%)

- 건강보험료 면제 사유

국외 체류(여행·업무 등으로 1개월 이상 체류하고 국내 거주 피부양자가 없는 경우) 중이거나 현역병 등으로 군 복무, 교도소 등 기타 이에 준하는 시설에 수용 중인 경우이다.

- 장기요양보험료 경감
  - 장기요양보험료 경감 사유 해당자, 경감률등록장애인(1~2급), 희귀난치성질환자(6종): 30%

② 지역보험료

- 개요

지역가입자의 건강보험료는 가입자의 소득, 재산(전월세 포함), 자동차, 생활수준 및 경제활동 참가율을 참작하여 부과 요소별 점수를 합산한 보험료 부과 점수에 점수당 금액을 곱하여 보험료를 산정한 후, 경감률 등을 적용하여 세대 단위로 부과한다.

- 보험료 산정방법
  - 건강보험료 = 보험료 부과점수 × 점수당 금액(208.4원)
  - 장기요양보험료 = 건강보험료 × 장기요양보험료율(0.9082%)/건강보험료율(7.09%)

표 1.10. 지역가입자 건강보험료율(2023년 기준)

■ 점수당 금액 : 208.3원

구분	2023년도
산정기준	건강보험료 부과점수
점수당 금액	208.4원

■ 가입자 월 건강보험료 산정방법 : 보험료 부과점수 × 부과점수 당 금액

- 보험료 부과점수의 기준
  - 소득 점수(연 소득 336만원 기준) : 「소득세법」에 따라 산정한 이자·배당·사업·기타소득금액, 「소득세법」에 따른 근로·연금 소득의 금액 합계액
  - 연 소득 336만 원 이하 세대: 지역가입자의 월별 보험료 하한액 19,780원 부과
  - 연 소득 336만 원 초과 세대: 소득에 부과하는 점수는 제42조제2항에 따른 소득을 보건복지부령으로 정하는 바에 따라 평가하여 합산한 소득 금액을 다음 표의 구분에 따라 산정

표 1.11. 소득 점수산정방법

소득 금액	점수
336만원 초과~6억 6,99만원 이하	95.25911708 + (336만원을 초과하는 소득 1만원당 1만분의 2,835.0928점)
6억6,199만원 초과	18,768.13점

  - 재산 점수(60등급): 주택, 건물, 토지, 선박, 항공기, 전월세
  - 자동차 점수(7등급): 차량 잔존가액이 4천만 원 이상인 승용차량만 부과

- 건강보험료 경감 종류 및 경감률
  - 섬·벽지 경감 : 50%
  - 농어촌 경감: 22%

  ※ 농어업인 지원 : 28%(농림축산식품부에서 국고지원)

  - 세대 경감: 10~30%(노인, 장애인, 한부모가족 세대 등)

  ※세대경감 사유가 중복될 경우 유리한 경감률 하나만 적용

  - 재해 경감: 30~50%
  - 경감 종류가 중복될 경우 최대 경감률은 50%
  - 섬·벽지 경감 ⇒ 농어촌경감(농어업인경감) ⇒ 세대경감 순으로 적용

  ※ 건강보험료 면제 및 장기요양보험료 경감 사유 및 경감률은 직장가입자와 동일함

4) 피부양자 취득

- 신고기간 : 자격취득일로부터 14일 이내.

단, 직장가입자의 자격취득신고 또는 변동신고를 한 후에 별도로 피부양자 자격취득 및 신고를 한 경우에는 변동일로 부터 90일 이내 신고시 피부양자로 될 수 있었던 날로 소급이 인정된다.

※ 지역가입자가 피부양자로 자격 전환 시 피부양자 취득일이 1일인 경우 피부양자 신고일이 속한 달부터 지역보험료가 부과되지 않으나 2일 이후 취득되는 경우 신고일이 속한 달까지는 지역보험료를 납부해야 한다.

- 부양자 대상

① 직장가입자에 의하여 주로 생계를 유지하는 자

- 직장가입자의 배우자(사실혼 포함), 직계존속(배우자의 직계존속 포함), 직계비속(배우자의 직계비속 포함) 및 그 배우자, 형제·자매
- 부양요건에 충족하는 자: 피부양자 인정기준 중 부양요건 참조[국민건강보험법 시행규칙 별표1]
- 재산과표가 5.4억 원 이하인 경우 또는 재산과표가 5.4억 원을 초과하면서 9억 원 이하인 경우는 연간소득 1천만 원 이하이면 인정
- 형제·자매의 경우에는 재산과세표준의 합이 1.8억 원 이하여야만 함(단, 만 65세 이상, 만 30세 미만, 장애인, 국가 유공·보훈 보상상이자만 인정)

② 보수 또는 소득이 없는 자

- 피부양자 자격 인정 기준 중 소득 및 재산요건 참조[국민건강보험법 시행규칙 별표1의2]

표 1.12. 2022년 7월부터 달라지는 건강보험 피부양자 조건

피부양자 기준	현행	2022년 7월 이후
소득	3,400만원 초과 시 탈락	2,000만원 초과 시 탈락
재산	과세표준 5억4,000만원 초과+ 연소득 1,000만원 초과 시 탈락	과세표준 3억6,000만원 초과+ 연소득 1,000만원 초과 시 탈락
월세 기준	주택임대사업자(세무서, 지자체) 등록 후 1,000만원 초과 시 탈락, 주택임대사업자 미등록은 연간 400만원 초과 시 탈락	

WORKSHOP

- 직장가입자 보험료 부과 방식은?
- 지역가입자 보험료 부과 방식은?
- 피부양자 자격기준이 강화되는 이유는?

5) 건강보험 보험재정

국민건강보험(NHI) 방식은 의료비에 대하여 국민이 자기 책임의식을 가지되 사회연대적으로 국가의 지원과 감독을 받는 보험자가 보험료로 재원을 마련하여 의료를 보장하는 것이다. 국민건강보험제도 운영에 소요되는 재원은 보험료와 정부지원금(국고, 기금) 및 기타 수입으로 구성되며 「국민건강보험법」에서 다음과 같이 규정한다.

① 수입

보험료(국민건강보험법 제69조 보험료) 보험자는 건강보험사업에 드는 비용에 충당하기 위하여 보험료의 납부의무자로부터 보험료를 징수한다.

- 직장가입자: 보수월액 × 보험료율(사용자와 근로자 50%씩 부담)
- 지역가입자: 소득, 재산, 자동차 등을 점수화하고 점수 당 금액을 곱하여 산정

- 정부지원(국민건강보험법 제108조 보험재정에 대한 정부지원)
- 정부지원금: 보험료 수입의 20%에 상당하는 금액 지원
  ※ 정부지원(20%) : 국고지원 14% + 증진기금(6%)
- (국고지원) 국가는 매년 예산의 범위 안에서 당해연도 보험료 예상수입액의 100분의 14에 상당하는 금액을 국고에서 공단에 지원
- (기금지원) 공단은 「국민건강증진법」에서 정하는 바에 따라 같은 법에 따른 국민건강기금에서 자금을 지원받을 수 있음

② 지출

- 보험급여비(현물급여비, 현금급여비 등) 국민건강보험법 제41조, 제42조, 제49조, 제52조 등
- 관리운영비 등

6) 의료비의 증가 및 관리

의료비 증가는 의료의 공급을 확대하여 국민건강 수준을 높여 줄 수 있다는 긍정적인 면이 있지만 지나친 의료비 증가로 인하여 국가 자원의 효율적인 배분이 파괴되고 경제 성장에 부정적 효과를 가져올 수도 있다. 그리고 의료 부문의 인플레이션은 경제 전반적인 물가 상승을 초래하는 등 부정적인 결과를 유발할 수도 있다. 제한된 자원 속에서 계속 늘어나기만 하는 의료 수요 충당에 소요되는 의료비를 어떻게 통제할 것인가에 대한 문제는 세계 각국의 공통된 관심사일 수밖에 없다. 의료비 증가의 일반적인 원인은 다음과 같다.

① 인구의 증가와 노령화

인구 증가 및 인구 구조의 변화가 국민의료비를 증가시킨다는 점은 많은 학자들이 동의하고 있다. 즉, 우리나라의 경우 연평균 인구증가율이 약 1%로, 이정도의 의료비 증가는 불가피하다. 이와 함께 노인 인구 비율이 증가하고 있고, 65세 이상의 노인 인구가 2022년에는 901만 8천 명으로 전체 인구의 17.5%이며 2025년에는 20.6%로 우리나라가 초고령사회로 진입할 것으로 전망하고 있다. 이는 질병구조의 변화를 가져와 만성퇴행성 질환이 늘어남에 따라 국민 의료비도 증가하게 될 것으로 보인다.

② 소득의 증가

소득이 일정한 수준을 넘어서면 의료에 대한 수요가 크게 늘어난다. 이는 소득이 높아질수록 건강에 대한 관심이 높아지고 질병 발생으로 인해 발생되는 소득 상실 비용도 커지게 되어 의료에 대한 수요가 늘어나기 때문이다. 의료는 소득-수요 탄력성이 매우 큰 편이다.

③ 건강보험의 실시

건강보험의 적용 인구 확대와 보험급여 수준의 확대로 수요자의 비용부담 인식이 약화되어 의료 수요가 증가하게 된다. 수요자의 입장에서는 건강보험의 제3자 지불 비용만큼 의료의 가격이 하락했다고 느껴 보다 많은 의료를 이용하게 되지만, 실제 의료의 시장 가격은 불변이므로 의료비가 증가하게 된다. 또한 건강보험으로 인해 소비자의 의료비 부담액이 줄어들었다고 느낀 공급자가 전반적인 의료비 증가를 고려하지 않고 의료의 공급을 늘릴 때에도 의료비는 증가하게 된다.

의료 서비스의 가격을 낮춤으로써 의료에 대한 접근도를 높이기 위해 도입된 건강보험은 의료의 수요자나 공급자 모두 비용에 대한 인식을 약하게 함으로써 의료의 남용 및 과잉공급을 초래하여 의료비를 상승시킬 수 있다.

④ 의료 생산비용의 상승

의료 생산에 투여되는 요소의 가격이 상승하게 되면 의료의 가격이 상승하게 되고 나아가 의료비를 높인다. 의료 서비스의 공급자가 임금의 인상이나 고가의 의료장비 등을 사용하여 의료의 생산비용이 증가하게 되면 이는 의료의 공급가격에 그대로 반영된다.

⑤ 의료공급자에 의한 비용 증가

의료공급자는 일정 수준 이상의 환자 확보를 위해 다른 공급자의 설비 수준과 격차를 극소화해서 전시용에 가까운 고가 의료 장비를 설치하려는 경향이 있는데, 이는 급격한 의료비 상승의 원인이 되고 있다. 또한 의료공급자는 자신의 소득을 결정할 때 사회의 다른 계층과의 상대적 격차를 고려하여 소득의 목표액을 정할 수 있다. 이렇게 설정된 목표 소득을 달성하기 위해서 공급자는 소비자의 수요를 창출함으로써 의료를 과잉 공급할 수 있는데, 이때도 의료비가 증가하게 된다. 또한 의료사고로 인한 분쟁을 우려하는 의사들의 자기방어적 진료도 의료비를 증가시키는 요인이 된다.

⑥ 진료비 지불방식

의료봉급자에 대한 보상액은 진료행위별 수가제 하에서 제공한 서비스의 양에 따라 사후 진료비가 결정된다. 이는 의료공급자로 하여금 과잉서비스를 제공하는 요인을 준다. 진료행위별 수가제에서 의사에 대한 보상 총액이 증가하므로 공급자에게 의료공급을 늘리고자 하는 요인을 줄 수 있는 것이다. 진료행위별 수가제의 진료비 보상 방법은 앞의 요인들과 상승 작용을 일으켜 의료비 증가를 더욱 가속화할 수 있다.

⑦ 의료기술의 발달

의료기술 중 어떤 것은 비용을 절감할 수 있는 새로운 기술도 있지만 재정적 혹은 전문 기술적 요인 등에 의해 여러 가지 검사를 많이 하도록 만들어 검사당 비용은 낮아져도 환자 1인당 검사 비용은 오히려 높아지는 경우도 있다.

7) 의료비 관리방안

① 공중보건사업의 강화

질병 예방에 대한 보건 서비스, 보건교육 및 환경개선 등에 대한 투자를 통해 국민의 건강을 유지 및 증진하고, 결과적으로 병원이나 의사 이용, 약국 이용 등을 줄임으로써 의료비 지출의 감소를 꾀하는 방안이다. 특히 여러 보건 경제학자들은 보건교육을 통한 질병 예방이나 질병의 조기 발견 및 건강생활을 유지하는 생활 태도의 개선 등이 의료 서비스의 제공보다 건강 향상에 보다 더 효과적이라고 지적한다.

② 공적 통제의 강화

의료에 대한 신규투자를 규제하여 중복 투자를 막기 위한 고가 의료시설장비 필요 증명서(Certificate of Need)를 발급하거나, 전문적으로 체계화된 입원 및 치료 지침에 의해 불필요한 의료 서비스를 억제하여 진료비 문제와 양질의 의료 서비스를 보장하기 위한 의료수준검토기구(Professional Standard Review Organization)와 동료심사기구(Peer Review Organization)를 통해 의료 서비스 이용의 타당성을 검토하거나 의료수가를 직접 통제하는 방법을 활용한다. 병상의 과잉공급은 불필요한 입원을 창출하고, 고가 장비의 중복 투자는 자원을 비효율적으로 활용하는 원인이 된다.

③ 공급자의 의료형태의 변화유도

의료공급자의 형태에 초점을 맞추어 공급자가 비용을 의식하도록 형태를 변화시키고자 하는 노력이다. 구체적인 방안은 의료비 지불 단위를 개개인의 의료 행위나 소모한 약제들, 혹은 기타 재료로 하지 않고 크게 묶어 이를 선불상환제와 연계시켜 공급자에게 강한 비용 억제 유인책을 제시하는 것이다. 대표적인 예로는 진단명별 환자군(DRG)을 이용한 진료비 지불 방식을 통한 의료비 절감 방안이 있다. 또한 집단 개업을 유도하여 관리비의 절감을 기하여 의료수가의 인상요인을 억제하는 방안도 있다.

8) 보험급여

① 보험급여

가입자 및 피부양자의 질병과 부상에 대한 예방, 진단, 치료, 재활, 출산, 사망 및 건강 증진에 대해 법령이 정하는 바에 따라 현물 또는 현금의 형태로 제공하는 서비스를 말한다.

- 진찰·검사 • 약제·치료재료의 지급
- 처치·수술 및 그밖의 치료 • 예방·재활
- 입원 • 간호 • 이송

※ 입원환자 식대는 2006년 6월 1일부터 건강보험 적용(50%만 환자 부담)

② 보험급여의 종류

구분		수급권자
현물급여	요양급여	가입자 및 피부양자
	건강검진	가입자 및 피부양자
현금급여	요양비	가입자 및 피부양자
	장애인보장구	가입자 및 피부양자 중 장애인복지법에 의해 등록한 장애인
	본인부담액 상한제	가입자 및 피부양자
	임신 · 출산 진료비	가입자 및 피부양자 중 임신 · 출산이 확인된 자

9) 급여제공 범위

급여제공 방법에 따라 현금배상형, 제3자 지불제형(직접 서비스형), 변이형으로 나뉜다.

① 현금배상형(상환제, 환불제)

피보험자가 자유의사에 따라 의료 기관을 이용하며, 진료비를 지불한 후 보험자에게 제출하면 약정한 비율의 현금을 보험 급여로 상환 받는 형태이다. 현금배상형 급여는 피보험자의 의료기관 선택권을 최대한 보장하고, 의료기관은 환자로부터 무조건 진료비를 받으므로 진료비 청구의 불편이 없는 장점이 있지만 의료기관 이용 시 현금을 보유하여야 하기 때문에 저소득층 이용의 제약이 있고, 피보험자의 의료 공급체계의 영향력이 전무하다. 현금배상형을 시행하고 있는 대표적인 나라는 프랑스이다.

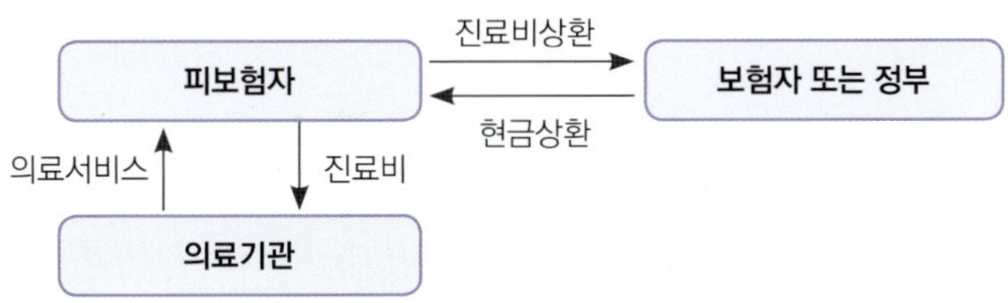

그림 1.4. 현금배상형

② 제3자 지불제형(직접서비스형)

피보험자가 의료기관을 이용할 때, 진료비를 부담하지 않거나 일부만 부담하고, 의료기관이 나머지 진료비를 보험자에게 청구하면, 보험자가 심사하여 지불하는 급여 제공 방식이다. 이를 시행하고 있는 나라는 대표적으로 한국, 독일, 일본 등이 있다.

장점은 의료기관 이용 시 환자 부담이 거의 없는 편이고, 보험자는 의료 서비스의 질과 양 그리고 비용에 대한 영향력을 행사할 수 있으므로 의료 공급체계의 합리화가 촉구된다. 하지만 피보험자의 의료기관 선택을 제한한다는 것과 환자들 진료비에 대한 인식이 약하다는 이유로 과도한 진료를 받으려는 진찰 남용의 문제, 의료기관의 과잉 진료 및 부당 청구의 문제 등으로 진료 심사에 대한 보험자와 의료기관의 갈등이 심화될 수 있다는 단점이 있다.

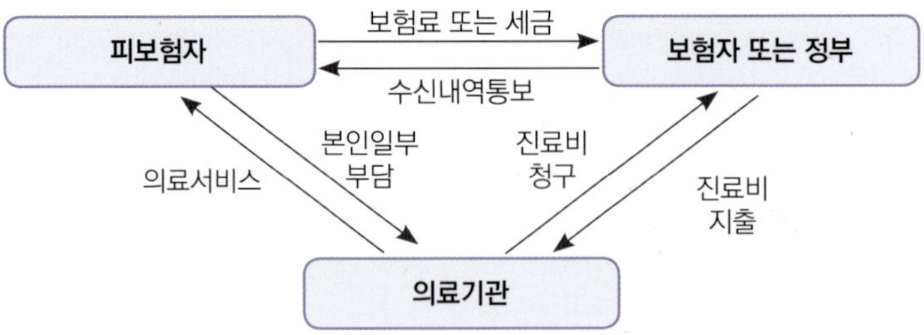

그림 1.5. 제3자 지불제형(직접서비스형)

③ 변이형

변이형 급여 제공 방법은 보험자가 의료기관을 직접 소유하거나 타 의료기관과의 계약에 의해 피보험자들에게 포괄적 의료 서비스를 제공하여 의료비를 절감할 수 있다. 이를 시행하는 대표적 나라는 미국과 여러 남미 국가 등이 있다. 이러한 급여 제공 방법은 보험자가 의료기관의 경영에 직접 참여하여 의료비 절감의 효과를 거두는 것에 목적이 있다. 진료비 심사가 필요하지 않고, 행정 절차가 간편하다는 장점이 있지만, 다른 급여 방법에 비해 피보험자들의 의료기관 선택권 제한과 의료 서비스 제공이 최소화될 수 있는 문제점이 있다.

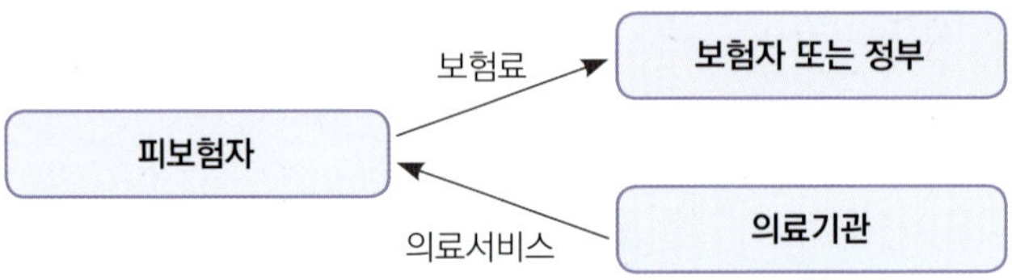

그림 1.6. 변이형

10) 요양급여비용의 산정

국민건강보험법 제41조에서 현행 보건복지부 고시로 되어 있는 요양급여기준 및 동 기준에 규정된 비급여 사항을 보다 명확히 하기 위하여 이를 보건복지부령(요양급여기준에 관한 규칙)으로 정했다.

※ 근거법령:「국민건강보험 요양급여의 기준에 관한 규칙」 제11조의 2 제6항

① 요양급여의 실시

건강보험공단 가입자 및 피부양자의 요양급여는 요양기관이 실시한다.

② 요양급여의 절차

국민건강보험 요양급여의 기준에 관한 규칙 제2조에 의거하여 요양급여의 절차는 다음의 경우를 제외하고는 1단계 요양급여를 받은 후 2단계 요양급여(상급종합병원)를 받아야 한다.

- 응급의료에 관한 법률 제2조 제1호에 해당하는 응급환자인 경우
- 분만의 경우
- 치과 요양급여를 받는 경우
- 장애인복지법 제32조에 따른 등록 장애인 또는 단순 물리치료가 아닌 작업 치료 운동치료 등의 재활치료가 필요하다고 인정되는 자가 재활의학과에서 요양급여를 받는 경우
- 가정의학과에서 요양급여를 받는 경우
- 당해 요양기관에서 근무하는 가입자가 요양급여를 받는 경우
- 혈우병환자가 요양급여를 받는 경우

- **1단계 요양급여**
  - 2단계 진료인 상급종합병원을 제외한 곳에서 요양급여를 받는 것

표 1.13. 상급종합병원 지정현황(2021.1.1. ~ 2023.12.31.), 총45기관

진료권역	상급종합병원 지정 기관명
서울권(14)	강북삼성병원, 건국대학교병원, 경희대학교병원, 고려대의과대학부속구로병원, 삼성서울병원, 서울대학교병원, 연세대학교의과대학강남세브란스병원, 이화여자대학교의과대학부속목동병원, 재단법인아산사회복지재단서울아산병원, 중앙대학교병원, 학교법인중앙학원고려대학교의과대학부속병원(안암병원), 학교법인가톨릭학원가톨릭대학교서울성모병원, 학교법인연세대학교의과대학세브란스병원, 한양대학교병원
경기 서북부권(4)	가톨릭대학교인천성모병원, 길병원, 순천향대학교부속부천병원, 인하대학교의과대학부속병원
경기 남부권(4)	고려대의과대학부속안산병원, 분당서울대학교병원, 아주대학교병원, 한림대학교성심병원
강원권(2)	강릉아산병원, 연세대학교원주세브란스기독병원
충북권(1)	충북대학교병원

진료권역	상급종합병원 지정 기관명
충남권(3)	단국대의과대학부속병원, 충남대학교병원, 순천향대학교부속천안병원
전북권(2)	원광대학교병원, 전북대학교병원
전남권(3)	전남대학교병원, 조선대학교병원, 화순전남대학교병원
경북권(5)	경북대학교병원, 계명대학교동산병원, 대구가톨릭대학교병원, 영남대학교병원, 칠곡경북대학교병원
경남동부권(5)	동아대학교병원, 부산대학교병원, 양산부산대학교병원, 인제대학교부산백병원, 학교법인울산공업학원울산대학교병원
경남서부권(2)	경상대학교병원, 학교법인성균관대학삼성창원병원

③ 요양급여의 신청(국민건강보험 요양급여의 기준에 관한 규칙 제3조)

- 요양급여 신청
  - 요양급여를 받고자 할 때: 요양기관에 건강보험증 또는 신분증명서 제시
  - 신생아 요양급여 시: 신생아의 부 또는 모의 건강보험증 또는 신분증명서 제시
  - 요양급여를 신청한 날부터 14일 이내에 건강보험증 또는 신분증명서를 제출하는 경우: 요양급여 신청 시 건강보험증 또는 신분증명서를 제출한 것으로 인정
  - 건강보험증을 제시하지 못하는 경우: 가입자 등이 건강보험증 또는 신분증명서를 제출하지 못하는 경우에는 가입자 등 또는 요양기관은 공단에 자격 확인을 요청할 수 있으며, 요청을 받은 공단은 자격이 있는지 여부를 확인하여 '건강보험자격확인통보서'에 의하거나 전화, 팩스 또는 정보통신망을 이용하여 지체 없이 해당 가입자등 또는 요양기관에 통보하여야 하며, 이 경우에는 건강보험증 또는 신분증명서를 제시한 것으로 봄

④ 요양기관의 의무(국민건강보험 요양급여의 기준에 관한 규칙 제6조, 제7조)

- 요양급여의 의뢰 등
  - 요양기관은 가입자등에게 적절한 요양급여를 행하기 위하여 다른 요양기관에게 요양급여를 의뢰할 수 있으며, 이 때 '요양급여의뢰서'를 가입자에게 발급해야 함
  - 요양급여를 의뢰받은 요양기관은 가입자 등의 상태가 호전되었을 때 요양급여를 의뢰한 요양기관이나 1단계 요양급여를 담당하는 요양기관으로 회송할 수 있으며, 이때 '요양급여회송서'를 발급해야 함
  - 또한 요양기관은 의뢰 또는 회송 받은 요양기관의 요청이 있을 때 가입자등의 동의를 받아 진료기록의 사본 등 요양급여에 관한 자료를 제공해야 함

- 요양급여비용 계산서의 발급
  - 요양기관은 국민건강보험법 「요양급여 기준에 관한 규칙」 제7조에 따라 요양급여를 받은 가입자 또는 피부양자에게 요양급여비용계산서를 발급해야 함
  - 요양기관은 위 (1)항의 규정에 의한 요양급여비계산서 이외에 가입자가 요양급여비 세부 내역서를 요구하는 경우 이를 제공해야 함

⑤ 본인일부부담금(「국민건강보험법 시행령」 제19조 제1항)

본인부담상한제란 연간(1월1일 ~ 12월31일) 발생된 의료비 중 급여본인부담금(비급여, 선별급여 등 제외)의 총액이 개인별 상한금액을 초과하면 초과 금액을 환급해주는 제도이다. 즉, 1년 동안 보호자가 부담하는 본인부담금(전체 진료비 중 공단 부담금을 제외한 본인 또는 보호자가 부담해야 하는 금액)이 상한제 금액을 초과했을 때부터 공단에서 환급해주는 제도이다. 본인부담상한제는 의료보험이 되는 항목에 대해서만 적용받을 수 있다. 그러므로 비급여(기저귀, 물티슈, 영양제 등), 선별급여, 전액본인부담, 임플란트, 상급병실(2-3인실) 입원료, 추나요법, 상급종합병원 경증질환 외래 재진 본인일부부담금 등의 항목은 적용되지 않는다(국민건강보험법 제44조 및 동법 시행령 제19조).

◈ 본인부담상한액 기준

(단위: 만 원)

소득분위		1분위	2분위	3분위	4분위	5분위	6분위	7분위	8분위	9분위	10분위
구간		1구간	2구간		3구간		4구간		5구간	6구간	7구간
소득수준		하위 50%					상위 50%				
'22년 (만원)	기본	83	103		155		289		360	443	598
	요양병원 120일 초과입원	128	160		217						
'23년	기본	87	108		162		303		**414**	**497**	**780**
	요양병원 120일 초과입원	134	168		227		**375**		**538**	**646**	**1,014**

- 사전급여

동일 요양 기관에서 진료를 받고 발생한 당해 연도 본인부담금 총액이 2022년 기준 598만 원을 넘는 경우 환자는 598만 원까지만 부담하고, 초과 금액은 병·의원에서 공단으로 청구한다.

※ 2020년 1월 1일부터 요양병원 사전급여 적용 제외

• **사후급여**

당해 연도에 환자가 여러 병·의원(약국 포함)에서 진료를 받고 부담한 연간 본인부담금을 다음 해 8월 말경에 최종 합산하여 보험료 수준에 따른 본인부담상한액을 넘는 경우에 초과 금액을 공단이 환자에게 돌려준다.

• **입원진료**

요양급여비용 총액의 20%에 해당한다.

- 15세 이하 5%, 생후 28일 이내 신생아 및 자연분만은 면제
- 고위험임신부 10%, 제왕절개분만 5%, 선택입원군(요양병원 해당) 40%
- CT, MRI, PET 등 보건복지부장관이 정하는 의료장비: 외래본인부담률
- 식대 총액의 50%

• **외래진료**

◈ 요양기관 종별 및 소재지에 따른 차이

기관종류	소재지	본인일부부담률 및 부담액
상급종합병원	모든 지역	(일반) 진찰료비용의 100% + 나머지 요양급여비용의 60% (임신부) 요양급여비용총액의 40% (1세미만) 요양급여비용총액의 20%
종합병원	동 지역	(일반) 요양급여비용의 50% (임신부) 요양급여비용총액의 30% (1세미만) 요양급여비용총액의 15%
	읍 · 면 지역	(일반) 요양급여비용총액의 45% (임신부) 요양급여비용총액의 30% (1세미만) 요양급여비용총액의 15%
병원, 치과병원, 한방병원, 요양병원, 정신병원	동 지역	(일반) 요양급여비용총액의 40% (임신부) 요양급여비용총액의 20% (1세미만) 요양급여비용총액의 10%
	읍 · 면 지역	(일반) 요양급여비용총액의 35% (임신부) 요양급여비용총액의 20% (1세미만) 요양급여비용총액의 10%
의원, 치과의원, 한의원, 보건의료원	모든 지역	(일반*) 요양급여비용총액의 30% (임신부) 요양급여비용총액의 10% (1세미만) 요양급여비용총액의 5% ※단, 65세 이상 요양급여비용 총액이 15,000원 이하이면 1,500원, 15,000원 초과 시 15,000원 초과 – 20,000원 이하면 총액의 10%, 20,000원 초과 – 25,000원 이하면 20%, 25,000원 초과 시 30% (투약처방 시 15,000원–25,000원 10%, 25,000–30,000원 20%, 30,000원 초과 시 30%)

<table>
<tr><th>기관종류</th><th>소재지</th><th>본인일부부담률 및 부담액</th></tr>
<tr><td>보건소,
보건지소,
보건진료소</td><td>모든
지역</td><td>요양급여비용 총액이 12,000원을 넘는 경우 정률
6세이상 30%, 6세미만 21%
요양급여비용 총액이 12,000원을 넘지 않는 경우 정액제</td></tr>
<tr><td rowspan="2">약국 및 한국희귀 · 필수의약품센터</td><td>처방조제</td><td>요양급여비용총액의 30%
65세 이상 시 10,000원 이하 1,000원, 10,000원 초과-12,000원 이하는 요양급여비용총액의 20%, 12,000원 초과 시 요양급여비용총액의 30%</td></tr>
<tr><td>직접조제</td><td>4,000원 초과 시 요양급여비용총액의 40%, 4,000원 이하 시 1일분 1,400원, 2일분 1,600원, 3일분 이상 2,000원</td></tr>
</table>

- 1세 이상 6세 미만: 일반환자 본인부담률의 70%(상급종합병원 진료 시 진찰료: 전액부담)

※ 단, 보건기관 정액, 약국 및 한국희귀의약품센터의 직접조제는 제외한다.

- 조산아·저체중출생아: 요양급여비용총액의 5%
- 난임진료: 요양급여비용총액의 30%(상급종합병원 진료 시 진찰료: 전액부담)
- 건강검진 확진 의료비 지원: 요양급여비용총액의 0%(의원 및 병원만 해당)
- 상급종합병원 경증질환 외래 진료: 요양급여비용총액의 100%(상급종합병원 외래진료 시 해당)

- **약국 본인부담금**

요양급여비용 총액의 30%이다.

※ 단, 경증질환으로 상급종합병원 또는 종합병원 외래 진료 시 발급된 원외 처방에 의해 약국조제 시 본인부담률 차등 적용

- 상급종합병원: 50%,
- 종합병원: 40%

- **본인일부부담금 차등 적용 대상자**

- 암·희귀난치질환 등록자: 등록일부터 5년간 암은 총진료비의 5%, 희귀난치질환은 총진료비의 10%
- 뇌혈관질환자 및 심장질환자: 산정특례 적용 기준에 해당하는 경우 최대 30일 동안 총진료비의 5%

※ 복잡선천성 심기형질환자 또는 심장이식술은 받은 경우 최대 60일 적용

- 결핵 질환자 및 잠복결핵 감염자: 결핵 치료기간동안 총진료비의 0%
- 중증화상 등록자: 등록일로부터 1년간 총진료비의 5%
- 일반 가정간호, 말기환자 가정형 호스피스: 총진료비 20%(6세 미만은 성인 부담률의 70%)

- 중증외상: 손상중증도점수(ISS) 15점 이상에 해당하는 중증외상환자가 「응급의료에 관한 법률」 제30조의2에 따른 권역외상센터에 입원하여 진료를 받은 경우 최대 30일 동안 총진료비의 5%

입원진료 : 20%

▪ 진료비의 20% 본인부담

외래진료 : 30-60%

▪ 요양기관의 종별에 따라 상이(의원 30%, 병원 40%, 종병 50%, 상급종병 60%)

약국 : 30%

▪ 감기 등의 경증질환으로 대형병원 진료 시 본인부담률 상승(종병 40%, 상급종병 50%)

희귀난치성 & 중증질환자 : 5-10%

▪ 희귀난치성 & 중증질환자의 보호를 위해 낮은 진료비 혜택 제공
희귀난치성질환(10%) : 혈우병, 만성신부전, 정신질환, 장기이식 환자 등
중증질환(5%) : 암, 심혈관계질병, 뇌혈관 관계질병, 결핵, 중증화상 등

그림 1.7. 진료비 본인 부담률(2023년 기준)

11) 비급여

일반적으로 건강보험 혜택이 적용되는 진료 항목을 급여, 그렇지 않은 항목은 비급여라고 한다. 주로 업무나 일상생활에 지장이 없는 질환으로, 예를 들어 시력교정술(라식, 라섹), 치과보철료(금니), 미용치료, 진단서 발급 비용 등이 있다. 또한, 건강보험 급여 항목이지만 급여 기준에 따라 비급여로 적용되고 있는 초음파 검사료, MRI 진단료, 보조생식술 등이 해당된다. 이러한 비급여 항목은 의료기관이 자체적으로 금액을 정하기 때문에 병원마다 금액의 차이가 있으며 비용의 전액을 환자가 부담한다.

- 「국민건강보험 요양급여의 기준에 관한 규칙」 제9조 제1항 관련 [별표 2]에 따른 비급여의 종류

① 업무 또는 일상생활에 지장이 없는 경우
② 신체의 필수 기능개선 목적이 아닌 경우
③ 질병·부상의 진료를 직접 목적으로 하지 않는 경우 등에 실시 또는 사용되는 행위·약제 및 치료재료

④ 보험급여 시 책상 요양급여로 인정하기 어려운 경우 혹은 그 밖에 건강보험 급여원리에 부합하지 아니하는 경우

⑤「국민건강보험법 시행령」별표 2 제2호의 규정에 의하여 보건복지부장관이 정하여 고시하는 질병군에 대한 입원진료의 경우

⑥ 건강보험제도의 여건상 요양급여로 인정하기 어려운 경우

⑦ 약사법령에 따라 허가를 받거나 신고한 범위를 벗어나 약제를 처방·투여하는 자가 보건복지부장관이 정하여 고시하는 절차에 따라 의학적 근거 등을 입증하여 비급여로 사용할 수 있는 경우 등

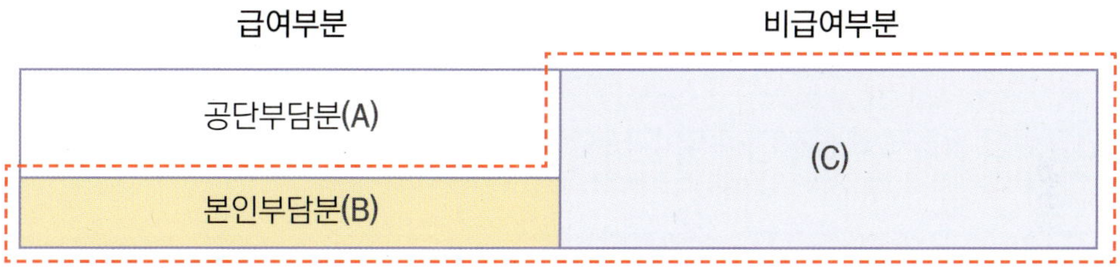

* 국민건강보험공단 부담분 : A
* 보험사 실손의료비담보 보장부분 : B+C

그림 1.8. 실손보험사 보장부분

12) 외국인·재외국민 건강보험제도

① 가입대상

- 6개월 이상 체류자 중 건강보험 미가입자
- 유학(D-2), 일반연수 초중고생(D-4-3), 비전문취업(E-9), 영주(F-5), 결혼이민(F-6)은 입국일(다만, 입국일보다 외국인등록 늦은 경우 등록일)
- 체류자격이 A(외교), B(관광), C(단기), G1(기타)을 제외한 외국인. 단, G1(기타) 중 G-1-6(인도적체류허가자) 및 G-1-12(인도적체류허가자의 가족)은 가입대상
- 재외동포(F-4), 재외국민 유학생은 재학증명서 제출 시 입학일 기준

② 상실대상

- 대한민국의 국적을 취득할 경우
- 1개월 이상 초과하여 출국할 경우
- 사망할 경우

- 직장가입자 혹은 피부양자로 취득할 경우
- 강제퇴거 명령을 발급받은 경우
- 체류기간이 만료된 경우

※ *체류자격 만료일 이후 건강보험으로 진료를 받을 경우, 부당이득금이 발생할 수 있음*

③ 가입절차

별도의 신고절차는 없고 공단에서 일괄로 가입 처리를 한다.

※ *등록관청에 체류지(거소지)를 변경신고하는 경우에는 동·호수 등 상세주소를 정확히 신고하여 우편물 미송달로 인한 불이익이 발생하지 않도록 주의*

※ *단, 공단이 법 제96조에 의해 자료 확인이 불가능한 경우 별도 증빙자료 필요*

④ 건강보험 가입제외 신청대상 및 구비서류

- 신청대상
  - 외국의 법령·보험 및 사용자와의 계약으로 법 제41조에 따른 요양급여에 상당하는 의료 보장을 받을 수 있는 경우
  - 외국의 보험은 국내 장기체류(외국인 등록 등) 이전에 가입한 경우만 인정
  - 외국의 보험 및 사용자와의 계약은 가입제외 기간이 1년이고, 해당기간이 지난 후 다시 가입제외신청 필요

- 신청서류
  - 자격상실신고서, 건강보험가입 제외 신청서 및 구비서류(한글번역 포함)
  - 외국의 법령·보험: 외국법령 적용대상 확인서나 보험계약서 등
  - 사용자와의 계약: 근로계약서 등 의료보장을 받을 수 있다는 서류

⑤ 보험료 산정

- 보험료는 소득 및 재산에 따라 개인(가족) 단위로 산정
- 산정된 보험료가 전년도 11월 전체가입자 평균보험료 미만인 경우는 평균보험료 적용
  - 2023년도 평균보험료(장기요양보험료 포함): 143,840원
- 난민인정자(F-2-4) 및 그 가족(F-1-16), 19세 미만 단독 세대는 평균보험료 미만 시에도 평균보험료를 적용하지 않고 내국인과 동일하게 보험료 산정

※ *외국인은 본국의 재산 및 소득 등의 파악이 어려워 평균보험료를 부과하고 있음*

CHAPTER 1

국민건강보험

⑥ 보험료 경감

- 소득금액 360만 원 이하 및 재산과표 13,500만 원 이하의 요건을 모두 충족하는 경우로, 아래 체류자격에 해당하는 자
  - 종교(D-6), 인도적체류허가자(G-1-6) 및 그 가족(G-1-12): 30%
  - 유학(D-2), 일반연수(D-4), 재외동포(F-4)유학생, 재외국민 유학생

기간	~'21.2.	'21.3.~'22.2.	'22.3.~'23.2.	'23.3.~
경감율	50%	70%	60%	50%

※ 재외동포(F-4) 유학생, 재외국민 유학생은 공단에 직접 소명 필요

※ 야간대학, 한국방송통신대학, 사이버대학, 직업훈련학교, 직업훈련과정 제외

※ 대학원생은 재학증명서 제출시 입학일로 취득은 가능하나 보험료 경감 불가

※ 미성년자로만 구성된 세대는 경감적용 제외

- 섬·벽지 고시지역에 거주하거나 농어촌 또는 준농어촌 지역에 거주하는 자로서 시행규칙 제46조 제2호에 해당하는 사람
  - 섬·벽지 지역은 50%, 농어촌 및 준농어촌 지역은 22%
- 세대 최대 경감액은 50%에 해당하는 금액

  ※ 다만, 유학생(유학(D-2), 일반연수(D-4), 재외동포(F-4)유학생, 재외국민 유학생)에 해당하여 경감받는 경우에는 해당 경감률 적용
- 같은 체류지에 배우자 및 19세 미만 자녀와 함께 거주하여 가족단위로 보험료 납부를 원하는 경우 가족관계를 확인할 수 있는 서류 제출 등 세대합가 신청 필요
  - 가족관계 확인용 서류: 해당국 외교부(또는 아포스티유) 확인을 받은 가족관계나 혼인사실이 나타나는 서류, 한글번역 포함

⑦ 납부기한

다음달 보험료를 매월 25일까지 미리 납부해야 한다.

ISSUE! "아프면 한국 가"..정부, 외국인 혈세 의료쇼핑 막는다

외국인 장인어른·형제·대학생 자녀 체류 6개월 의무
복지부 "건강보험 무한대 아니다" 무임승차 방지 강화

정부가 외국인 피부양자가 입국하자마자 고액 진료를 받는 무임승차를 차단하기 위해 외국인 피부양자의 자격요건을 강화하는 필수 체류기간을 도입한다.

2022년 보건복지부는 '건강보험지속가능성제고방안'을 발표했다. 현재 재외국인 지역가입자는 체류 6개월이 지난 뒤 건강보험에 가입할 수 있지만, 피부양자의 경우 체류 조건이 없어 입국 직후 고액 진료가 가능한 실정이다. 이로 인해 정부는 그간 막대한 의료 비용을 부담해왔다.

보건복지부는 "재정지출이 그동안 급증했고 최근 5년간 건보 증가율이 2.7%로 보험료 부담이 커지고 있는 상황"이라며 "정부는 건강보험의 지속가능성을 지속적으로 확보하고 이를 바탕으로 국민의 생명과 직결된 필수의료 분야에 대한 투자와 제도 개선을 충실히 해야 한다는 방향성을 가지고 있다"고 말했다.

정부의 이같은 방침에 따라 앞으로 외국인 피부양자는 입국 후 6개월이 지나야 피부양자 등재가 가능하다. 장기간 해외 체류 중인 국외 영주권자도 지역가입자로 입국한 경우 입국 후 6개월이 경과한 후부터 건강보험을 적용받을 수 있다. 건강보험 가입자의 외국인 장인·장모·형제, 대학생 자녀도 체류기간 6개월을 충족해야 피부양자 등재가 가능하다.

다만 건강보험 가입자의 배우자와 미성년 자녀는 입국 즉시 건강보험 피부양자로 등재되고, 장기 해외 체류자 중 해외 유학생이나 주재원 등 비영주권자는 비자를 확인하여 건강보험을 이용하도록 할 방침이다.

"건보 재정은 한정되어 있고 무한대로 쓸 수 있는 것이 아니다", "정부의 책임은 국민이 낸 보험료를 합리적으로 쓸 수 있게 기준을 정하고 관리하는 것"이라고 강조했다.

외국인 건강보험 부정수급 현황

*22.8.31. 기준 (단위: 명, 건, 백만원)

	계	2018	2019	2020	2021	2022.8
적발인원	473	185	125	80	50	33
결정건수	18,404	7,058	4,519	4,038	1,864	925
결정금액	604	199	153	144	62	46

*표 국민건강보험공단, 고영인의원실 가공

외국인 건강보험 부정수급 현황을 살펴보면 지난 2018년 185명이 적발된 데 반해 ▲2019년 125명 ▲2020년 80명 ▲2021년 50명 ▲2022년 8월까지 33명으로 줄었다. 결정 금액도 지난 2018년 7,058만 원에서 2021년 6,200만 원, 2022년 8월까지 4,600만 원으로 집계됐다.

13) 노인장기요양보장제도

노인장기요양보험제도란 고령이나 노인성 질병 등으로 일상생활을 혼자서 수행하기 어려운 이들에게 신체 활동 및 일상 생활 지원 등의 서비스를 제공하여 노후 생활의 안정과 그 가족의 부담을 덜어주기 위한 사회보험제도이다. 즉, 노화 등에 따라 거동이 불편한 사람들에게 신체 활동이나 일상 가사 활동을 지속적으로 지원해주는 것이다. 특히, 급격한 고령화와 함께 핵가족화, 여성의 경제활동 참여가 증가하면서 종래 가족의 부담으로 인식되던 장기요양 문제가 이제는 개인이나 가계의 부담으로 머물지 않고 이에 대해 사회적 국가적 책무로 강조되고 있다. 이와 같은 사회환경의 변화와 이에 대처하기 위한 노인장기요양보장제도를 도입하여 운영하고 있다.

① 노인장기요양보험제도의 주요 특징

- **건강보험제도와 별도 운영**

장기요양보험제도를 건강보험제도와 분리 운영하는 경우 노인 등에 대한 요양 필요성 부각으로 새로운 제도 도입에 비교적 용이하며, 건강보험 재정에 구속되지 않아 장기요양급여 운영, 장기요양제도의 특성을 살릴 수 있도록 「국민건강보험법」과는 별도로 「노인장기요양보험법」을 제정했다.

- **사회보험방식을 기본으로 한 국고지원 부가방식**

우리나라 장기요양보장제도는 사회보험 방식을 근간으로 일부는 공적부조 방식을 가미한 형태로 설계 및 운영되고 있다.

◈ 국민건강보험법의 적용을 받는 건강보험가입자의 장기요양보험료
[**건강보험료액 × 12.81%(2023년도 보험료 기준**]

◈ 국가 및 지방자치단체 부담
장기요양보험료 예상수입액의 20% + 공적부조의 적용을 받는 의료급여수급권자의 장기요양급여비용

- **보험자 및 관리운영기관의 일원화**

우리나라 장기요양보험제도는 이를 관리 및 운영할 기관을 별도로 설치하지 않고 「국민건강보험법」에 의해 설립된 기존의 국민건강보험공단을 관리·운영 기관으로 하고 있다. 이는 도입과 정착을 원활하게 하기 위해 건강보험과 독립적인 형태로 설계하되, 그 운영에 있어서는 효율성 제고를

꾀하여 별도로 관리·운영 기관을 설치하지 않고 국민건강보험공단이 이를 함께 수행하도록 한 것이다.

- 노인중심의 급여

우리나라 장기요양보험제도는 65세 이상의 노인 또는 65세 미만인 자로서 치매, 뇌혈관성 질환 등 노인성 질병을 가진 자 중 6개월 이상 혼자서 일상 생활을 수행하기 어렵다고 인정되는 자를 그 수급 대상자로 하고 있다. 여기에는 65세 미만인 자의 노인성 질병이 없는 일반적인 장애인은 제외되고 있다.

② 노인장기요양보험 적용

- 적용대상

건강보험 가입자는 장기요양보험의 가입자가 된다(「노인장기요양보험법」 제7조 제3항). 이는 건강보험의 적용에서와 같이 법률상 가입이 강제되어 있다. 또한 공공부조의 영역에 속하는 의료급여 수급권자의 경우 건강보험과 장기요양보험의 가입자에서는 제외되지만, 국가 및 지방자치단체의 부담으로 장기요양보험의 적용대상으로 하고 있다(「노인장기요양보험법」 제12조).

- 장기요양인정

장기요양보험 가입자 및 그 피부양자나 의료급여수급권자 누구나 장기요양급여를 받을 수 있는 것은 아니다. 일정한 절차에 따라 장기요양급여를 받을 수 있는 권리(수급권)가 부여되는데 이를 장기요양인정이라고 한다.

장기요양인정 절차는 먼저 공단에 장기요양인정 신청에서 출발하여 공단직원의 방문에 의한 인정 조사와 등급판정위원회의 등급 판정 그리고 장기요양인정서와 표준장기요양이용 계획서의 작성 및 송부로 이루어진다.

<table>
<tr><th>구분</th><th>1등급</th><th>2등급</th><th>3등급</th><th>4등급</th><th>5등급</th><th>인지지원등급</th></tr>
<tr><td rowspan="3">제공
급여</td><td colspan="2">재가+시설</td><td colspan="3" rowspan="2">재가*</td><td rowspan="2">주야간보호</td></tr>
<tr><td colspan="2">치매가족휴가제
(종일방문요양)</td></tr>
<tr><td colspan="6">치매가족휴가제(단기보호), 복지용구(재가급여 이용 시)</td></tr>
</table>

* 시설 급여 예외적 허용
  ① 동일세대의 가족구성원으로부터 수발이 곤란한 경우
  ② 주거환경이 열악하여 시설 입소가 불가피한 경우
  ③ 심신상태 수준이 재가급여를 이용할 수 없는 경우

- *장기요양인정 신청자격: 장기요양보험 가입자 및 그 피부양자 또는 의료급여수급권자 중 65세 이상의 노인 또는 65세 미만자로서 치매, 중풍, 파킨슨병, 뇌혈관성 질환 등 노인성 질병을 가진 자 중 6개월 이상의 기간 동안 일상생활을 수행하기 어려워 장기요양서비스가 필요하다고 인정되는 자*
- *장기요양등급: 1등급, 2등급, 3등급, 4등급, 5등급, 인지지원*
- *장기요양 인정자 수(만명): ('19) 77.2 → ('20) 85.7 → ('21) 95.4→ ('22.7) 98.6*

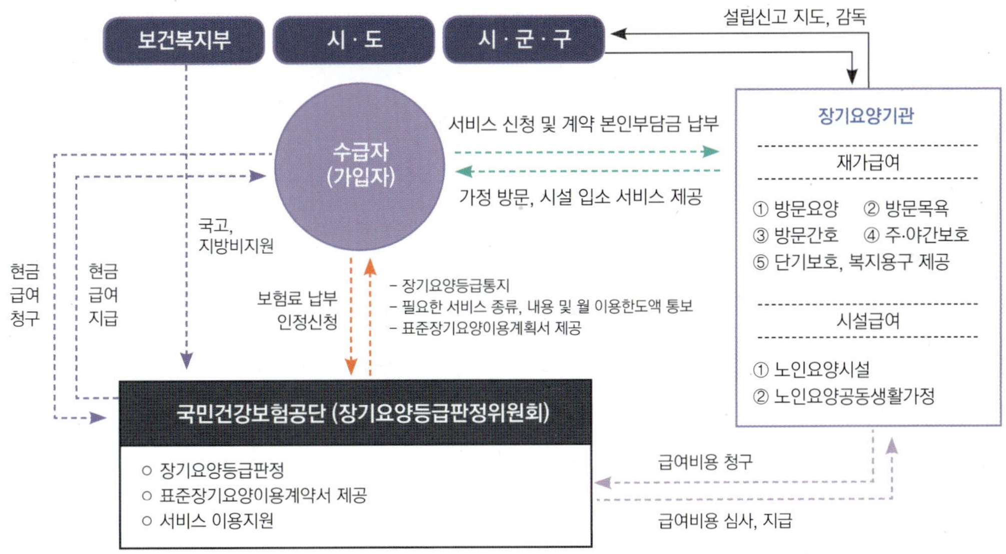

그림 1.9. 노인장기요양보험제도 관리운영 체계

③ 노인장기요양보험 재원

노인장기요양보험 운영에 소요되는 재원은 가입자가 납부하는 장기요양보험료 및 국가 지방자치단체 부담금, 장기요양급여 이용자가 부담하는 본인일부부담금으로 조달된다.

- **장기요양보험료 징수 및 산정(「노인장기요양보험법」 제8조, 제9조)**

장기요양보험 가입자는 건강보험 가입자와 동일하며, 장기요양보험료는 건강보험료액에 장기요양보험료율(2023년 12.81%)을 곱하여 산정합니다. '장기요양보험료율'은 매년 재정상황 등을 고려하여 보건복지부장관소속 '장기요양위원회'의 심의를 거쳐 대통령령으로 정하고 있다.

※ 장기요양보험료율(건강보험료 대비) 추이: ('18) 7.38%→ ('19) 8.51% → ('20) 10.25% → ('21) 11.52% → ('22) 12.27% → ('23) 12.81%

- 국가의 부담(「노인장기요양보험법」 제58조)
  - 국고 지원금: 국가는 매년 예산의 범위 안에서 해당 연도 장기요양보험료 예상 수입액의 100분의 20에 상당하는 금액을 공단에 지원
  - 국가 및 지방자치단체 부담: 국가와 지방자치단체는 의료급여수급권자에 대한 장기요양급여비용, 의사소견서 발급비용, 방문간호지시서 발급비용 중 공단이 부담해야 할 비용 및 관리운영비의 전액 부담

- 본인일부부담금(「노인장기요양보험법」 제40조)

재가 및 시설 급여비용 중 수급자의 본인일부부담금(장기요양기관에 직접 납부)은 다음과 같다.

  - 재가급여: 당해 장기요양급여비용의 100분의 15
  - 시설급여: 당해 장기요양급여비용의 100분의 20
  - 국민기초생활보장법에 따른 의료급여 수급자는 본인일부부담금 전액 면제

희귀난치성 질환자이면서 차상위, 만성질환자이면서 차상위, 저소득대상자를 기준으로 장기요양급여이용의 활성화를 도모하고자 장기요양급여이용 시에 본인일부부담금을 50%를 감경한다.

- 건강보험과 노인장기요양보험의 차이

건강보험은 치매·중풍 등 질환의 진단, 입원 및 외래 치료, 재활치료 등을 목적으로 주로 병·의원 및 약국에서 제공하는 서비스를 급여 대상으로 하는 반면, 노인장기요양보험은 치매·중풍의 노화 및 노인성 질환 등으로 인하여 혼자 힘으로 일상생활을 영위하기 어려운 대상자에게 요양시설이나 재가 장기요양기관을 통해 신체활동 또는 가사지원 등의 서비스를 제공하는 제도이다.

표 1.14. 건강보험과 노인장기요양보험의 비교

구분	건강보험	노인장기요양보험
급여대상	치매 · 중풍 등 질환의 진단, 입원 및 외래치료, 재활치료 등을 목적으로 주로 병 · 의원 및 약국에서 제공하는 의료서비스	치매 · 중풍의 노화(老化) 및 노인성 질환 등으로 인하여 혼자 힘으로 일상생활을 영위하기 어려운 대상자에게 요양시설이나 재가(在家) 장기요양기관을 통해 신체활동 또는 가사(家事)지원 등을 제공하는 복지서비스
목적	노인의 질병을 치료(Cure)	장기간의 보호가 필요한 노인을 케어(Care)
법적근거	의료법, 국민건강보험법	노인복지법, 노인장기요양보험법

표 1.15. 노인장기요양보험과 노인복지서비스의 차이점

구분	노인장기요양보험	기존 노인복지서비스 체계
주체	정부, 민간부문, 가입자, 지역사회 등 다양한 주체	국가와 지방자치단체(일부 민간 참여)
서비스 대상	보편적 제도 장기요양이 필요한 65세 이상 노인 및 치매노인 등 노인성 질환을 가진 64세 이하의 국민	특정대상 한정(선택적) 국민기초생활보장수급자를 포함한 저소득층 위주
서비스 선택	수급자 및 부양가족의 선택에 의한 서비스제공	지방자치단체장의 판단(공급자 위주)
재원	장기요양보험료 + 국가 및 지방자치단체 부담 + 이용자 본인부담	정부 및 지방자치단체 부담
서비스	시설급여 재가급여(방문요양,방문목욕,방문간호, 주야간보호, 단기보호 등)	시설 · 재가서비스를 제공하나, 서비스 질에 대한 관리 미흡
시설에 대한 지원방식	시설급여 및 재가급여 제공자는 비용을 수가산정 방식을 적용하여 건보공단에 청구 건보공단은 청구된 장기요양급여 및 비용 등의 적정여부 심사 후 지급	지방자치단체를 통하여 시설 입소인원 또는 연간 운영비용을 기준으로 정액 지급(사후 정산)

ISSUE!

약제비 본인부담(차등적용) 제도가 의료전달체계를 개선할 수 있을까?

약제비 본인부담(차등적용) 제도란, 고혈압, 감기 등 의원 또는 병원에서 진료가 가능한 비교적 가벼운 질환에 대해 상급종합병원 또는 종합병원 외래진료를 받는 경우 약국 약제비에 대한 환자 부담을 높게 적용하여 의원 또는 병원 이용을 유도함으로써 의료전달체계를 개선하기 위한 제도이다. 따라서, 약제비 본인부담(차등적용) 질병으로 상급종합병원 또는 종합병원 외래진료 후 처방전을 발급받아 약국에서 조제 받는 경우 약제비 총액의 10~20%를 환자가 더 부담하게 되고 약제비에 본인 부담률을 차등 적용함으로써 비교적 감기같이 가벼운 질환은 의원에서 진료받게 하며 대형병원은 중증 진료에 집중함으로써 의료기관 간 적절한 역할 분담에 기여할 수 있는 제도이다. 약국 약제비 본인부담 차등적용 질병에 해당하는 경우 상급종합병원 또는 종합병원 외래진료 시 발급하는 처방전에 특정기호 'V252', 'V352'와 'V100'을 기재하도록 하고 있으며, 약국에서는 처방전에 기재된 특정기호를 확인하여 약제비 본인부담률을 적용하고 있다. 상급종합병원 또는 종합병원에서 발급하는 처방전에 특정기호('V252' 또는 'V352')가 기재된 경우 약국 약제비 본인부담 차등적용이 되고, 'V100'이 기재된 경우는 예외로 약제비 차등 적용이 되지 않는다. 예외적으로, 일부 질환의 경우 질환 특성을 고려해 6세 미만 소아를 제외하고 의원에서 종합병원(상급종합병원 제외)으로 진료를 의뢰하는 경우 종합병원에 진료의뢰서가 접수된 날로부터 90일간 약제비 본인부담 차등적용을 하지 않는다.

약제비 차등부담에 대한 예를 들면, 동네의원에서 감기 등의 이유로 본인부담금을 제외한 약제비가 10,000원이라면, 본인부담금 30%인 3,000원을 지불하지만, 상급종합병원을 이용하였다면, 5,000원(50% 요율)을 본인부담금으로 지불해야 한다.

표 1.16. 약국 약제비 본인부담률 현황 및 요양기관 종별 진료비 점유율

대상질환	구분	약국 본인부담률
105개 질환 (보건복지부 고시)	상급종합병원에서 발행한 처방전으로 약 구입시	50%
	종합병원에서 발행한 처방전으로 약 구입시	40%
	병원, 의원에서 발행한 처방전으로 약 구입시	30%
그 외 질병	모든 의료기관에서 발행한 처방전으로 약 구입시	30%

구분	진료비(억원)			
	2020년	점유율(%)	2021년	점유율(%)
총 계	869,545	100.0	935,011	100,0
종합병원급	302,180	34.7	330,943	35.4
병원급	147,267	16.9	152,426	16.3
의원급	240,676	27.7	261,751	28.0
보건기관 등	1,412	0.2	1,229	0.1
약국	178,010	20.5	188,661	20.2

WORKSHOP

- 약제비 본인부담차등제도가 건강보험재정에 미치는 영향은?
- 본인부담률을 높이면 병원이용률이 낮아질까? 이때 건강보험재정에 미치는 영향은?
- 왜 환자들은 대형병원에서 진료받기를 원하는가? 그 이유는?
- 동네의원의 이용률을 높이기 위한 방안은?

05 진료비 지불제도

진료비 지불제도는 건강보험 가입자나 피부양자에게 의료 서비스를 제공한 의료공급자 등에게 국민건강보험공단이 대가를 지불하는 보상방식을 말한다. 현행 국민건강보험제도에서 진료비 지불체계의 구조는 다음과 같다.

요양기관(요양급여비용 청구) → 건강보험심사평가원(심사·평가) → 국민건강보험공단(사전 점검 및 지급) → 요양기관

진료비 지불제도와 관련해서는 행위별수가제, 포괄수가제, 일당정액제, 인두제, 총액계약제, 상대가치수가제 등 다양한 방식이 존재하는데, 무엇을 택하느냐에 따라 의료 서비스의 구성, 제공 행태, 진료비 심사 및 관리방식에 결정적인 영향을 미치게 된다.

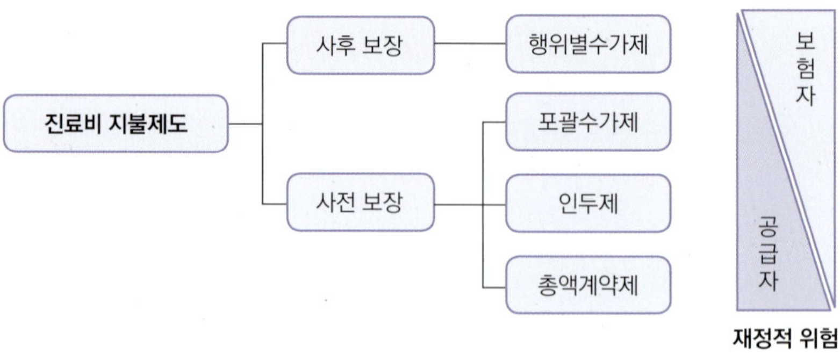

그림 1.10. 노인장기요양보험제도 관리운영 체계

① 행위별수가제(Fee-for-Service)

행위별수가제는 진료에 소요되는 약제 또는 재료비를 별도로 산정하고, 의료인이 제공한 각각의 진료행위를 항목별로 가격을 책정하여 진료비를 지급하도록 하는 제도이다. 가장 보편적이고

시장접근적인 방법으로써 대부분의 자본주의 경제체제를 가진 국가에서는 이 행위별수가제를 많이 채택하고 있다. 우리나라는 의료보험제도 도입 때부터 기본적으로 행위별수가제 지불방식을 운영하고 있다. 행위별수가제는 의료인이 제공한 시술 내용에 따라 값을 정하여 의료비를 지급하는 것으로써 전문의의 치료방식에 적합하다. 즉, 위중하거나 진료에 시간이 많이 걸리며 특별한 기술을 요하는 질병이나 진료재료가 많이 소요되는 질병에 대하서는 정확히 그만큼 많은 진료비를 의료인에게 지급하게 된다. 이는 일반 상행위의 원칙이 가장 많이 적용되는 방식으로써 의료인이 가장 선호하는 방식이기도 하다. 적은 횟수의 더 철저한 검사보다는 짧고 빈도가 많은 진료를 유도한다. 또한, 행위별수가제는 의료인들로 하여금 의료장비·기술의 개발을 촉진하는 유인효과가 있어 신의료기술 발달 및 임상연구 발전에 기여하는 등 양질의 의료 서비스 제공을 가능하게 하는 장점도 있다. 행위별수가제에서 수가금액을 산출하는 방법은 다음과 같다.

수가금액 = 상대가치점수 × 요양 기관 유형별 점수당 단가(환산 지수)

여기서 상대가치점수는 의료행위(급여)에 소요되는 시간·노력 등의 업무량, 인력·시설·장비 등 자원의 양, 요양급여의 위험도 및 빈도를 종합적으로 고려하여 산정한 가치를 의료행위별로 비교하여 상대적인 점수로 나타낸 것이다.

표 1.17. 상대가치 항목

상대가치 항목	설명
업무량 (의료서비스)	주시술자(의사, 약사)의 전문적인 노력에 대한 보상으로 시간과 강도를 고려한 상대가치
진료 비용 (임상인력, 의료장비, 치료재료)	주시술자(의사)를 제외한 보조의사, 간호사, 의료기사 등 임상인력의 임금, 진료에 사용되는 시설과 장비 및 치료재료 등을 고려한 상대가치
위험도 (의료분쟁해결비용)	의료사고 빈도나 관련 비용조사를 통하여 의료사고 관련 전체비용을 추정하고, 진료과별 위험도를 고려한 상대가치

표 1.18. 요양기관 유형별 점수당 단가(환산 지수, 2023년 기준)

유형별 분류	점수당 단가
병원, 요양병원, 종합병원	79.7원
의원	92.1원
치과의원, 치과병원	93.0원
한의원, 한방병원	95.4원
약국	97.6원
보건소 · 보건의료원 및 보건지소, 보건진료소	91.0원
조산원	151.9원

현행 행위별수가제에서는 실시한 행위의 각 항목에 따라 비용이 지불되기 때문에 불필요한 의료 서비스가 제공될 가능성이 있다. 또한 의료공급자로 하여금 환자에게 가능한 고급 서비스를 제공하도록 유인할 수 있다. 이 경우 의료자원의 낭비는 물론이고, 오히려 특정 질환을 초래할 가능성이 있다. 반대로, 행위별수가제 하에서는 의료제공자에게 이익이 되지 않는 경우 의료 서비스의 감소 가능성도 있다. 이 밖에도 개별 의료행위에 대한 적정 수가를 정하는 것이 쉽지 않고, 의료기관이나 시술자에 따라 질적 수준에 차이가 있음에도 같은 행위에 대해서는 같은 수가를 받는다는 단점도 있다. 이 같은 행위별수가제의 문제점 일부를 해결하기 위해서는 다음과 같은 개선방안이 필요하다. 첫째, 의료 서비스 항목 간 불균형을 교정할 수 있는 목표의료비를 설정하는 것이다. 둘째, 진단명 기준 포괄수가제를 일부 도입하여 행위별수가제가 가지고 있는 많은 비효율성을 개선하는 것이다. 포괄수가제는 개별 병원에게 진단명별로 보상해 주는 가격수준을 해당 진단명을 가진 환자를 치료할 때 전체 병원에서 평균적으로 소용되는 비용에 맞춤으로써 서로 다른 병원 간에 암묵적으로 비용 인하 경쟁을 유도하는 효과를 가진다.

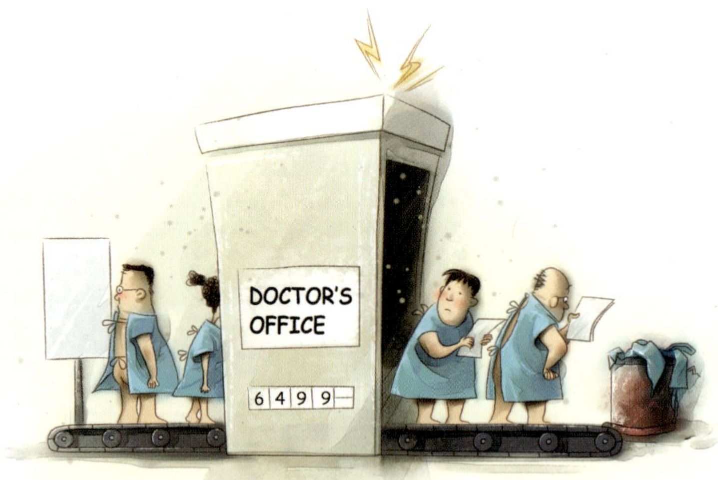

그림 1.11. Getting Beyond Fee-For-Service
(출처: Posted 12/02/13 on Medscape Connect's Care and Cost Blog)

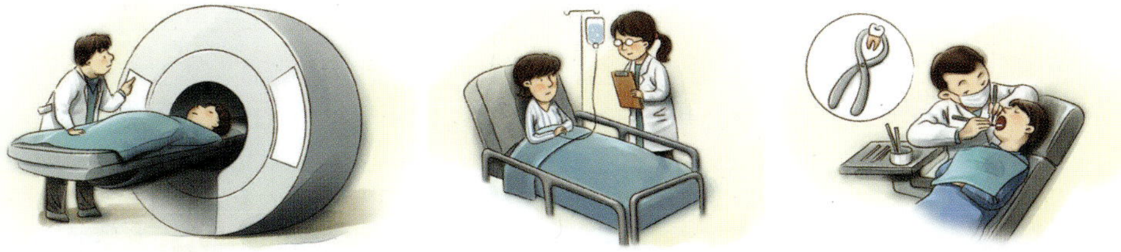

경미한 증상에도 CT, MRI 검사 권유　　환자 입원기간 늘리기　　발치, 치질 수술 등 과잉진료 권유

그림 1.12. 과잉진료 유형

② 포괄수가제 (DRG)

포괄수가제는(Diagnosis Related Group Payment System, DRG)는 질병군(Diagnosis related groups, DRG)[1]별 환자분류체계를 이용하여 입원 기간 동안 제공된 검사, 수술, 투약 등 의료 서비스의 양과 질에 관계없이 어떤 질병의 진료를 위해 입원했는지에 따라 미리 책정된 일정 금액을 보상하는 지불제도로 질병별(진료량과 무관)로 건당 일정액이 미리 책정된 의료비 지불제도이다.

미국에서 의료비의 급격한 상승을 억제하기 위해 1983년부터 DRG에 기초를 둔 선불상환제도로 개발하였고 연방정부가 운영하는 메디케어 환자의 진료비 지급방식으로 사용되고 있다. 이 제도는 의료비용의 사전예측이 가능하기 때문에 장기입원에 대한 인센티브를 제거할 수 있다. DRG 지불제도 하에서는 현재와 같은 행위별 심사는 약화되는 대신에 의료기관들의 진단명 조작이나 의료의 질 저하를 방지하기 위한 활동(모니터링 등)을 담당하는 기능이 필요해지며 이것을 현재의 심사기구가 수행하게 된다. DRG 코드의 조작에 대한 감시와 조정은 포괄수가제의 안정적인 정착을 위해 꼭 필요한 조치이다. 의료비를 허위로 청구하는 등의 의료범죄 행위를 방지를 위하여 각 의료기관의 입원율, 재원일수, 입원건수, 중증도 지표 등의 지속적인 모니터링을 통해 문제의 소지가 있는 의료기관이 포착되면 이에 대한 정밀 심사를 하는 방안 등 보험심사기구에서 설정한 종합적인 감시방안이 병행된다.

포괄수가제는 과잉의료를 방지하여 진료비를 낮추어 환자에게 부담을 감소시키고 건보재정 건전성을 제고할 수 있는 장점이 있지만 현실적으로는 이를 상쇄하는 여러 가지 단점들을 가지고 있다. 현재 7개 질병군 포괄모형이 가지는 한계점, 의사비용과 병원비용의 미분리, 포괄 부적절 항목 별도 청구 기전 부재, 신의료기술 도입 기전 미비, 장기입원에 대한 지불정확성 문제 등으로 인해 의료기관에서는 환자를 기피하고 환자와 의사 간 마찰을 야기한다.

---

1) 병원경영개선을 목적으로 개발된 입원환자 분류체계를 말한다. 진단명, 부상병명, 수술명, 연령, 성별, 진료결과 등에 따라 유사한 진료내용을 진료군으로 분류한다. 이때 하나의 질병군을 DRG라 부른다.

표 1.19. 포괄수가제의 장단점

환자에게 좋은 점	의료기관에 좋은 점	단점
본인 부담금 감소	과잉진료 방지	환자 기피 현상
건강보험 보장성(혜택) 확대	의료자원의 효율적 사용	과다진료 제공 가능성
병원비 예산가능	의료공급자(병원) 심사기관과의 마찰해소	의료서비스 최소화로 환자와 의료기관과의 마찰 야기
건강보험 지속가능	진료비 청구와 계산방법 간소화 (신속 지급)	조작을 통한 부당 청구 가능성 높아짐
과잉진료 방지	건강보험 진료비 신속 지급	의료다양성 반영 미흡

현재 포괄수가제는 시행에 따른 문제점을 해소하지 못한 채 지속됨에 따라 의료제공자의 수용성은 미흡한 것으로 보이며, 제도의 유용성 역시 거두지 못하고 있는 것으로 판단된다. 포괄수가제 도입의 목적인 보험지출의 합리적인 관리 측면은 지불체계의 개편으로만 달성하기 어렵고, 전체 건강보험체계에 대한 검토가 함께 이루어져야 할 것이며, 지불제도 개편에 있어 중요하게 고려해야 할 점은 의료제공자들은 최선의 진료를 제공할 수 있고, 의료소비자들은 더 나은 의료 서비스를 선택할 수 있는 여건이 마련되어야 한다.

향후 포괄수가제에 대한 개선방향으로는 다음의 내용들을 고려할 수 있다. 첫째, 포괄수가제를 원칙적으로는 의료급여서비스와 국·공립 의료기관을 대상으로 적용하여 비효율적인 진료관행을 바로잡고 진료의 효율화를 도모한다. 둘째, 포괄수가제도는 지불제도 개혁을 위해 10여년에 걸쳐 막대한 투자를 하며 시행하고 있는 제도로 현재 7개 질환에 대하여 포괄수가제 선택형을 유지한다. 이를 의료비절감의 목적으로 사용하기보다는 혼합형 지불체계 시도를 통해 경영과 진료의 효율화와 의료의 질 확보를 함께 담보할 수 있는 방안의 모색이 필요하다. 셋째, 병원서비스와 의사의 진료행위 분리를 통해 포괄수가제도 하에서 의료의 질 확보 기전을 구축하고, 질병군별 적정수가를 마련한다. 이러한 개선사항들을 토대로 합리적인 의료비 관리 수단과 수가 정상화 방안을 제시하여 의료제공자와 보험자 모두가 만족할 수 있는 의료비 지불제도가 필요하다.

WORKSHOP

- 행위별수가제(Fee-for-Service)의 장점은? 문제점은?
- 우리나라의 포괄수가제(DRG) 비율은?
- 우리나라에서 포괄수가제(DRG) 비율이 낮은 이유는?

TIP!

사례별로 어떻게 포괄수가제를 적용할 것인가?

사례 ①_ 만약 맹장수술을 한다면?

- 중증도, 요양기관 종별에 따라 진료비 정액 책정 → 20% 환자 부담
- 상급병실료, 선택진료료, 초음파 등 비급여로 적용되는 비용은 별도 추가

질병군		요양기관종별	점수	금액(원)	야간·공휴	
분류번호	명칭				점수	금액(원)
G08100	복잡한 주진단에 의한 충수절 제술, 심각한 혹은 중증의 합 병증이 나 동반상병 미동반	상급종합병원 종합병원 병원 의원	31,616.65 26,932.81 24,568.11 22,437.58	2,134,120 1,817,960 1,658,350 1,575,400	3,247.05 3,122.16 2,997.28 2,767.56	219,180 210,750 202,320 194,010
G08101	복잡한 주진단에 의한 충수절 제술, 중증의 합병증이나 동반 상병 동반	상급종합병원 종합병원 병원 의원	37,199.44 31,688.57 28,905.74 26,624.49	2,510,960 2,138,980 1,951,140 1,866,380	3,247.05 3,122.16 2,997.28 2,767.56	219,180 210,750 202,320 194,010
G08102	복잡한 주진단에 의한 충수절 제술, 심각한 합병증이나 동반 상병 동반	상급종합병원 종합병원 병원 의원	47,006.87 40,043.26 36,514.43 33,718.74	3,712,960 2,702,920 2,464,720 2,363,680	3,247.05 3,122.16 2,997.28 2,767.56	219,180 210,750 202,320 194,010

자료: 질병군 급여목록 상대가치 점수표 및 적용지침 中

사례 ②_ 행위별 수가와 차이는?

포괄수가제 확대 적용 당시 보건복지부 보도자료에 따르면, 산모 이모씨는 A병원에서 제왕절개수술로 아이를 낳고 일주일간 입원해 있었다. 입원료, 식대, 마취료, 수술료 등 총 약 170만 원이 발생하였고, 그 중 약 75만 원을 지불했다. 똑같이 제왕절개수술하고 일주일간 B 병원에 입원한 김모씨는 진료비가 총 150만 원이 발생하였고, 그 중 27만 원을 지불했다. 환자를 위한 비급여 투여가 과잉진료인가?

구분		이모씨(행위별수가)	• 김모씨(포괄수가)
총 진료비(A+B)		1,746,610원	1,501,180원
본인부담금 (급여 20% + 비급여 100%)		746,570원	270,920원
보험자부담금		1,000,040원	1,230,260원
진료비	급여(A)	1,276,610원	1,501,180원
	비급여(B)	470,000원	

- 급여항목: 처치, 수술료, 마취료, 약제료, 검서료, 식대, 입원료
- 비급여항목: 자궁유착방지제(15만 원), 영양제(16만 원), 빈혈제 등 약제(10만 원), 특수반창고(5,9만 원), 기타

※ 상급병실료, 선택진료료, 초음파 등 포괄수가와 행위별수가 모두 비급여로 적용되는 비용은 제외

• **구체적 사례 ①**

환자의 보장성 확대인가, 추가진료 불가로 인한 침해인가

(사례 1) 탈장수술 받으러 온 환자가 속이 쓰리다고 한다. 병원은 내시경을 무료로 해줘야 하는 상황이라 검진을 따로 받는 형식을 취해야 하는데 환자를 설득하기 쉽지 않다.

(사례 2) 맹장수술 환자의 장에 작은 혹이 있어서 떼어줘도 수가는 맹장수술로만 받을 수 있으므로 추가치료를 줄이게 된다.

• **구체적 사례 ②**

과잉진료 억제인가, 환자의 치료 편의 저해인가?

(사례 1) 제왕절개수술 후 자궁유착방지제 처방: 의료계는 자궁이 흉터 없이 잘 아물고 다음 제왕절개 시 수월하다는 이유로 많이 사용하나 행위별수가제상 임상증거 부족으로 인해 비보험 대상이다.

(사례 2) 동시수술 불인정으로 자궁수술을 하며 요실금 수술을 하는 사례가 줄었다. 향후 요실금 치료를 위한 재수술이 필요한 상황이다.

• **구체적 사례 ③**

보험재정과 병원재정 사이

(사례 1) 맹장이 의심되는 환자가 임산부일 경우 CT를 찍을 수 없으므로 MRI를 찍어야 하지만, 수십만 원대인 MRI 검사비로 인해 초음파를 이용한다.

(사례 2) 고위험산모가 입원하여 최대한 분만을 늦추고 자연분만을 유도하지만 여의치 않을 경우 제왕절개수술을 한다. 그 사이에 환자에게 사용한 각종 약물치료 등의 비용을 받을 수 없고, 제왕절개수술 수가만 받을 수 있다.

(사례 3) 기존의 비보험 대상인 치료, 기기, 치료제의 포괄수가제 포함
- 편도 및 아데노이드 수술 시 사용하는 코블레이터(coblator)
- 제왕절개 시 자궁유착방지제
- 백내장 수술 전 각막형태 검사(ORB CT)
- 맹장수술 시 사용하는 창상봉합용 액상접착제

※ 심사평가원 홈페이지에서 포괄수가에 따른 예상 진료비 확인 가능하다.

포괄수가 진료비를 간편하게 확인할 수 있는 화면입니다.

- 수술명, 입원일자(요양개시일), 입원일수, 본인부담금(자격기준), 복강경시술, 양측시술, 외과전문의 가산여부, 야간공휴 여부 등을 선택하면 요양기관 종류에 따른 총 진료비와 본인부담금을 확인할 수 있습니다.
- 환자가 실제 납부하는 본인부담금은 전문의 선택진료료, 초음파검사, 상급병실료, 식대, 외과 전문의 가산, 자가통증조절법(PCA, 무통주사) 등이 추가됨에 따라 달라질 수 있습니다.

포괄수가 한번에 계산하기 (*표시는 필수입력항목입니다)

수술명* 수정체(백내장) 수술 ▼

입원일자(요양개시일)* 2022-01-01 ※수술 시행을 위해 입원한 날을 선택하세요.

입원일수* 1 ▼

- 1일부터 30일 입원까지가 포괄수가에 적용되며 31일 이후 입원은 포괄수가에서 제외됩니다.
- 입원일수에 따라 진료비가 달라집니다.

본인부담금(자격기준)* 본인부담금 20% ▼

- 본인부담금 20% 일반환자, 2016.7.1.이전 제왕절개분만
- 본인부담금 14%: 차상위만성질환자 18세 미만
- 본인부담금 10%: 희귀난치성질환자
- 본인부담금 5%: 중증질환자, 2016.7.1. 이후 제왕절개분만, 15세 이하
- 본임부담금 3%: 차상위 18세미만 본인부담경감대상자 중 6세 이상 15세 이하

상세수술명*

- ☐ 수정체(백내장) 수술 소절개, 단안(C0510)
- ☐ 수정체(백내장) 수술 소절개, 양안(C0520)
- ☐ 수정체(백내장) 수술 대절개, 단안(C0530)
- ☐ 수정체(백내장) 수술 대절개, 양안(C0540)

- 소절개, 대절개는 수정체 렌즈에 따라 결정되는 것입니다.
- 양안이란 양쪽 눈을 동시에 수술하는 경우를 말합니다.

야간·공휴 여부* ☐ 야간,공휴 수술

※ 야간, 공휴수술은 18시~09시 또는 공휴일에 응급진료가 불가피하여 수술을 행한 경우를 말합니다. 해당하는 경우에만 체크하시기 바랍니다.

초기화 계산하기

2016년 12월 일산병원 연구보고서에 의하면, 상급종합병원 산부인과에서 포괄수가제 적용 이후 진료형태의 변화를 가져왔다. 해당 연구의 수행기관은 일산병원 연구소이며, 포괄수가제를 도입한 43개 상급종합병원을 연구 대상으로 하였다. 해당 연구는 의료공급자가 진료이익 극대를 위해 진료 효율성을 추구하는 진료형태를 보이나, 그 행위가 비윤리적으로 과도하지 않은 것으로 결

론을 내렸으며(재입원율 등), 실제로 재원일수, 응급수술 빈도 등이 감소하였다. 의료비 증가를 조절에 대해 단기적으로 정책목표 달성 평가는 어려우나 보험자 부담금이 큰 폭으로 증가함으로써 의료 보장성이 강화되었다. 아마도 병원 내부적으로 소요비용 절감으로 효율화 추구, 효율적 진료에 대한 협의 및 치료 관리 표준화가 있었을 것으로 보인다. 진료의 질이 감소한다는 주장은 일정 부분 근거가 있다고 보인다(특히, 고가의 재료를 사용하는 동시수술 시술 등).

❖ 신포괄수가제(New Bundled-Payment)

현행하는 의료비 지불제도 중 기존의 포괄수가제에 행위별 수가제가 반영된 신포괄수가제는 2009년 4월 국민건강보험공단 일산병원에서 일부 시작되어, 2012년 7월 1일부터 국민건강보험공단 일산병원 및 지방공사의료원 등 약 40개소에서 혈우병, 에이즈, 다발성외상 등 550개 질병군을 대상으로 시범사업으로 시행하고, 점차 확대하여 2020년 현재 99개의 국공립 및 민간의료기관이 567개 질병군을 대상으로 시범사업에 참여하고 있다.

신포괄수가제는 입원기간 동안 발생한 입원료, 처치 등 진료에 필요한 기본적인 서비스는 포괄수가로 묶고, 의사의 수술, 시술 등은 행위별 수가로 별도 보상하는 제도로 포괄수가제의 단점을 보완하기 위해 고안되었지만, 행위별수가제와 포괄수가제의 장점보다는 단점이 부각되고 있다는 비판적 시각도 있다.

신포괄수가제 = 포괄수가제 + 행위별수가제

입원기간 동안 발생한
진료에 대해 기본 서비스

\+

의사가 제공하는
수술, 시술, 선택진료비,
상급 병실료, 식대 등

비판적 시각은 첫째, 분류체계 및 수가의 적절성, 신의료기술 제한 등 논쟁이 있을 수 있고, 둘째, 7개 질병군 포괄수가제는 암이나 중증질환 등 복잡한 수술을 포함하는 전체 질병군으로 확대하는 것이 어렵다. 따라서 이는 적용 질병군 증가가 아닌 적용 기관 확대를 목적으로 추진하고 있다.

표 1.20. 7개 질병군 포괄수가제와 신포괄수가제 비교

구분	7개 질병군 포괄수가제	신포괄수가제
대상기관	7개 질병군 진료가 있는 전체 의료기관 ('13.7.1.부터)	국민건강보험공단 일산병원 국립중앙의료원, 지역거점공공병원 등 총 98개 기관
적용환자	7개 질병군 입원환자 백내장수술, 편도수술, 맹장수술, 항문수술, 탈장수술, 제왕절개 분만, 자궁수술	603개 질병군 입원환자
장점	포괄수가(묶음) 의료자원의 효율적 사용	포괄수가(묶음) + 행위별수가(건당) 의료자원의 효율적사용 + 적극적 의료서비스 제공

③ 봉급제(Salary)

사회주의 국가나 영국과 같은 국영의료체계의 병원급 의료기관의 근무의에게 주로 적용되는 방식으로 농·어촌 등 벽·오지에 거주하는 국민이라도 쉽게 필요한 때 의료 서비스를 제공받을 수 있으나 그 진료수준은 낮은 편이다. 법·제도상으로 공공의료의 혜택을 모든 국민이 받을 수 있게 되어 있으나, 제한된 의료시설 및 인력 때문에 의사의 윤리적 기준이 낮은 나라의 경우 개인적인 친밀관계나 뇌물수수관계에 따라 의료혜택의 기회가 부여될 여지가 있다.

봉급제의 단점은 의사의 관심이 환자 진료보다는 승진 또는 더 높은 보수를 위해서 승진결정권을 가진 상사나 고위공직자의 만족에 맞추어진다는 것이다.

④ 인두제(Capitation)

인두제는 문자 그대로 의사가 맡고 있는 환자수, 즉 자기의 환자가 될 가능성이 있는 일정지역의 주민수에 일정 금액을 곱하여 이에 상응하는 보수를 지급받는 방식이다. 주민이 의사를 선택하고 등록을 마치면, 등록된 주민이 환자로서 해당 의사의 의료 서비스를 받든지 안 받든지 간에 보험자 또는 국가로부터 각 등록된 환자수에 따라 일정 수입을 지급받게 된다.

인두제는 기본적이고 비교적 단순한 1차 보건 의료에 적용되며, 의료전달체계의 확립이 선행되어야 한다. 따라서 주치의사 또는 가정의의 1차 진료 후에 후송의뢰가 필요한 경우에만 전문의의 진료를 받을 수 있다(영국의 일반가정의에게 적용되는 방식).

⑤ 총액계약제(Global Budget)

보험자 측과 의사단체(보험의협회) 간에 국민에게 제공되는 의료 서비스에 대한 진료비 총액을 추계하고 협의한 후, 사전에 결정된 진료비 총액을 지급하는 방식으로(의사 단체는 행위별수가 기준 등에 의하여 각 의사에게 진료비를 배분함) 독일의 보험의에게 적용되는 방식이다.

총액계약제는 전체 보건의료체계 또는 보건의료체계의 특정 부문에 국한하여 적용이 가능하다. 전체 보건의료체계 또는 총액계약제가 적용되는 보건의료 부문의 비용에 대한 효과적 조정이 가능하므로, 진료의 가격과 양을 동시에 통제 및 조정함으로써 진료비 지출 증가 속도를 조절하고 예측할 수 있다. 그러나 이 제도는 의료 서비스 제공자가 과소진료를 제공하거나 건강상태가 좋지 못한 환자를 기피하는 현상도 발생할 수 있다.

표 1.21. 진료비 지불제도의 장·단점

지불방식	장점	단점
행위별수가제 (fee-for-service)	• 환자에게 충분한 양질의 의료서비스 제공 가능 • 신의료기술 및 신약개발 등에 기여 • 의료의 다양성이 반영될 수 있어 의사 · 의료기관의제도 수용성이 높음	• 환자에게 많은 진료를 제공하면 할수록 의사 또는 의료기관의 수입이 늘어나게 되어 과잉진료, 과잉검사 등을 초래할 우려가 있음 • 과잉진료 및 지나친 신의료기술등의 적용으로국민의료비 증가 우려수가 구조의 복잡성으로 청구오류,허위 · 부당청구 우려
포괄수가제 (Burdled-payument)	• 경영과 진료의 효율화 • 과잉진료, 의료서비스 오남용 억제 • 의료인과 심사기구 · 보험자간의 마찰 감소 • 진료비 청구방법의 간소화 • 진료비 계산의 투명성 제고	• 비용을 줄이기 위하여 서비스 제공을 최소화하여 의료의 질적 수준 저하와 환자와의 마찰 우려 · 조기 퇴원 • DRG코드조작으로 의료기관의 허위 · 부당청구 우려 • 의료의 다양성이 반영되지 않으므로 의료기관의 불만이 크고 제도 수용성이 낮음
봉급제 (salary)	• 의료서비스 제공을 위한 직접비용이 독립계약 하에서 보다 상대적으로 적음	• 개인적 경제적 동기가 적어 진료의 질을 높인다거나 효율성 제고 등의 열의가 낮음 • 관료화, 형식주의화, 경직화 등 우려 • 진료의 질적수준 저하
인두제 (capitation)	• 진료비 지불의 관리 운영이 편리지출 비용의 사전 예측 가능 • 자기가 맡은주민에 대한 예방의료, 공중보건, 개인위생등에 노력 • 국민의료비 억제 가능	• 의사들의 과소 진료 우려 • 고급의료, 최첨단 진료에 대한 경제적 유인책이 없어신의료기술의 적용 지연 • 중증 질병환자의 등록기피 발생 우려
총액계약제 (global-budget)	• 과잉 진료 · 청구의 시비가 줄어들게 됨 • 진료비 심사 · 조정과 관련된 공급자 불만이 감소 됨 • 의료비 지출의 사전 예측이 가능하여 보험 재정의안정적 운영 가능 • 의료 공급자의 자율적 규제 가능	• 보험자 및 의사 단체간 계약 체결의 어려움 상존 • 전문과목별, 요양기관별로 진료비를 많이 배분 받기 위한갈등 유발 소지 • 신기술 개발 및 도입, 의료의 질 향상 동기가 저하되며, 의료의 질 관리가 어려움 (과소 진료의 가능성)

(출처: 건강보험심사평가원)

WORKSHOP

- 영국이 시행하는 인두세의 장점은?
- 독일이 시행하는 총액계약제를 우리나라에 적용하면 장점과 단점은?
- 우리나라에서 사용되는 진료비 지불제도는?

표 1.22. 각국의 진료비 지불제도

지불방식	의원급	병원급
한국	• 행위별수가제 • 일부 DRG 실시	• 행위별수가제 • 일부 DRG 실시
독일	• 총액계약제 • 보험자단체와 보험의협회가 진료비 총액을 연간 계약하고 그 총액을 보험의 협회에게 일괄하여 지불함 • 보험의협회에서 개개 의사에게 수가표를 기준으로 행위별수가제로 지불	• 총액계약제 • 보험자단체와 보험의협회가 진료비 총액을 연간 계약하고 그 총액을 보험의 협회에게 일괄하여 지불함 • 보험의협회에서 개개 의사에게 수가표를 기준으로 행위별수가제로 지불
프랑스	• 선불 상환 방식에 의한 행위별수가제(총액규제실시) • 의사조합과의 전국 협약을 통해 총액범위 내의 외래진료비 지급	• 공적병원: 총액계약제(1984년~) • 민간병원: 환자 1일당 입원료로서 정액 지불 (일부진료에 대한 포괄수가제 실시)
일본	• 행위별 수가제	• 행위별 수가제 • DRG 시범 사업 중
대만	• 총액 계약제 • 치과외래(1998.07.),한방(2000.07.) • 외과외래(2001.07.),병원(2002.07.) • 인두제, 포괄수가제	• 행위별 수가제 • 일부 포괄수가제 실시
미국	• 행위별 수가제 • 진료보수점수표에 의거 상대가치수가 • (RBRVS)방식으로 지불 • 인두제	• DRG
영국	• 인두제	• 병원 근무의는 공무원으로서 봉급제

표 1.23. 우리나라의 진료비 정액수가 실시 현황

구분	질병군별 포괄수가제		일당(방문당) 정액수가				
	7개질병군	신포괄	보건기관 수가	정신과 정액수가	혈액투석 정액수가	요양병원 정액수가	완화의료
시행시기	1997.2	2009.4(시범)	1977.7.	1978.2.	2001.11.	2008.1.	2015.7.
대상	건강보험	건강보험, 의료급여	건강보험, 의료급여	의료급여	의료급여	건강보험, 의료급여	건강보험
	입원	입원	외래	입원, 외래	외래	입원	

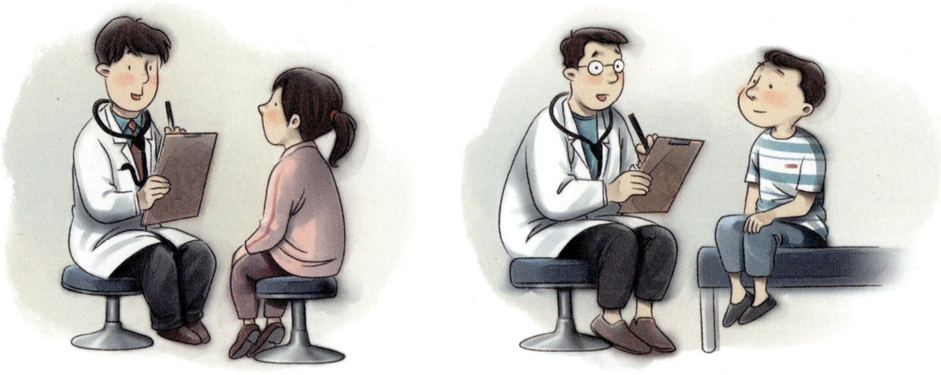

그림 1.13. Cartoon-Fee for Service Healthcare

WORKSHOP

- 우리나라에서 사용되는 지불보상제도는?
- 약제비 본인부담 가산(약제비 본인부담 차등) 제도가 건강보험재정이 미치는 영향은?
- 약제비 비중이 OECD국가 평균보다 높은 이유는?
- 포괄수가제 비율이 증가할까? 줄어들까? 그 이유는?

ISSUE!

현재 한국의 의사수와 진료시간은 적절한가?

보건복지부는 'OECD 보건통계(Health Statistics) 2023'의 주요지표별 수준 및 현황 등을 분석한 결과에 따르면, 2021년 우리나라 임상 의사 수(한의사 포함)는 인구 1,000명당 2.6명으로 인구 1,000명당 임상 의사가 많은 국가는 오스트리아(5.4명)와 노르웨이(5.2명)이고, 임상 의사가 적은 국가는 우리나라(2.6명), 일본(2.6명, 2020년), 멕시코(2.5명)이다.

【임상 의사 수 (2021)】

(단위: 명/인구 1,000명)

	독일	프랑스	일본	한국	미국	멕시코	OECD 평균
임상 의사 수	4.5	3.2	2.6	2.6	2.7	2.5	3.7

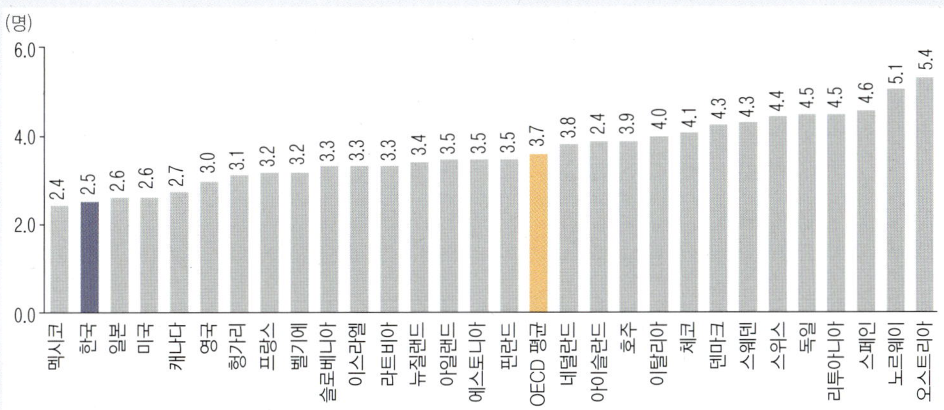

주: 일본, 핀란드, 스웨덴, 덴마크는 2020년 수치

▪ **한국의 의사 수와 진료시간**

복건복지부 ▶ 서울의 종로, 강남, 중구에는 인구 1,000명당 의사 수는 11명이고 경북의 군위, 영양, 봉화의 의사 수는 0.7명밖에 되지 않아서 진료 공백이 있다는 주장

의료계 답변 ▶ '국가별 의사 밀도'(10 km² 당 의사가 얼마나 있는가를 보여주는 지표)는 이스라엘(12.4명), 벨기에(10.7명), 한국(10.4명) 등의 순서로 '의사의 접근성 측면에서 한국은 의사의 수가 부족하지 않다.'고 주장

▪ 한국의 환자1인 진료시간

보건복지부	▶ 환자 1명당 1차 의료기관에서의 진료시간이 한국은 4.2분인데 OECD 11국 평균은 17.5분이라는 주장
대한의사협회의 답변	▶ '한국인의 1년 병원 방문 횟수는 16.9회로 OECD 평균 6.8회보다 크게 많다.'고 주장

정부는 의사가 부족하다는 입장이고 의협은 OECD 평균 대비 의사는 부족하지 않다는 주장이다. 한 마디로, 의협은 의사가 부족하다는 정부의 주장이 잘못됐다는 것이다. 누구의 주장이 옳은가?

정부와 의료계 주장의 타당성을 검증하기 위해서는 한국의 의료체계인 공적의료보험과 그 핵심인 최고가격(특히 의료수가) 제도를 이해해야 한다. 여기에서 최고가격이란 정부에 의해 고정되고 자유시장가격보다 언제나 낮은 가격을 말한다. 그러나 최고가격은 일정 시점에는 고정되었지만 장기적으로는 인상되어왔다. 지난 3년간에는 의료수가는 변동이 없어 최고가격은 자유시장가격보다 더 낮아졌다. 그리고 최고가격이 자유시장가격보다 얼마나 낮은지는 진료과목에 따라 모두 다르다. 예를 들어, 응급의료는 최고가격이 너무 낮아 대형병원도 응급의료를 유지하는 일은 손실이 크게 발생한다. 자유시장가격일 때와 비교하여, 최고가격은 의료 서비스 공급을 적게 하고 수요는 증대하게 만든다. 의료수가가 낮게 고정되어 있기 때문에 의사는 최대한 많이 진료하지 않을 수 없는 환경이다. 즉, 행위별수가제의 부작용이 발생한다. 당연히 1인당 진료시간은 최대한 짧아지지 않을 수 없다. 1차 의료기관에서 진료시간이 평균 4-5분밖에 안 되는 것은 의료수가 규제가 원인 중 하나이다. 즉 진료시간이 매우 짧은 것은 의료수가를 최고가격으로 규제한 결과이지 의사의 수와 관련이 없다는 것이다. 의료수가가 최고가격인 상황에서는 의사들은 병원 경영이 쉽거나 적절한 소득을 확보하기가 쉬운 장소에서 병원을 개업하기를 원한다. 특히 인구가 감소하고 있는 농촌 지역은 기피의 대상이 되지 않을 수 없다. 지역별 의사 수의 격차가 큰 것은 가격 규제의 당연한 귀결이다. 여기에 자녀 교육 환경 등도 의원 개업 장소의 선정에 영향을 미친다.

의사들의 진료과 선택의 쏠림 현상이 지속화되어 내과, 외과, 산부인과, 소아과, 응급의학 등은 의사가 턱없이 모자라고 성형외과, 피부과, 정형외과 등에서는 의사가 차고 넘친다. 의사들의 진료과목 선택은 어떤 진료과목의 노력 대비 보상과 미래 전망, 자유시장가격을 적용할 수 있는 의료수요의 크기, 적성 등에 의해 결정된다. 예를 들어, 실리콘 유방 확대술과 같은 성형수술은 자유시장가격일 뿐만 아니라 수요가 적지 않기 때문에 의사가 몰리는 것이다. 산부인과 의사와 분만실이 없어서 농촌을 포함한 중소도시에서 아기를 분만하는 일은 이제 거의 불가능에 가깝다. 그러고도 정부는 농촌 사람들이 아기를 더 낳기를 바라고 있다. 인구의 대부분이 수도권에 거주하고 인구가 밀집된 지역에서는 의사의 수가 많기 때문에 국가별 의사 밀도가 높게 나타나는 것은 당연하다. 그러나 농촌 지역에서는 상황이 완전히 정반대이다. 이런 상황에서 의사의 접근성 측면에서 한국은 의사의 수가 부족하지 않다는 의사협회 주장은 농촌지역의 적은 비중을 간과한 결과이다. 환자 입장에서는 진료비가 자유시장가격보다 매우 낮기 때문에 환자는 가벼운 증상에도 병원을 찾고, 경우에 따라서는 여러 병원을 전전한다. 서울의 대형병원으로 환자가 몰리는 것도 환자가 지불하는 비용이 적기 때문이다. 더불어 KTX와 같은 교통의 발달도 대형 병원을 중심으로 환자가 몰리는 현상이 가속화된다. 그 결과 대형병원에서는 환자 1인당 진료시간이 짧아지고, 병상의 부족 현상이 일어난다.

ISSUE!

한국의 초진료, 재진료 적절한가?

대한의사협회 의료정책연구소가 공개한 '주요국 의원급 의료기관 진찰료' 자료에 따르면 2020년 기준 한국의 초진료는 미국의 12.2%, 캐나다의 21.6%, 호주, 프랑스, 일본의 약 50% 수준인 것으로 나타났다.

우리나라는 초진, 재진을 구분하고 있으며 의료기관 종별로 수가의 차이가 있다. 진찰료는 기본진찰료와 외래관리료의 합으로 이뤄지는데 2023년 의원급 의료기관의 초진료는 1만 7,320원, 재진료는 1만 2,380원이다.

표 1.24. 2022, 2023 초진료 및 재진료 조정현황 (단위: 원)

구분		2022	2023	증가
의원	초진 진찰료	16,970	17,320	350
	재진 진찰료	12,130	12,380	250
병원	초진 진찰료	16,370	16,650	280
	재진 진찰료	11,870	12,060	190
종합병원	초진 진찰료	18,210	18,520	310
	재진 진찰료	13,710	13,930	220
상급병원	초진 진찰료	20,050	20,390	340
	재진 진찰료	15,550	15,810	260

초진료 기준 상위 3개국은 미국(13만 2001원), 캐나다(7만 4683원), 프랑스(3만 3183원) 등이며, 한국은 최하위였다. 재진료 기준 상위 3개국은 미국(9만 1924원), 캐나다(7만 4683원), 프랑스(3만 3183원)이며, 한국은 하위 두 번째로 미국의 12.6%, 캐나다의 15.5%, 호주, 프랑스의 30% 초반 수준이었다.

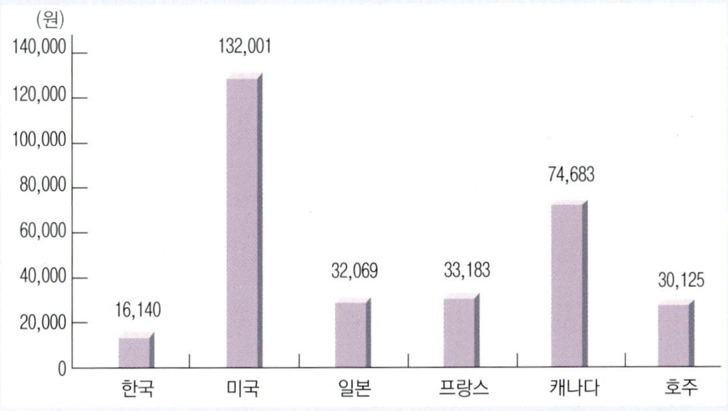

그림 1.14. 주요국 의원 외래 초진 진찰료 수준 비교(2020년 기준)
출처: 대한의사협회 의료정책연구소

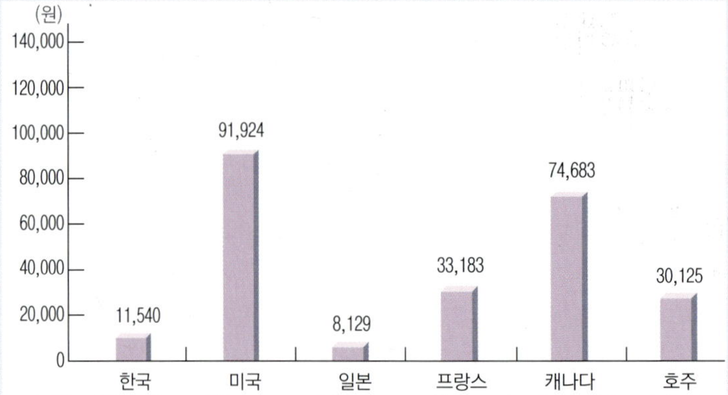

그림 1.15. 주요국 의원 외래 재진 진찰료 수준 비교(2020년 기준)

출처: 대한의사협회 의료정책연구소

WORKSHOP

- NHS (National Health Service) vs NHI (National Health Insurance)
- 한국의 의사수 늘려야하나? 줄여야하나? 그이유는?
- 우리나라 전문의 vs 일반의 비율은? 한국 vs 영국
- OECD 국가와 비교하여 우리나라의 초진, 재진 진찰료가 상대적으로 낮다. 그것이 약제비 비중에 미치는 영향은?

06
우리나라 국민건강보험의 특징

1) 국민건강보험공단의 독점적 지위(monopoly)와 3자 지불 방식

공공 보험은 '수요자' 즉 국민의 입장에서 수요를 예측하고 그에 맞게 가격을 결정한다. 가격을 결정하고 나면 국가가 국민 대신 약가에 대한 지불을 하는 3자 결정 과정이다. 그렇기 때문에 처방권자에 의한 도덕적 해이가 일어날 수 있는 구조이다. 이 구조를 잡기 위해 정부는 다양한 약가 규제 정책을 만들고 있다.

2) 건강보장성강화정책

문재인 케어는 2019년 현재 보장률 63%에서 몇 년 안에 보장률 70%로 올린다는 계획이다. 즉 비급여가 완전히 사라지는 것이 아닌, 보험률을 현재보다 대폭 올리는 정책이다. 문제는 이렇게 하기 위해서 엄청난 재원이 필요하다. 현재 건강보험 흑자 비축금이 20조 원이 쌓여 있는데 5년 안에 9조 원의 적자가 날 것으로 예측된다. 더불어 세계에서 가장 빠른 속도로 진행되는 노령화 등 정부의 의료비 지출은 계속 늘어날 것으로 전망하기 때문에 건강보험의 적자는 앞으로 증가할 것으로 예측이 된다. 결국 건강보험재정 악화로 인하여 더 강력하게 약가를 통제할 가능성은 점점 높아지고 있으며 몇몇은 현실화되고 있다.

3) 정부의 약가 통제 방식

기본적으로 정부는 가격을 통제하고 총량을 통제한다. 가격과 총량을 통제하면 지출이 통제되기 때문이다. 정부는 수요를 예측하여 약가 구매 가격을 내리도록 한다.

표 1.25. 정부의 개입에 의한 약가 통제 방식

가격 통제	총량 통제	지출 통제
가격(Price) × 양(Volume) = 지출금액		
• 직접적인 가격 규제 • 일괄 약가 인하 • 실거래가/적응증 확대 가격인하 • 신약 경제성 평가 • 순가격을 낮추기 위한 환급 • 국가간 참조 가격제 • 특허 만료 약가 인하 • 본인부담금 • 선별급여(본인부담금 차등화)	• 심평원 처방 가이드라인(선별등재방식) • 사후 재평가 및 기등록 목록 정비 • 위험부담제 • 약품별 사용량 규제 • 보험 적용 환자수 규정(Utilization cap) (보험 협상 대상이 됨)	• 사용량 약가 연동제(일정량 이상의 사용량 발생시 약가인하) • 성분별 처방 혹은 대체 조제 • 저가 구매 및 제네릭 사용장려 • 총액 계약제(Total cap) • 인센티브
↓	↓	↓
단위가격 인하	불필요한 처방을 제한	전반적인 지출 규제 및 재정 건전성 확보

위의 표에 다양한 가격 통제 방식이 있다. 약가를 일괄 인하하기도 하고, 특허권을 이용하여 가격을 내리기도 한다. 또한 신약 등재를 기존 대체제(기존약, 복제약)와 효능을 비교하여 별 차이가 없으면 기존 싼 약 값으로 정해버린다. 즉, 백만 원짜리 신약도 기존 대체제나 기존에 있는 1,000원짜리 약과 같은 효능이라고 정부가 판단하면 1,000원으로 약가를 맞출 수 있다는 것이다. 그리고 사용량도 조절한다. 심평원이 정한 진료지침(심평의학), 사후 재평가를 통한 수요를 통제하고, 약품별로 사용량 자체를 정해버린다. 또한 저가구매 인센티브제도, 복제약 사용 장려정책 등으로 약의 사용 자체를 통제한다.

신약의 경우도 복잡한 트랙을 거치는데, 임상적 유용성, 비용 효과성 등을 건강보험심사평가원에서 판단을 하고 그 후 건강보험정책심의위원회를 통과하여 대체제와 기존 약과 효능을 분석하여 약제급여 평가 위원회를 거쳐 평가하게 된다.

만약 기존의 약보다 환자가 1~3개월을 더 살게 하는데 가격 차이가 1억 원 이상이 난다면 경제성이 없다고 평가받을 것이다. 이런 경우는 신약 급여를 해줄 수 없는 반면, 1년을 더 살게 해주는 의약품의 가격이 기존 약보다 1천만 원 정도 더 비싼 경우에는 경제성이 있다고 판단하여 급여를 해줄 수가 있다. 환자가 1년간 생명을 유지하는 데 필요한 약 값으로 통상 국민 1인당 GDP 수준으로 정한다. 2013년 11월부터 ICER 탄력적용이 이뤄져 그동안 1GDP 수준인 3,000만 원에서 2GDP 수준인 6,000만 원까지로 적용받고 있어 약제비 상승의 원인이라는 지적도 있다.

우리나라 약가 사후 관리의 원칙은 사용량이 많아지면 가격 인하를 의미하고 할 수 있다. 처방이 많아져 사용량이 증가하면 의약품 가격은 내려간다는 의미이다. 즉, 사용량 증가 의미는 재정부담률이 올라간다는 의미이고 이로 인한 정부 지출이 늘어난다는 것이다. 그러므로 정부는 사용량 처방 연동제 등으로 가격을 통제한다. 또한 특허 만료 시 약가를 인하한다. 약가를 20%씩 한번에 모든 제품을 다 내리기도 했다. 재정부담이 커지고 정부 지출이 늘면 늘수록 약가는 대체적으로 큰 비율로 인하된다. 이에 따라 제약업계도 정부에 불만이 많다. 글로벌제약사 측은 한국이 지적 재산권을 침해한다고 생각하기도 하지만 우리 정부는 약가 인하를 통제하고 있다. 약가 인하의 문제는, 약가에 대해서 정부가 원가 반영을 잘 안 해주고 개발비를 인정하지 않기 때문에 우리나라 제약사들이 과감한 투자를 하기 어려운 구조이기 때문이다. 많은 비용과 시간을 투자해서 신약개발을 해도 정부가 투자 가치를 인정해주지 않고, 오로지 현재 있는 약과의 비교를 통해 현재 약과 비슷한 효능이면 무조건 같은 수가라는 것이다.

WORKSHOP

- 직장가입자 보험료 부과방식은? 지역가입자 보험료 부과 방식은?
- 국민건강보험이 3자 지불방식으로 결정되는 이유는?
- 우리나라 국민보험보장률은? OECD 국가보다 낮은가? 높은가?
- 최근에 비급여에서 급여로 전환된 항목은? 전환 후 급여 청구 결과는?
- 실손보험 보험료가 큰폭으로 증가하고 있다. 이유는? 문제점은?

07 외국의 건강보험제도

1) 영국

영국은 1911년 국민보험법 제정을 통해 국민의 건강은 국가의 책임이라는 철학을 바탕으로 의료서비스 이용의 무료, 보편성, 포괄성 3가지 원칙 하에 모든 보건의료서비스를 중앙정부가 제공하도록 하였다. 1942년 베버리지 보고서의 국민보건계획에 따라 국민보건서비스법 제정을 통해 1948년 본격적으로 국민보건서비스(National Health Service, NHS)가 시작되었다.

영국은 모든 일반 거주자에게 보편적인 의료 급여서비스를 제공하는데, 모든 국민은 자신의 거주 지역 내의 1차 진료의를 자신의 주치의로 등록해야 하며, 주치의의 소견서를 통해 전문적인 2차 진료를 받을 수 있다. NHS의 모든 의료서비스는 무료 급여이나 처방약, 안과, 치과 진료에 대에서는 본인부담금 제도가 있다. 일차의료의 보상체계는 사전총액계약제 및 인두제이며 2차 의료는 성과기반 지불제도(PbR) 및 전국단일가격(National Tariff) 제도로 운영한다.

의약품 가격결정은 자율가격제(Free Pricing) 로 제약사가 NHS 가 정한 수가 범위 내에서 자유롭게 정할 수 있으며, 수가는 5년마다 한번씩 협상을 통해 정해진다.

- 건강보장체계

NHS의 구조는 의료제공자(일차의료, 이차의료), 행정지원기관, 감시 및 규제기관 등 3개 유형으로 구분되어 있으며, 재정의 대부분이 영국 중앙정부의 일반조세인 보건사회부 예산으로 충당된다. 의료제공자는 일반의(GP) 중심의 일차의료 제공자와 병원 중심의 이차의료 제공자로 구성되며, 국가보건서비스 제공에 있어 행정적인 업무를 총괄하고 있는 재무부, 보건사회부, NHS England, 통합케어시스템(Integrated Care Systems, ICS) 등이 행정을 지원하고 있다. 의료제공자를 감시 및 규제하는 기관으로는 의료질관리위원회(Care Quality Commission, CQC), Health Watch 등이 있다.

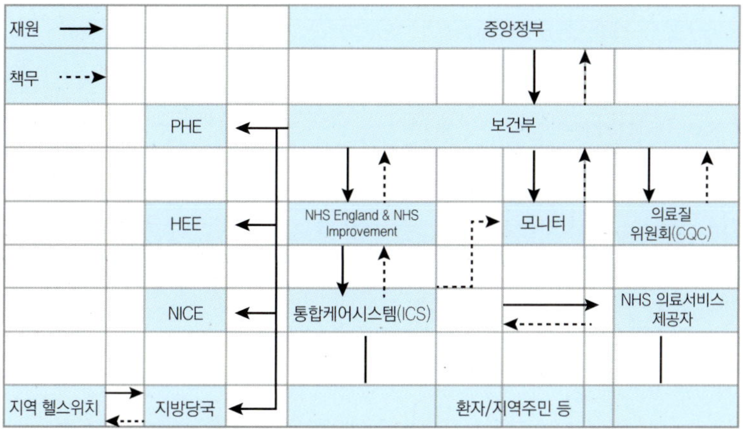

주: PHE – Public Health England (공중보건당국)
HEE – Health Education England (보건교육당국)
NICE – National Institute for Health Care Excellence (국립임상개선위원회)
자료: House of Commons Library – Briefing Paper, 2022 (연구자 재작업)

그림 1.16. 영국의 보건의료 구조

2) 독일

독일은 19세기 후반 산업화로 인한 사회적 문제를 해결하기 위해 1883년 비스마르크가 사회복지법을 제정하여 법정 의료보장제도를 구축하였다. 독일 의료보험 제도는 ① 사회연대 강조(보험료 수준과 무관한 포괄적 급여에 동등한 접근), ② 연방주의(연방정부와 16개 자치 주정부에서 관련 법률 및 규정 제정), ③ 조합주의(의료보험조합의 재정적 독립 및 자율적 운영, 병원협회 및 의사협회와의 협상)의 운영 특성을 보인다.

〈의료보험 급여 특성〉
① 사회보험방식, ② 질병예방, 검진, 치료, 재활 등의 포괄적 급여범위 제공, ③ 보험자 및 공급자의 선택의 자유 보장, ④ 높은 보장률, ⑤ 질 관리(질향상 연방기구 및 MDK 등), ⑥ 전자의료보험카드 도입을 통한 환자관리 효율화 및 편의성 증대

독일은 모든 거주민에게 2007년 공적의료보험 경쟁력 강화법에 의해 공적 및 민간보험 가입을 의무화했으며, 전체 인구 약 8천만 명 중 약 7천만 명이 공적 의료보험에 가입되어 있다(1천만 명은 민간보험 및 공공부조, 보훈대상자 가입자임).

진료의뢰체계를 살펴보면 피보험자인 환자는 자신의 의료보험조합과 계약관계에 있는 의사나

의료기관을 직접 선택할 수 있다. 또한, 환자는 통상적으로 외래의사를 통해 진료받으며 외래의사는 필요시 전문 혹은 상위 의료기관에 환자를 의뢰한다. 환자가 외래의사 선택 후 분기 내에 특별한 이유 없이 의사를 변경하거나, 외래의사 의뢰서 없이 전문 혹은 상위 의료기관을 이용할 경우 추가적인 비용이 발생한다.

계약의사 서비스로 환자에게 가정의 서비스를 제공하는데 구조화된 질병관리 프로그램을 제공하고, 환자는 계약의사 서비스 참여 여부를 자율적으로 선택할 수 있으며, 서비스에 참여할 경우 의료보험 조합으로부터 일정액수의 환급금 혹은 보험료 할인의 혜택을 받는다.

건강기금(Gesundheitsfond)은 질병의 리스크와 가입자 이환율에 따른 의료보험조합 간 불균형 구조를 완화하기 위한 목적으로 2009년 도입하였으며, 의료보험조합에서 징수한 보험료를 통합하여 위험균등화(Morbi- RSA) 기전을 통해 의료보험조합에 배분한다. 의료보험 보험료율은 의회에서 결정(2019년 14.9%)하며, 의료보험조합의 재정상황이 어려울 경우에 각 보험자가 자율적으로 추가 보험료를 부과 및 징수할 수 있다.

※ *의료보험료는 건강기금의 수입원으로 연방보험청이 특별재산의 형태로 관리*

독일에서 포괄적 급여는 법률적으로 정하고 있으며, 신의료 기술은 연방공동위원회에서 급여를 결정하고 있다. 본인부담금이 연간 가계소득의 1~2%를 초과하지 않도록 규정하고 있다.

- **입원 보수지불: DRG 보상체계**

병원 진료에 대한 G-DRG 시스템 하의 상환은 기본율(base rate)과 비용가중치(cost weight)의 곱에 기초하여 이뤄지며, G-DRG 시스템 하 비용가중치는 연방수준(federal level), 주별(州)수준(state level), 병원수준(local level)이 구분되어 결정된다. 주(州)별 비용가중치는 의료보험조합과 병원협회 간 협상으로 결정한다.

- **외래 보수지불: 총액계약제 + 행위별수가제**

연방차원에서 보험자연합회와 보험계약의사협회 간 총액예산계약방식 및 상대가치를 결정하고, 각 주(州)의 보험자연합회와 보험계약의사협회와 총액예산을 계약한다. 각 주(州)의 보험의사협회는 할당된 진료비 예산총액 범위 내에서 개별의사에게 상대가치에 기반한 따른 행위별수가로 보상하고 있다. 처방 약제비 총액관리는 공적의료보험조합연합회와 연방보험계약의사협회 간 계약으로 합의한 약제비 총액 범위 내에서 이루어진다. 이때 개별 의사는 의약품을 처방한다.

의약품 비급여목록(negative list system)을 운영하고 있으며, 연방공동위원회에서 비급여의약품 기준과 목록을 결정한다. 신약 추가에 관한 편익을 평가한 후 추가 편익이 의약품에 대해 공적의료보험조합연합회와 제약사가 가격협상을 실시하고, 추가 편익이 없는 신약과 제네릭 약제는 참조

가격제의 대상이다.

진료비 청구심사의 경우 외래진료는 주(州) 보험의사협회에 지불된 총액진료비가 개별 보 험 의사에게 분배되며 주(州) 보험의사협회가 진료비 정산심사를 실시, 이때 의료 보험조합과 보험의사협회에서 경제성도 심사한다. 입원진료는 진료비 심사에서 문제가 있다고 판단이 되는 경우, 의료보험조합이 의료보험평가단(MDK)에 세부심사를 의뢰하면, MDK는 경제성 및 의료의 질을 평가한다.

3) 일본

일본의 건강보험제도는 1961년 전국민 건강보험을 달성하여 모든 국민은 건강보험제도의 대상이 되고 있지만, 대상자별로 다양한 제도를 적용하고 있으며 그 내용도 제도별로 차이를 두고 있다. 지역별로 상호공제제도가 발달되어 있고 일반 직장근로자 대상 사회보험을 적용·실시하고 있다. 더불어, 직장보험에서 제외된 일반주민 등에게 지역건강보험제도를 적용하여 전국민 건강보험제도를 구축하고 있다.

1922년 건강보험법을 제정하였으며, 1938년 제1차 세계대전 전시체제 하에서 노동력과 병력 확보를 위해 국민건강보험법을 제정하였다. 그러나 제1차 오일쇼크(1973년) 이후의 경기후퇴로 국가재정이 악화, 고령화에 따른 의료비의 급속한 증가 등으로 건강보험제도의 전면적인 개편이 필요하여 1980년대 초, 보험자 간 고령자 가입비율의 차이에 근거한 의료비 부담의 격차 조정과 국고부담의 축소를 목적으로 노인보건제도와 퇴직자의료제도가 실시되었다. 2008년에는 노인보건제도를 폐지하고, 고령자의 심신특성에 적합한 서비스를 제공하는 것을 목적으로 한 후기고령자 의료제도가 신설되었다.

건강보험은 질병, 부상, 사망, 출산 등 단기적인 경제적 손실에 대해 보험급여를 제공하는 제도다. 보험급여는 금전을 지급하는 방식을 취하지 않고 의료기관에 소요된 비용을 보험자로부터 지불하는 현물급여 형태를 취하는 것이 원칙이다. 피부양자의 급여는 직장근로자 건강보험에서 피보험자인 근로자 본인뿐만 아니라 그 근로자가 부양하는 피부양자의 사고에 대해서도 급여를 제공한다. 단, 피부양자의 업무상 상병과 사망은 건강보험이 아니라, 사용자의 보상책임을 담보하는 노동자재해보상보험의 보험사고로 취급한다.

건강보험제도의 구조는 복잡하지만, 기본적으로 강제가입에 의한 사회보험방식을 채택하고 있다. 다보험자 제도로 우리나라 단일보험자제도와 대비되는데, 보험자 유형별로 가입자격이 상이하며, 동일 보험 내에서도 복수의 보험자가 존재한다. 피용자를 대상으로 하는 직장건강보험(건강보험), 농업 종사자 및 자영업자, 퇴직자 등을 대상으로 하는 지역건강보험(국민건강보험)의 2

가지로 크게 구분할 수 있다. 대상자에 따라 (직장)건강보험, 선원보험, 각종 공제조합(국가공무원, 지방공무원, 사립학교 교직원 등) 등으로 구분하며, 질병 및 부상, 출산, 사망에 따른 보험금을 지급하고 현물급여를 원칙으로 한다.

민간중심의 의료공급체계 내에서 대형병원 및 전문의료기관을 포함해서 자유롭게 의료를 이용할 수 있도록 보장되며, 혼합진료(급여와 비급여를 동시에 제공)를 금지하고 있다. 제도의 종류에 관계 없이 의무교육 취학 전의 대상자(~6세)는 80%, 의무교육 취학 후부터 70세 미만 70%, 70세 이상은 90%(현역수준 소득자는 70%)인데, 환자가 정률로 부담하는 본인 부담에는 일정한 상한액을 두고 있다(본인부담 정률제 적용).

표 1.26. 연령대별 급여율 구분

연경구분	급여율	본인부담비율 (전체 진료비의 일정 정률)
75세 이상	90% (일정소득 이상은 70%)	10% (현역수준 소득 이상은 30%)
70~76세	8% (90%) (일정소득 이상은 70%)	20% (10%) (현역수준 소득 이상은 30%)
초등학생 ~69세	70%	30%(본인 및 가족 모두)
초등학교 취학전	80%	20%

자료: 이현복 최기춘, 조경완, 송정효, 석지혜 신다미 '국민건강보험 보장성 확대에 따른 실손의료보험개선에 대한 연구' 2017

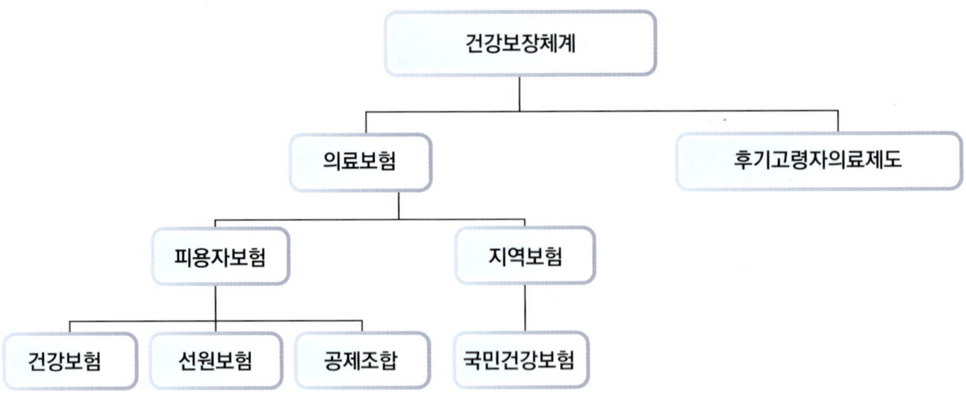

그림 1.17. 일본의 건강보장체계 요약도

4) 미국

미국의 의료보장은 민간의료보험 시장을 기본으로 하며, 특수한 군을 대상으로 한 공적의료보장제도가 있다. 다수의 국민은 민간의료보험 시장에 존재하는 다양한 형태의 민간의료보험에 직장 건강보험을 통해 가입하거나, 개인적으로 가입하고 있다.

공적의료보장제도로는 65세 이상 노인 및 장애인을 주 대상으로 하는 메디케어(Medicare)와 저소득층을 주 대상으로 하는 메디케이드(Medicaid)가 대표적이다. 미국인의 48.5% 정도가 메디케어와 메디케이드 등의 공적 의료보장을 받으며, 다수(60.8%)가 민간의료보험을 통하여 보장을 받고 있다. 전국민 대상 의료보장체계의 미비로 의료보장 혜택을 받지 못하는 무보험자도 존재(9.5%)한다.

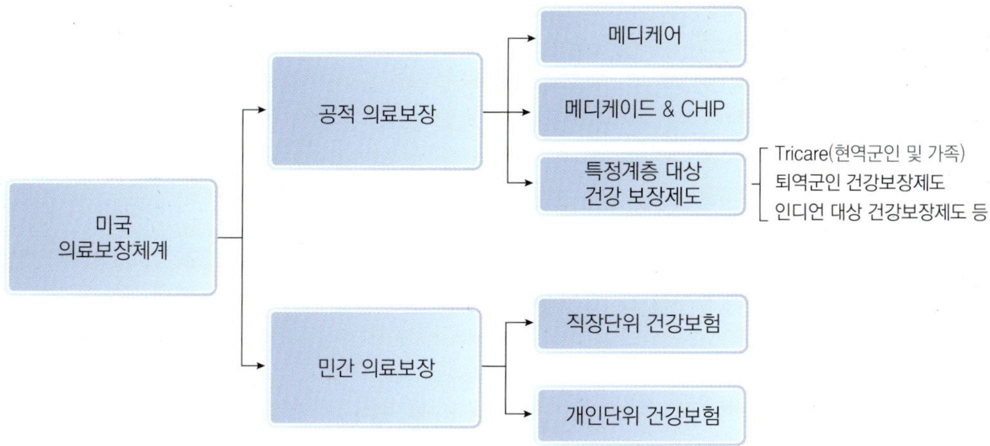

그림 1.18. 미국의 의료보장체계

• 메디케어(Medicare)

65세 이상 노인이 주 대상이며, 65세 미만인 자 중 장애가 있거나 말기 신부전증 혹은 루게릭병을 앓고 있는 사람을 대상으로 하는 공적의료보장으로, 2020년 기준 약 6,150만 명이 가입되어 있다. 재원은 주로 가입자가 근로기간 동안 납부한 급여세(payroll tax)에 기반하고 있으며, 개인이 내는 보험료와 연방정부 재원에 의존한다.

메디케어의 진료비 지불체계를 살펴보면 입원 서비스는 포괄수가제(Diagnosis-Related Groups, DRG), 의사 서비스는 행위별수가제(Fee for services, FFS), 처방약은 보조금 지급, 장기 요양 서비스 및 홈헬스는 제한된 기간 동안 사전정액지불제(prospective payment system, PPS)이다.

• 메디케이드(Medicaid)

저소득층을 대상으로 연방정부의 가이드라인에 따라 주정부가 자율성을 가지고 직접 운영하는 공적 프로그램이다. 2020년 기준 7,600만 명이 가입되어 있다. 아동건강보험(CHIP)은 메디케이드 수급자격이 없는 차상위 가구의 아동을 대상으로 하는 제도로, 현재 메디케이드와 같이 관리 운영되고 있다. 급여 범위로는 주별로 보장되는 서비스 유형과 양, 보장 기간이 다르나, 모든 주가 의무적으로 제공해야 하는 서비스(mandatory benefits)와 부가적으로 제공할 수 있는 서비스(optional benefits)가 있다. 재원은 주정부와 연방정부가 공동으로 부담하나, 매칭펀드 비율이 정해져 있지 않아 주별 부담 비율이 상이하며, 2022년 기준, 주별로 연방정부 부담 비율은 50%~78%이다.

메디케이드의 진료비 지불체계는 주별로 상이하나, 입원 서비스는 주로 포괄수가제, 의사 서비스는 주로 행위별수가제, 처방약은 제조업체로부터 리베이트를 받아 할인된 평균도매가격(Discounted Average Wholesale Price, DAWP)을 사용하고, 장기요양 서비스 및 홈헬스는 주로 사전정액지불제이다.

• 민간의료보험

2020년 기준, 2억 3천만 명(전체 인구의 60.8%)이 가입되어 있으며, 이 중 약 87%가 직장건강보험으로 가입되어 있다. 직장 건강보험은 고용주 및 피고용인의 보험료로 재원을 조달하고, 개인 건강보험은 개인 보험료에 의존한다. 무보험자들은 스스로 치료비를 부담하거나, 자선단체가 지원하는 의료서비스(charity care)를 이용한다.

민간보험회사는 주로 병원과 계약을 통해서 매년 지불금액을 정하며, 입원 서비스는 주로 행위별수가제 및 일당정액제, 의사 서비스는 주로 행위별수가제, 처방약은 처방권장 목록(Formularies)을 운영하고, 장기요양 서비스 및 홈헬스는 제한된 기간 동안 일당정액제이다.

• 허가 급여 절차별 관련 기관

약가 결정에서 정부나 CMS의 규제는 없으며, 제약회사에서 결정한다.

- PBMs (Phamarcy Benefit Managers, 약품급여관리자): CMS 및 민간 건강보험회사 등을 대신하여 약품에 대한 급여 관리를 수행한다. 주요 업무로는 청구행정, 약품이용 심사, 처방권장목록(Formulary) 관리, 제약 회사와 약국 처방의약품 가격협상 등이다.

- Formulary(처방권장목록): PBMs이 공급자에게 처방을 권장하는 약품 목록으로, 등재되어 있는 약품에 대해서만 급여로 보장해준다. 의료공급자는 이 목록에 있는 약품을 처방해야 하고, 제약사는 이 목록에 포함된 약만 판매할 수 있다. PBMs는 보험회사와 본인부담 수준, 급여목록 추가 여부, 의약품 퇴장방지 수가 인상 등을 협의한다. 제약사는 PBMs에 Formulary 행정비용으로 약품도매가격의 3% 정도를 지불한다.

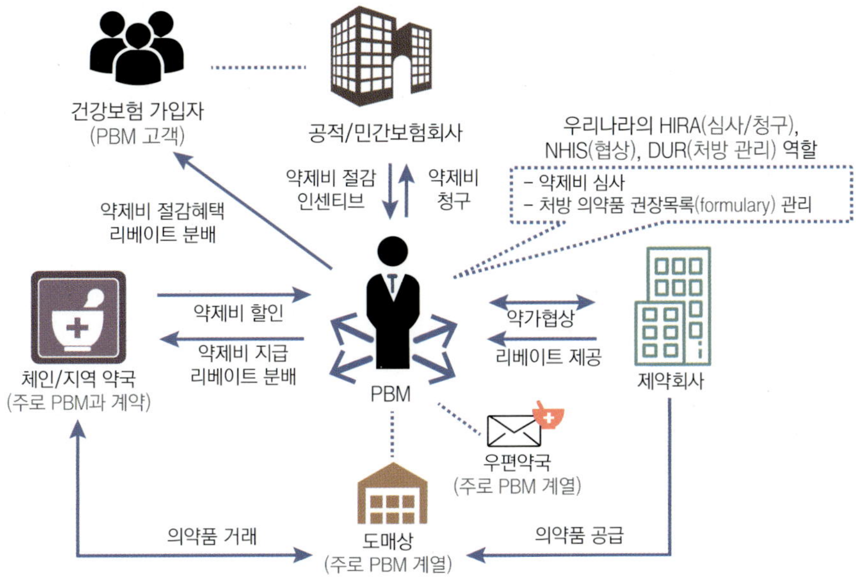

※출처 : KPMA 한국제약협회(2016). KPMA Brief. 한국제약협회정책보고서.

그림 1.19. 약품급여관리자(PBM)의 역할

미국의 의료보험제도는 이용자들의 요구에 맞추어 시장에서 자발적으로 건강보험을 제공하는 형태로 태동되어 다수의 국민은 민간의료보험 시장에서 직장을 통하거나 개인적으로 건강보장을 구매해 왔고, 취약한 계층을 대상으로 공적의료보장 제도를 확대하는 방향으로 개혁이 이루어져 왔다. 바이든 대통령은 보건의료와 관련하여, 오바마케어 확대 및 개선, 의약품 가격 조정 등을 공약하였다.

◈ ARP (American Rescue Plan, 미국 구조 계획법) 통과

사회안전망 강화와 빈곤 예방을 위한 재정지출을 주요 내용으로 하는 코로나19 구제 입법안으로, 2021년 3월 통과되었다. 보건의료와 관련된 내용으로는 메디케이드 확장 지원, 보험료 지원 등이다. 새로이 메디케이드를 확장하는 주에 대해서는 추가적으로 연방 자금을 지원하도록 하였다. 보험료 지원으로는 ACA 보조금 지원 확대, COBRA (Consolidated Omnibus Budget Reconciliation Act) 보험금 보조가 있다.

◈ IRA (Inflation Reduction Act, 인플레이션 축소법) 통과

기후변화, 의료보험, 인플레이션 대응 관련 법안으로, 2022년 8월 통과되었다. 보건의료와 관련된 내용으로는 메디케어 보상 확대, 의료 비용 절감 등이다. 메디케어 보상 확대로는 대상자들에게 무료 백신 제공, 인슐린 비용 상한선을 $35/월로 설정한 것이 포함된다. 또한 처방약 상한선을 2024년에는 $4,000, 2025년에는 $2,000까지 설정했다. 의료 비용 절감을 위해 ACA 보조금 2025

년까지 연장하여 ARP에 의해 2022년까지 예정되어 있었던 보조금 지원을 3년 추가 연장하였으며, 향후 10년 동안 메디케어와 100개 약품에 대한 협상을 허용했다. 인플레이션보다 약 값 인상이 더 높을 경우, 제약회사에 차액 환급을 요구했다. 이러한 노력으로 무보험자 비율(8.6%)이 역대 최저치로 낮아졌다.

- American Patients First의 핵심 전략
  ① 경쟁촉진(Increased competition)
  허가 과정을 악용하지 못하도록 방지하고, 바이오시밀러의 활성화를 통해 바이오 의약품들의 경쟁을 장려한다는 내용이다.
  ② 더 나은 협상(Better negotiation)
  국영 보험이 가격 상승에 대응하기 위해 처방의약품 목록을 조정할 수 있도록 허용하고, 고비용 약물 의약물 관리를 위한 제도적 유연성을 두는 등 다양한 장치를 두겠다는 내용이다.
  ③ 정가를 낮추기 위한 인센티브(Incentives for lower list prices)
  DTC (direct to consumer) 광고에 표시약가를 포함하는 방안을 검토하고 제네릭 간 경쟁을 더욱 투명하게 하기 위해 메디케어의 의약품 가격 대시보드를 업데이트한다는 내용이다.
  ④ 소비자 부담 비용 완화(Lowering out-of-pocket costs)
  Pharmacy gag clauses라 불리는 보험 적용과 관련된 비용 전가 행위를 제한하고 약물가격의 증가나 저비용대체 약물에 대한 설명을 추가하도록 권고한다는 내용이다.

- 미국의 원격의료

미국의 경우 넓은 영토로 인해 지역별 의료 수준이 다르고 의료접근성 문제가 매우 심각하여 시골과 대도시 병원 간 원격의료에 대한 필요성이 일찍부터 제기되었는데, 연방 보건복지법령(42USC §1395m, 42CFR §410.78, 414.6565)과 일부 주정부의 원격의료개발법(Telemedicine Development Act of 1996, SB 1665)을 기반으로 취약지역의 보건의료 접근성 향상과 의료비 감소 및 의료서비스 질 개선을 목표로 원격의료가 도입되었다.

1996년 원격통신개혁법(Telecommunications Reform Act)을 통해 원격 의료에 대한 법이 처음 수립되었다. 본 법안에 따라 농촌지역의 의료제공자들이 도시의 의료제공자와 상응하는 비율로 원격통신을 활용하는 것을 보장하였다. 1997년 균형재정법(Balanced Budget Act)에 의해 메디케어에서 원격의료가 제한적으로 급여화 되었다.

- 이용 가능 지역

코로나 이전에는 원격의료 서비스가 농촌 지역에만 제공되어 도시 지역은 불가하였으나,

2020년 3월 27일에 제정된 '코로나 바이러스 지원, 구호 및 경제안정법(Corona- virus Aid, Relief, and Economic Security Act, CARES Act)'에 의거하여, 원격의료에 대한 규제가 한시적으로 완화된 상태로 대부분의 주에서 가능해졌다.

- 수가

① 메디케어: 원격의료시스템에 의해 제공되는 외래서비스, 자문서비스, 정신/심리치료, 정신/심리진단검사, 약물관리, 말기신부전 관련 서비스, 영양치료 서비스 수가는 대면진료의 경우와 같다.
비대면 환자 모니터링의 경우 한달에 6만원 이상의 수가를 책정

② 메디케이드: 주별로 상이하다.

③ 민간의료보험: 주에 따라 원격진료와 대면진료에 동일한 보험 수가를 적용하도록 의무화하는 동등화법(Parity law)의 유무가 달라, 주별 원격의료 진료비가 상이하다.

원격의료에 대한 책임소재는 원격지 의사와 환자의 상황에 의존하여 판례를 내리며, 개인정보보호는 건강정보의 이전 및 그 책임에 관한 법률(Health Insurance Portability and Accountability Act, HIPAA)에 의해 기본적으로 대면진료와 동일한 기준을 적용한다.

5) 한국과 미국의 의료정책

한국의 의료 정책은 국민 모두가 돈이 없어 병원에 못 가는 일이 발생하지 않도록 저렴한 보험료 부담으로 전 국민들의 의료보장 체계를 갖추고 있다. 따라서 한국에서는 의료보험 가입은 국민들의 의무사항이자 권리이다. 한국의 의료정책은 다른 나라와 비교하면 단점보다는 장점이 많은 매우 좋은 시스템이다. 일부 단점을 찾는다면 일부 난치병 등에 대한 지원이 부족하거나 국민들이 비급여항목의 부담을 느끼는 정도다. 이 또한 희귀병, 난치병질환 치료제들도 지속적으로 급여 의약품 목록에 등재되고 있다. 즉 적당한 금액으로 높은 수준의 의료 서비스를 받을 수 있다. 반면에 의료보험 체계 유지에 점점 더 많은 국가 예산이 투입되고 있으며, 의료보험공단의 재정 악화가 심각한 사회문제로 대두하기 시작했다. 약가는 환자의 의약품 접근성을 보장하면서 동시에 제약회사의 신약개발을 지속적으로 장려하고 보상할 수 있는 적절한 시스템을 근간으로 해야 혁신신약이 개발되고 환자의 건강권에도 공여할 수 있다. 우리나라 건강보험은 단일보험체제로 인하여 평등성을 강조하고 있으나 환자의 다양한 의료욕구를 만족시킬 수 없고 보험재정 적자는 급격하게 증가하고 있다. 이를 해결하기 위해서는 민간보험 도입과 의료영리법인 허용 등 다양한 대안을 고려해 기본적인 건강권을 확보함과 동시에 다양한 욕구를 충족시킬 수 있는 대안이 필요하다. 현재 시행하고 있거나 실행할 예정인 다양한 약가 및 등재정책들은 대부분 약가 인하를 유발하고 있어 신약개발에 적합한 정책인지 의문이 있다. 특허권 등 지적재산권에 대한 보장 강화와 신약개발에 대한 과감한 정책이 있어야 한다.

미국의 의료보험제도는 각 개인은 의료보험을 꼭 가입해야 하는 법률이 없고 개인 또는 회사별로 각자 가입해야 한다. 대개의 경우 직장의료보험을 통해 의료 혜택을 누리게 된다. 사업주와 본인이 일정한 배분에 의해 공동 부담하는 경우가 일반적이며, 보통 소액의 본인 부담금을 제외하고 그 이상의 의료비를 보험회사에서 처리한다. 미국에는 의료보험회사가 무수히 많으며 종류도 다양하므로 여러 의료보험회사를 살펴보고 자신의 예산과 실정에 맞는 회사를 선택해야 한다. 하지만 미국의 의료정책은 비싼 보험료를 낸 사람들은 의료보험 혜택을 볼 수 있지만, 의료보험 미가입자는 각자가 알아서 비싼 병원비를 부담하면서 병원을 찾아가야 한다. 미국의 의료보험 미가입자는 약 9%(약 3,000만 명)에 이른다. 보험 가입자에 대해서도 어떠한 수단을 강구해서라도 보험금의 지불 거부로 인하여 이윤의 최대화를 올리는 의료보험회사, 제약회사, 이에 유착한 정치가들을 폭로한 다큐멘터리 영화 'Sicko'에서 볼 수 있듯이 미국인들의 상당수 사람들은 의료보험 혜택에서 벗어나 있는 상황이다. 미국은 고령자와 저소득층을 위해 메디케어, 메디케이드와 같은 의료보험제도가 있다. 하지만 의료보험비용이 매우 비싸다. 문제는 저소득층도 아니고 그렇다고 해서 비싼 의료보험료를 감당하기에는 너무 잘 살지도 않는 사람들 즉 의료보험정책의 공백이 존재한다. 그런 문제를 해결하기 위해 오바마대통령이 들고 나왔던 것이 오바마 케어이다.

WORKSHOP

다큐멘터리 영화 'Sicko'를 통해서 한국 vs 미국의 의료보험제도 장단점은?

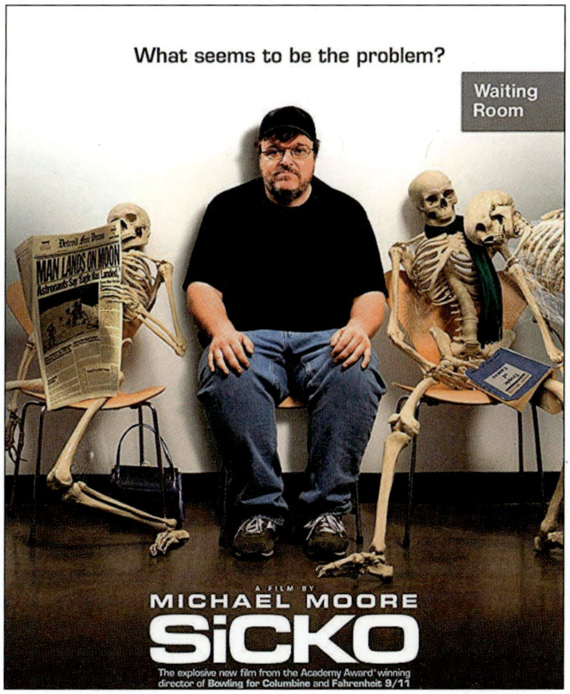

그림 1.20. 2007년 Sicko 다큐멘터리 영화

ISSUE!

COVID-19 치료비용, 한국 vs 미국 왜 다른가?

한국은 감염증 진단과 치료에 드는 비용을 전액 지원하고 있어 국민은 물론 외국인도 부담 없이 검사를 받고 있다. 의사의 이상 소견 없이 환자의 요구로 검사를 하는 경우를 제외하고 검사와 격리, 치료 등에 드는 비용을 건강보험공단과 중앙정부, 지방자치단체가 전액 부담한다.

미국은 질병통제예방센터 CDC가 전담하는 코로나19 검사 비용은 '무료'이다. 그러나 CDC 검사 비용을 제외한 나머지 진료비와 병원 입원비 등은 환자 개인이 지불해야 한다. 민간 의료보험을 중심으로 의료 시스템이 구축돼 있어 의료보험료가 비싸다는 이유로 보험에 가입하지 않는 사람들이 많다. 전체 미국인의 9%에 달하는 약 3,000만 명 정도가 의료보험 미가입자인데 이들은 바이러스 증상이 나타나도 병원에 가기를 꺼리는 경우가 많다. 한국의 국가의료보험과 달리 미국의 민영의료보험 제도로 인해 보험 미가입자들이 검사와 치료를 꺼리는 상황이 나타나면서 우려를 낳고 있다.

미국 메사추세츠에 거주하는 대니아스키니 씨는 지난 2월 말부터 가슴통증과 고열로 세 차례 병원을 방문했고, COVID-19 판정을 받았다. 하지만 의료보험에 가입되지 않았던 그녀는 자신이 받은 검사비와 치료비 청구서를 SNS에 공개했다. 그녀가 공개한 COVID-19 진단 검사비용은 907 달러로 한화 약 110만 원이었고, 치료비로 청구된 금액은 무려 3만4,972 달러로 한화 약 4,280만 원이었다.

2020년 트럼프 미국 대통령의 COVID-19 치료비용을 추정하면 약 10만 달러가 넘을 것으로 추정했다(트럼프 대통령의 치료비는 전액 연방정부에서 지원). 평범한 미국인이 도널드 트럼프 미국 대통령과 같은 의료적 혜택을 누리려면 10만 달러(약 1억 1천 800만 원)가 넘게 든다. COVID-19의 양성판정을 받은 보험 미가입자는 환자는 어떻게 해야 하나? 난감한 상황이 아닐 수 없다.

한국은 모 대학병원에서 COVID-19로 치료받은 환자가 공개한 치료비 명세서에 의하면 약 19일 동안 치료를 받았고, 병원 측으로부터 명세서를 받았는데, 진료비 총액이 970만 원이고, 환자부담총액은 140만 원, 하지만 이 금액도 건강보험공단에서 부담했다. 결국 이 환자는 병원비 중 의료용품비 4만여 원만 지급했다. COVID-19 사태를 계기로 각 국가들은 의료보장제도 미비점에 대한 대책 마련에 나서고 있다. 전문가들은 COVID-19 이후 건강보험 수요가 증가하고 건강보험 필요성에 대한 인식도 높아지고 있다.

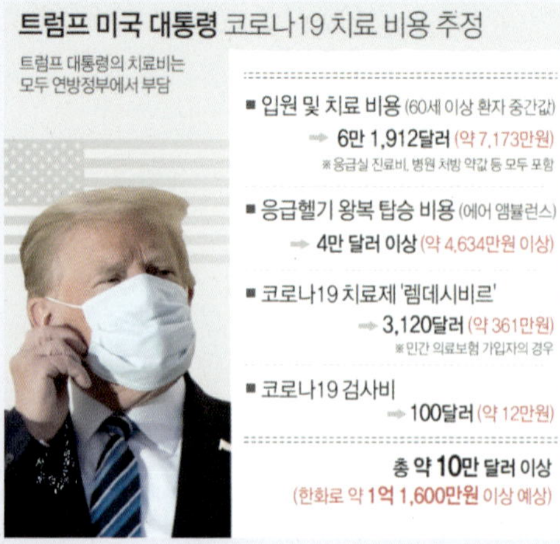
트럼프 미국 대통령 코로나19 치료 비용 추정
트럼프 대통령의 치료비는
모두 연방정부에서 부담
■ 입원 및 치료 비용 (60세 이상 환자 중간값)
→ 6만 1,912달러 (약 7,173만원)
※ 응급실 진료비, 병원 처방 약값 등 모두 포함
■ 응급헬기 왕복 탑승 비용 (에어 앰뷸런스)
→ 4만 달러 이상 (약 4,634만원 이상)
■ 코로나19 치료제 '렘데시비르'
→ 3,120달러 (약 361만원)
※ 민간 의료보험 가입자의 경우
■ 코로나19 검사비
→ 100달러 (약 12만원)
총 약 10만 달러 이상
(한화로 약 1억 1,600만원 이상 예상)

08

현행 국민건강보험의 문제점

1) 현행 건강보험료 부과체계의 문제

우리나라는 질병이나 부상으로 인해 발생한 고액의 진료비로 가계에 과도한 부담이 되는 것을 방지하기 위해 사회보장제도를 택하고 있다. 이는 국민들이 평소에 보험료를 내고 보험자인 국민건강보험공단이 이를 관리 및 운영을 하다가 필요시 보험급여를 제공함으로써 국민 상호 간 위험을 분담하고 필요한 의료 서비스를 받을 수 있도록 하는 제도이다. 건강보험은 의료시스템의 작동에 있어서도 핵심적인 위치를 차지하고 있기 때문에 건강보험은 의료의 전 부문에 재원을 공급하는 역할을 담당하고 있다. 사회보험방식으로 운영되는 국민건강보험은 사회적 연대를 기초로 의료비 문제를 해결하는 것을 목적으로 하므로 소득수준 등 보험료 부담능력에 따라서 보험료를 부과하는데, 직장가입자와 지역가입자로 적용대상을 구분하여 부과한다. 직장가입자는 사업장의 근로자 및 사용자와 공무원 및 교직원 그리고 그 피부양자로 구성되고 지역가입자는 직장가입자를 제외한 자를 대상으로 한다.

그러나, 우리나라의 건강보험료 부과체계는 형평의 문제를 악화시키는 구조로 설계되어 있어 건강보험제도에 대한 신뢰성 제고와 보험료 인상의 걸림돌로 작용하고 있다. 특히, 직장가입자 보다 지역가입자의 역차별이 형평성에 문제가 되고 있는데, 지역가입자의 경우 가족구성원 모두의 경제력이 보험료에 반영되는 반면, 직장가입자의 피부양자로 인정되는 경우에는 추가적 부담이 없기 때문이다. 또한, 건강보험재정이 적자가 나는 근본적인 이유는 재정의 수입보다 국민들이 의료 서비스를 받으면서 지출한 재정이 많기 때문에 보험료 일괄 인상보다는 현재 보험제도의 개선이 필요할 것으로 생각된다. 따라서 부과방식 체계의 개선은 지역 간, 개인 간의 형평을 구현할 수 있도록 개인의 경제력이 보험료 부과에 반영되고, 직장과 지역 간 부과 체계와 단위의 통일이 필요하며, 직종 간에도 소득파악 정도의 격차가 심한 점을 감안하여 소득에 전적으로 의존하는 보험료 부과체계를 지양하고, 사회보험 특성상 보험 가입자는 본인이 부담하는 액수와 혜택 받는 정도를 인지한 방향에서 개선이 이루어져야 할 것으로 생각된다.

2) 대형병원으로의 의료 서비스 쏠림 현상

우리나라 국민은 사실상 큰 제약 없이 개인의 선호와 능력에 따라 의료기관을 선택할 수 있다. 국민건강보험 규칙에서 요양급여 이용 단계를 2단계로 구분하고 있지만, 1단계 의료에서 환자가 요구하면 의사는 2단계 의료를 이용하기 위한 진료의뢰서 발급을 거부하기 어렵다. 따라서 법정 규정은 형식적 조건으로만 작용하고 있다.

단계적 의료이용에 대한 제한이 없는 상황에서, 보장성 확대에 따른 환자의 비용부담 완화, 행위별수가제의 양적 수입증대 상황은 의료기관 간 무한경쟁을 유도하여 국가적으로 중복 투자를 초래하고 거대 투자 자본을 갖춘 수도권 대형 병원으로 환자 쏠림 현상을 심화한다. 인구 1,000명당 의사 수는 2.5명으로 OECD 평균 3.7 명에 비해 적고 회원국 중 두 번째로 낮은 수준이지만, OECD 국가 중 국민1인당 외래방문횟수는 가장 높다. 결과적으로 의사 1인당 외래 환자 수가 가장 많은 우리나라에서 1차 의료의 질을 높이기 어렵다. 실제로 1차 의료의 질 지표로 활용되는 예방 가능한 입원율이 2006년 이후 계속 증가하고 있으며 특히 당뇨 입원이 차지하는 비중이 증가하고 있다. 예방 가능한 입원율이 높은 것은 입원 전 단계인 외래서비스가 부족했다는 것으로 해석되는데, 우리나라 상황에서 예방 가능한 입원율의 증가는 의료 이용량의 부족보다는 의료의 질(quality)과 결과(outcomes) 향상에서 부진한 결과라고 할 수 있다. 국민 1인당 의료비가 2000년 이후 지속적으로 증가하는 추세와 대비할 때, 예방 가능한 입원율이 감소하지 않고 증가하는 추세는 고비용 비효율 시스템의 결과를 보여준다고 할 수 있다.

WORKSHOP

왜 환자들은 대형병원에서 진료받기를 원하는가? 이유는?

3) 과잉 진료, 부당, 허위진료 등의 의료비 부적절 지출

건강보험은 보험자, 피보험자, 의료 서비스 제공자의 삼각관계를 기초로 한다. 피보험자는 어떠한 위해가 발생할 경우 일정 수준의 보상을 보장받는 조건으로 보험료를 납부한다. 그러나 의료보험이 적용되면 소비자(환자)는 비용의 일부만 부담하게 되므로 자원의 경제적 사용에 대한 동기를 잃게 된다. 의료보험에서의 도덕적 해이(Moral Hazard)는 의료보험 급여와 함께 발생하는 소비자의 소비 행태를 지칭하는 용어로, 보험에 가입하고 나면 피보험자는 서비스 단위당 가격이 높거나 혹은 전체 진료비용이 많이 드는 질 높은 의료 서비스를 선호하게 된다. 소비자가 진료 가능성을 염두에 두고 건강증진을 위한 스스로 자기노력을 소홀히 하면 장기적으로 의료 서비스에 더욱 많이 의존하게 된다. 또한 의료보험으로 인해 소비자가 가격에 둔감해지면서 의료공급자의 서비스 제공에 대해 견제하는 기능이 약해져 의료시장에서 높은 가격 형성을 유발하기도 한다. 도덕적 해이에 따른 이와 같은 비효율성은 공적의료보험과 민영의료보험을 불문하고 발생한다.

소비자 이외에 공급자 또는 소비자의 대리인에 의해 의료비의 부적절한 지출이 일어나기도 한다. 의료 서비스 시장에는 의사와 환자 사이에 진료에 관한 정보 비대칭(Information Asymmetry)이 존재한다. 환자는 질병에 대한 정확한 정보를 가지고 있지 않아 대부분 의사의 진단 정보에 의존하게 되며, 그 영향력은 환자의 의료 서비스 선택에 거의 절대적인 영향을 끼친다. 이와 같이 의료공급자의 비대칭적인 지식과 정보, 그리고 이에 입각한 서비스 제공은 의료시장이 공급자시장(Seller's Market)이 되게 하는 중요한 원인이다. 의료 서비스의 양과 질이 소비자의 선택보다 경제적 인센티브에 따른 의사의 선택에 의해 결정된다. 이른바 공급자 유인수요(Supply Induced Demand)는 환자가 진료에 필요한 의료 서비스의 양과 질을 초과하여 의료 서비스를 실행하므로 의료비용을 상승시키는 원인이 되고 있다.

WORKSHOP

제3자 지불제도에서 도덕적 해이(Moral hazard)를 차단하는 방법은?

2
CHAPTER

국민건강보험과 의료비

01

건강보험과 제약산업과의 관계

제약산업은 고부가가치를 창출하는 미래 성장산업임과 동시에 국가보건의료체계의 지속성 확보를 위해 정부의 각종 규제가 작용하는 산업으로 제약산업에 대한 가치 판단 기준에 따라 방향이 결정된다. 특히 우리나라의 제약산업은 보험재정 안정과 제네릭의약품 사용 유도 등 보건의료정책과 신약개발 및 성장 환경 제공이라는 산업정책의 이해관계가 자주 충돌하는 분야다. 우리나라의 경우 의약품에 관련하여 선진국에 비해 상대적으로 강력한 사회적 규제가 작동하고, 제약산업을 공공재로 인식하는 경향이 강하다. 산업 전반에 대하여 약사법을 비롯한 각종 보건의료 관련 법률과 하위법령, 고시가 적용되며, 특히 의약품 가격을 건강보험 상에 등재하여 통제하는 가격 규제는 매우 중요한 규제 수단으로 작용한다. 약가를 이용한 가격 규제는 사회적 비용과 건강보험 재정 절감이라는 효과를 기대할 수 있지만, 제약회사 입장에서는 이윤 축소 및 신제품 개발 등의 기업활동을 위축시키는 한편, 의약품의 사용량 증가와 고가약제 처방 비중을 증가시키는 처방 행태에도 영향을 미치는 것이다.

제약산업은 의약품 선택권이 최종 소비자인 환자의 선택권이 제한된다. 즉, 1차 고객이 최종 소비자인 환자가 아닌 의사이다. 환자의 질환 특성에 맞게 의사가 처방을 선택하고, 약사에게 조제되어 환자에게 전달하는 구조이다. 더구나 처방하는 의사의 의약품 선택에 있어서도 자유롭지만은 않다. 처방 의사가 속한 병원의 의약품 약제위원회(Drug committee) 기준에 따라 처방이 제한될 수 있다. 미국의 경우 보험회사인 HMO (Health Management Organization) 혹은 이들이 약제관리만 외부에 위탁하는 약제관리 위탁회사인 PBM (Pharmacy Benefit Manager)의 철저한 관리에 의해 약제 선택권이 제한되기도 한다. 또 다른 특수성은 최종 소비자인 환자가 구매에 대한 지불을 전적으로 지불하는 것이 아니라, 환자가 일부 지불하고 나머지는 국가 혹은 보험회사가 지불하는 구조로 환자는 자신이 구매한 의약품의 가치에 대한 민감성이 떨어진다. 즉, 보험약가가 정해진 가운데 제약회사 입장에서는 이윤을 극대화하기 위해 제품 판매를 촉진하는 데에 노력을 기울일 수밖에 없고, 선택권을 가진 의사 또는 의료기관을 중심으로 마케팅 활동이 이루어지면서 음성적인 리베이트 구조화라는 부작용을 일으켜 사회적 문제가 되기도 한다. 이렇게 과다 지출된 비용은 높은 약가와 낭비적 사용, 과당경쟁이라는 악순환으로 되풀이되면서 국내 제약산업의 경쟁력을 하락시킨다.

오리지널 의약품이 특허 만료된 후 제네릭의약품은 적개는 10개 이내, 많은 경우는 수십 개의 제품이 시장에 출시되어 과당경쟁으로 인한 비용 증가와 품질 저하 현상이 나타나고 있기 때문에 제네릭의 허가를 대폭 강화하여 합리적 가격에 고품질 제네릭의약품을 이용하도록 사후관리를 통한 지속적인 품질 개선을 해야 한다. 따라서, 제약업계에서는 기존의 제네릭만으로 성장이 어렵기 때문에, 제네릭 약가정책 제도 변화에 대비해 기존의 제네릭에 대한 품질 관리를 강화하는 동시에 제네릭보다 정책 제도적으로 우대받을 수 있는 개량신약과 신약개발에 더욱 매진해야 할 것이다. 건강보험 지출의 증가는 보험료 증가와 국고지원의 증가 등 국민부담률의 증가를 수반한다는 점에서 건강보험 수입의 확충을 위한 방안들 이전에 건강보험 지출 효율화를 위한 제도 개선이 선행될 필요가 있고, 이와 더불어 건강보험 피부양자 제도의 개선, 건강보험 재정통계 공개 확대 등 건강보험 관리운영체계를 개선할 필요가 있다.

02 약제비 비중

정부는 보장성 강화 정책 등과 병행해서 약제비 지출 효율화를 고민하고 있지만, 급여 의약품비는 꾸준히 증가하고 있는 것으로 나타났다.

건강보험심사평가원이 최근 발간한 '2022년 급여의약품 청구 현황'에 따르면, 2021년 건강보험 진료비 청구액 중 약품비는 22조 8,968억원으로 전체 청구액 중 23.34%를 차지했다. 전체 건강보험 진료비 청구액에서 차지하는 비중은 2017년 25.09%에서 지속적으로 감소하였으며 2018년 이후에는 24% 이하로 유지하고 있다. 2020년 24.54% 로 다소 상승하였으나 2022년 23.34%로 감소하였다. 하지만 약품비 자체는 2015년 14조 1,000억 원에서 해마다 2016년 15조 4,300억 원까지 꾸준히 상승하여 2021년에는 약 21조 2,097억 원, 2022년에는 약 22조 8,968억 원을 기록하며 20조 원을 초과했다.

정부는 약제비 지출 효율화를 위해 계단식 약가 인하 기준을 변경해야 한다는 등 다양한 대안을 고민하고 있는 상황이다. 실제로 약제비 지출 효율화 혹은 의료 질 향상의 일환으로 영국, 미국, 호주 등의 국가에서 의약품 적정관리를 목적으로 질과 비용을 고려한 의약품 처방 인센티브를 지급하고 있다.

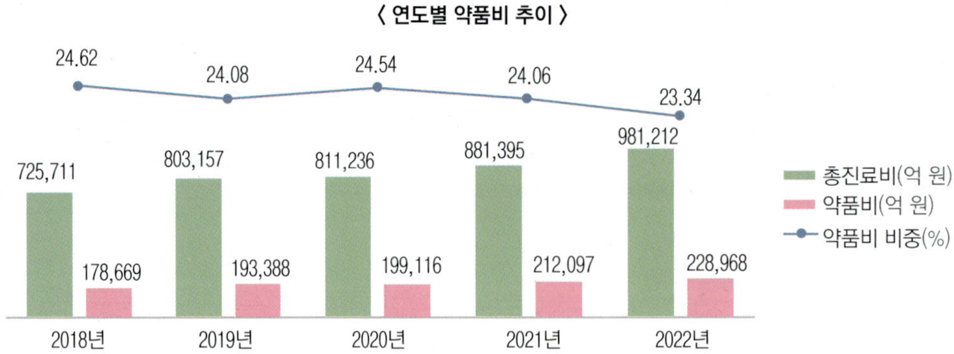

※ 행위별 수가 기준(요양병원정액수가, 포괄수가 등 제외)이며, 약품비는 해당 연도 심사결정분을 기준으로 보정한 약품비로 실제 청구된 약품비와 차이가 있을 수 있음.

그림 2.1. 연도별 약품비 비중
(출처: 건강보험심사평가원, 2022)

표 2.1. **원내 처방 약품비와 약국 조제 약품비** (출처: 손에 잡히는 의료 심사·평가 길잡이 2021)

■ **원내 처방 약품비** (단위: 만건, 억원, 건, 원, 원)

구분	명세서건수	청구금액	환자당 명세서건수	환자당 청구금액	건당 청구금액
2017년	20.492	47,761	5.7	133,550	23,307
2018년	21.295	54,735	5.9	151,026	25,703
2019년	21.363	59,007	5.9	162,236	27,622
2020년	19,045	61,717	5.7	183,397	32,406
2021년	18,254	65,350	5.6	200,301	35,800

■ **약국 조제 약품비** (단위: 만건, 억원, 건, 원, 원)

구분	처방전건수	청구금액	환자당 처방전건수	환자당 청구금액	건당 청구금액
2017년	50,511	114,419	11.1	252,419	22,652
2018년	51,278	124,029	11.2	271,668	24,188
2019년	51,580	134,204	11.3	292,858	26,019
2020년	43,849	138,368	9.9	312,450	31,555
2021년	42,241	147,744	9.6	336,631	34,977

약제비 지출을 더욱 합리화하여 치료효과와 비용효과성이 입증된 우수한 약제를 선별적으로 등재하여 건강보험 재정을 효율적으로 관리해야 한다. 특히, 적절한 치료법이 없는 질환의 치료제가 개발되면서 환자 단체나 의료계의 급여 및 급여 확대된 희귀의약품, 항암제 등 약제비 청구금액 증가율이 높은 고가약제에 대한 체계적인 관리가 필요하다. 고가 항암제 및 희귀질환치료제 등의 약품비가 급격히 증가하고 있다.

건강보험정책심의위원회에 보고된 기준인 1인당 연간 소요금액이 3억 원 이상인 약제를 고가약제로 정의할 경우 2022년 14개 품목이 있으며, 이들 청구금액은 1,793억 원으로 전체 약제비의 0.8%

를 차지했다. 또 1인당 연간 1억 원 이상 소요 의약품으로 범위를 넓히면 총 37개 품목으로 청구금액이 3,480억 원으로 집계됐다. 이는 환자 1인당 4.2억 원이 소요되었다.

우리나라의 약제비 비중이 지속적으로 증가하는 원인은 급격한 고령화와 만성 질환이 많아지면서 의약품 사용량이 증가하고 항암제와 희귀의약품 등의 고가 신약이 약제비 지출에 미치는 영향이 높아졌기 때문이다. 뿐만 아니라, 제네릭의약품의 사용률은 높지만, 제네릭의약품과 특허 만료 오리지널 제품과의 가격 차이가 미약하거나 동일 가격이라 이에 따른 약제비 지출의 효율성이 적은 것도 이유 중 하나이다. 이외에도 신약과 오리지널 제품이 특허가 만료되어 시장에서의 점유율이 공고히 유지되고 있으며, 대체 가능한 의약품 중에서 제품 간 약가 경쟁이 미흡하고 기존 시장에서 시간 변화에 따르는 가격 인하 현상이 약한 편이기 때문이다. 제네릭의약품과 특허만료 의약품, 신약에 대한 약제비 지출 구조를 살펴봤을 때 우리나라는 OECD와 A8 국가에 비해 신약보다 제네릭의약품에 더 많은 지출을 하고 있기 때문이다.

향후 고령화가 더 진행될수록 약제비 증가는 더욱 커질 것으로 예상되며 건강보험의 지속가능성을 담보하려면 약제비 지출을 효율화하고 낭비적 요인을 최소화해야 하며, 이를 위해 제네릭 대체조제 활성화와 특허만료 의약품에 대한 규제 강화, 의사 처방 패턴 개선 등이 필요할 것이다. 또한, 우리나라의 제네릭의약품은 향후 주요 외국에서 시행하고 있는 저가의 제네릭 사용 촉진 정책이 실제 효과를 발휘할 수 있도록 국가별 오리지널과 제네릭의약품의 사용 추이, 의약품 가격과 조달 정책의 특성 반영, 각국 정부들은 의약품 소비에 지출하는 비용을 참조가격제 등으로 약제비 관리하는 것이 필요하다고 보인다. 고가 항암제와 희귀질환치료제 등의 약품비 지출이 급증하고 있기 때문에 안전성과 치료 효과, 비용 효과성을 입증한 우수한 약제에 대해서만 건강보험을 적용하는 등 고가 약제에 대한 급여의약품 재평가를 통해 급여 체계를 관리할 필요가 있다. 이에 정부는 고가약제 등재 시 위험분담제(RSA)를 활용해 재정위험을 분담하고, 사용량이 급증한 약제에 대해서는 사용량-약가 연동제도를 통해 약가를 인하하는 등 다양한 방법으로 약제비 증가를 최소화하고 있다.

WORKSHOP

- 국민 의료비 대비 약품비 비중이 높은 이유는?
- 미국이 약품비의 비율이 높은 가장 큰 이유는?
- 우리나라 향후 약제비 비중이 높아질까? 낮아질까? 그 이유는?
- 글로벌회사 특허만료 제품이 한국에서 어떻게 시장 점유율을 높일까?
- 제2의 다라프림(Daraprim) 사태를 방지할 대책은?
- 우리나라의 건강보험 보장율은? 높아지면 어떤 문제가 발생하나?

ISSUE!

제약회사의 탐욕, '다라프림(Daraprim)' 사례

2016년 9월, 마틴 슈크렐리는 튜링제약(Turing Pharmaceuticals)을 설립하고 에이즈, 말라리아 등 전염병 치료제인 '다라프림(Daraprim)'의 특허권을 사들였다.

피리메타민이 핵심 성분인 '다라프림'은 세계보건기구(WHO)의 기본 의약품 목록에 올라 있을 정도로 널리 사용되는 항생제로 임신 여성, 에이즈 바이러스(HIV), 말라리아 환자와 같이 면역력이 떨어진 사람들의 기생충 감염을 막는 약으로 사용됐다. 튜링제약이 등장하면서 환자들은 이전처럼 약품을 값싸게 구매할 수 없었다. 슈크렐리가 자신이 설립한 튜링제약을 통해 '다라프림' 가격을 크게 올렸기 때문이다. 이전에 한 알에 13.5달러(약 1만5천 원)하던 가격을 특허권 구입과 함께 50배가 넘는 750달러(약 87만 원)로 올렸다. 정부의 제재로 약품 병원 공급가격을 50% 인하했지만 환자들은 큰 고통을 겪어야 했다.

큰 폭의 인상으로 환자의 약 값 부담이 천정부지로 치솟자 제약 업계 등에서 비난이 이어졌다. 제약산업의 주요 로비 단체인 미국 제약협회(PhRMA)는 튜링제약은 제약협회의 회원기업이 아니며 최근 튜링제약의 가격 인상을 포용할 수 없다고 밝혔다. 이런 상황에서 2016년 호주 고등학생들은 독점적 지위를 이용한 튜링의 부당한 행위를 고발하겠다며 시드니 대학이 주도하는 말라리아 연구의 한 부분으로 참여하여 '다라프림'을 비교도 안 되는 저렴한 가격으로 생산하는데 성공했다. 17세에 불과한 이 소년들은 심지어 치료제의 성분 제조법을 인터넷에 공개하기도 했다. 2016년 포브스에 따르면 호주 사립 고등학교 시드니그래머스쿨 학생들은 시드니대학 교수진들의 감독하에 에이즈와 말라리아 치료제로 60년간 널리 사용된 '다라프림'의 주요 성분을 학교 실험실에서 성공적으로 배합해냈다. 학생들은 클로로페닐 아세토니트릴 17 g을 이용해 '다라프림'의 유효성분인 피리메타인 3.7 g를 불과 20달러에 생산했다.

그러나 슈크렐리가 미국에서 '다라프림' 독점판매권을 지니고 있어 학생들이 미국에서 약품을 판매하려면 복잡한 법적 절차를 거쳐야 한다. 학생들의 발견은 '다라프림'의 대폭 인상에도 불구하고 여전히 가격이 낮게 책정돼 있다고 한 슈크렐리의 주장을 무력화했다. 또한 연구개발에 소홀한 튜링제약과 같은 제약회사가 R&D에 엄청난 비용을 들이는 다른 기업과 동일한 보호를 받는, 미국 제약 산업의 기형적 구조를 보여주기도 했다. '다라프림'의 가격이 17.5달러에서 750달러로 급증해 미국 사회에 큰 이슈로 작용하여 미국 FDA는 기생충 감염으로 인한 질환 치료에 사용하는 '다라프림(Daraprim)'의 퍼스트제네릭을 2020년 3월에 승인했다.

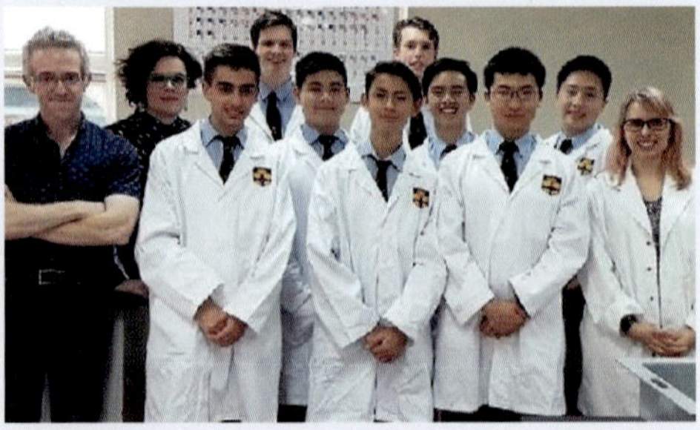

그림 2.2. 항생제 '다라프림'을 개발한 호주 학생들
출처: 시드니대학

03 인구 고령화에 따른 의료비 증가

1) 노인진료비 증가

우리나라는 세계에서 가장 급격한 인구구조의 고령화로 노인인구 비율이 지속적으로 증가하고 있다. 2018년 우리나라 65세 이상 노인인구가 전체 인구의 14.3%를 차지하여 고령사회(Aged Society)에 진입했고 2020년에 15.7%, 2030년에는 25%, 2050년에는 약 40%에 도달할 것으로 예측했다.

표 2.2. 우리나라 미래 인구 수

(단위: 천명, %)

연도	2020년		2030년		2040년		2050년	
	인구수	비율	인구수	비율	인구수	비율	인구수	비율
계	51,780	100.0	51,927	100.0	50,855	100.0	47,744	100.3
15세 미만	6,297	12.2	5,000	9.6	4,982	9.8	4,250	8.9
15세-64세	37,358	72.1	33,947	65.4	28,649	56.3	24,487	51.3
65세 이상	8,125	15.7	12,980	25.0	17,224	33,9	19,007	39.8

출처: 국가통계포털(KOSIS), 장래인구추계

인구 고령화는 노인성 질환 진료 증가 등으로 인해 노인진료비가 급격히 증가하고 있다. 2021년 건강보험공단통계자료에 의하면 건강보험 진료비가 93조 원에 육박한 것으로 나타났다. 특히 65세 이상 노인 진료비는 전년보다 2.9% 증가하며 전체 진료비의 43.4%를 차지했다. 2021년에도 2020년과 비슷하게 COVID-19 영향으로 병원 이용률이 소폭 줄었으며, 중증질환은 병원 이용이나 진료가 유지되었지만, 경증질환의 이용률은 많이 줄어들었다. 다만 65세 이상 고령층의 진료비는 41조 원을 넘어서며 또다시 최대치를 기록했다.

전체 진료비 가운데 65세 이상이 차지하는 비중 역시 2019년 40.5%를 기록하며 처음 40% 선을 넘은 이후 2020년 42.1%(진료비: 86조 8천 399억 원), 2022년 42.0%(진료비: 102조 9천 770억 원) 으로 해마다 증가하고 있어 중요한 사회문제가 되고 있다. 노인인구의 증가에 따라 정부는 건강한 노년의 삶을 지원하기 위해 진료비에 대한 보장성 강화를 지속적으로 추진하고 있다. 앞으로 노인진료비가 더욱 증가할 것은 자명하고, 노인진료비의 적정한 관리를 위해서는 현황에 대한 정확한 인식이 필요하다. 2022년 건강보험심사평가원의 65세 이상 노인진료비 및 약품비 현황을 보면 다음과 같다.

표 2.3. 65세이상 노인인구 진료비 비중 현황

(단위: 억원, %)

구분	총 진료비(A)	노인인구 진료비(B)	비중 (B/A*100)	총 약품 청구금액(C)	노인인구 약품 청구금액(D)	비중 (D/C*100)
2018년	779,491	311,173	39.9	178,764	73,027	40.9
2019년	857,938	347,251	40.5	193,211	80,706	41.8
2020년	868,339	365,320	42.1	200,085	88,683	44.3
2021년	934,984	396,491	42.4	213,094	96,955	45.5
2022년	1,029,770	432,348	42.0	230,481	105,058	45.6

※진료비는 연도별 요양급여비용

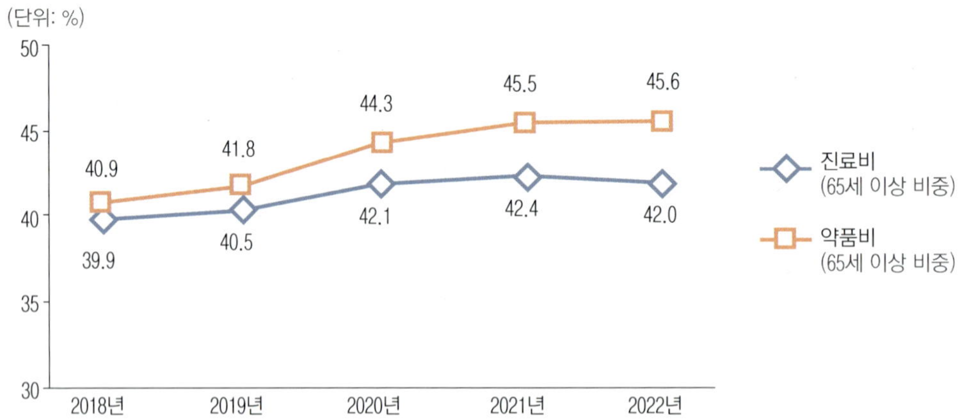

그림 2.3. 연도별 65세 이상 인구의 건강보험 진료비와 약품비 비중

노인의료비 증가에 대한 해결책으로 첫째, 노인의료비 증가율이 높은 상급종합병원 즉 2차 진료기관에 대한 이용 제한책을 모색해야 한다. 구체적으로는 당뇨나 혈압과 같은 만성질환과 같은 지속적인 관리가 필요한 부분에 대한 1차 진료기관인 동네 병원을 활용한 방안들이 강화해야 할 것이다. 커뮤니티 케어 정책을 활용하여 동네 주치의나 예방과 관련된 활동들이 지원해야 한다. 최

근 이슈가 되고 있는 원격의료도 지역사회단위의 지원체계로 맞물려, 노인환자가 심각하지 않은 만성질환의 경우 2차, 3차 진료기관으로 가지 않아도 되는 환경을 마련해야 한다

2) 고령사회 진입으로 장기요양보험 규모 급증

노인장기요양보험통계연보(2022년) 자료에 의하면 노인인구 증가와 더불어 노인장기요양보험 신청자, 인정자 모두 가파르게 상승하고 있다. 특히 급여비가 큰 폭으로 상승하고 있어 건강보험공단의 재정에 심각한 문제로 대두되고 있다.

2022년 12월 말 기준 의료보장 인구 중 65세 이상 노인은 938만 명으로 전년 대비 5% 증가했고, 신청자는 5.3% 증가한 138만 명, 인정자는 6.9% 증가한 102만 명으로 나타났다. 노인인구보다 신청자 및 인정자 증가율이 더 높아졌으며, 노인인구 대비 인정률은 2018년 80.7%에서 2022년 87.8%로 지속적으로 증가하고 있다.

표 2.4. 장기요양보험인정 신청 및 인정현황(2018-2022)

(단위: 명, %)

구 분	2018년	2019년	2020년	2021년	2022년	증감률 (전년대비)
65세이상 노인인구	7,611,770	8,003,418	8,480,208	8,912,785	**9,377,049**	5.2
신청자	1,009,209	1,113,093	1,183,434	1,281,244	**1,348,961**	5.3
등급판정자	831,512	929,003	1,007,423	1,097,462	**1,160,850**	5.8
인정자	670,810	772,206	857,984	953,511	**1,019,130**	6.9
판정대비 인정률	80.7	83.1	85.2	86.9	**87.8**	-

주 1) 노인인구는 건강보험 및 의료급여 포함(사망자 제외)
2) 신청자는 2008년 4월부터 2022년 12월말까지의 기준이이며, 연도말 자격유지자 기준(사망자 제외)
3) 등급판정자는 시군구단위로 설치된 장기요양등급판정위원회에서 등급판정기준에 따라 등급자와 등급외자로 판정된 자(기각,각하 제외, 사망, 중복제외)
4) 인정자는 등급판정자 중 등급내(1등급~5등급, 인지지원등급) 판정을 받은 자

(출처:2022년 노인장기요양보험통계연보)

2022년 장기요양보험 총 연간 급여비(본인일부부담금+공단부담금)는 12조 5,742억 원으로 전년 대비 13.1% 증가했고, 공단부담금은 11조 4,442억 원으로 공단부담률은 91.0%로 전년 대비 0.2% 증가했다. 연간 급여이용 수급자는 약 100만 명으로 전년 대비 11.2% 증가했다. 급여이용 수급자 1인당 월평균 급여비는 136만 원으로 전년 대비 2.6%, 급여이용 수급자 1인당 월평균 공단부담금은 123만 원으로 전년 대비 2.8% 증가했다.

표 2.5. 장기요양보험급여비실적(2018-2022년)

구 분		2018년	2019년	2020년	2021년	2022년	증감률(%)(전년대비)
급여이용수급자(명)		648,792	732,181	807,067	899,113	999,451	**11.2**
급여제공일수(만 일)		13,593	15,434	17,333	19,224	21,578	**12.2**
장기요양급여비용(억 원)		70,670	85,653	98,248	111,146	125,742	**13.1**
공단부담금(억 원)		62,992	77,363	88,827	100,957	114,442	**13.4**
공단부담률(%)		89.1	90.3	90.4	90.8	91.0	**-**
급여이용수급자 1인당 월평균	급여비(원)	1,208,942	1,284,256	1,315,195	1,322,679	1,356,473	**2.6**
	공단부담금(원)	1,077,291	1,159,922	1,189,071	1,201,390	1,234,554	**2.8**

주 1) 공단부담률 = (공단부담금/급여비)*100
2) 급여이용 수급자 : 해당년도 1월부터 12월 말 까지 장기요양급여 지급자 수(사망자 등 포함)
3) 급여이용수급자 1인당 월평균 급여비(공단부담금) = (월간 급여비(공단부담금)/월간 급여이용수급자 수)의 평균
4) 급여제공일수는 급여종별로 동일한 날에 서비스를 제공받을 경우 하루로 산정하며, 동일한 날에 재가급여와 시설급여를 제공받았을 경우에는 각각 산입

(출처:2022년 노인장기요양보험통계연보)

2022년 공단부담금 11조 4,442억 원 중 재가급여는 7조 997억 원으로 전체 대비 점유율 62.0%, 시설급여는 4조 3,465억 원으로 38.0%를 차지했다. 세부 유형별로는 방문요양이 67.8%, 주야간보호가 25.1%, 방문간호가 0.5%를 차지했다.

WORKSHOP

- 노인환자 대상으로 주치의 제도를 도입한다면 장점, 단점은?
- 노인 외래정액 계단식 정률 본인부담제도가 건강보험제정에 미치는 영향은?
- 장기요양보험신청, 인정 절차는?

ISSUE!

노인 의료비 증가하고 상급병원 쏠림 현상 심화, 주치의 제도 도입 필요한 이유

첫째, 노인 인구의 증가와 더불어 노인 의료비의 증가가 지속되고 있다. 지난 2019년 우리나라의 65세 이상 노인 인구는 전체의 15%와 800만 명을 넘어섰다. 2000년에 비해 비율과 숫자 면에서 두 배 이상 증가한 숫자다. 20년 후에는 이 숫자에서 다시 두 배 이상 증가한다. 2018년 노인 1인당 연평균 진료비는 457만 원으로 전체 1인당 평균 진료비인 153만 원 보다 3배 많았다. 2009년에 우리나라의 의료비 지출은 GDP 대비 6.1%였으나 지속적으로 증가해 2018년에는 8.1%를 차지했다. OECD 평균이 매년 8.8%로 비교적 일정하게 유지돼 온 것에 비하면 증가세가 가파르다. 우리나라 환자의 연간 외래 방문 횟수와 인구당 병상 수는 OECD 최고 수준이다. 지금까지 제시한 숫자를 보면 우리나라 국민들의 의료비 부담이 크고 현재와 같은 상태로는 지속 가능하지 않다는 것을 쉽게 알 수 있다. 앞으로 10년도 버티기 어렵다.

둘째, 문재인케어로 상급병원 쏠림 현상이 심해졌다. 문재인케어는 건강보험 보장률을 높이기 위해서 추진됐다. 그 방법으로 필수 의료 부문에서 비급여의 급여화가 추진됐다. 3년간에 걸쳐 초음파검사, MRI 검사를 포함해 특진비, 상급병실료, 간병비 등의 급여화가 단계적으로 진행됐다. 그 결과 상급종합병원의 진료비가 많이 저렴해진 대신 의료전달체계 작동은 여전히 미미해 상급종합병원으로 환자 쏠림 현상이 일어났다. 개인 의원과 중소병원의 진료비 점유율은 떨어졌으며 비급여 진료비도 줄어들지 않았다. 이와 동시에 전공의법 개정과 내과와 외과의 전공의 수련기간 단축 등도 진행돼 상급종합병원은 의료인력난을 겪게 되어 입원 전담전문의제를 도입하고 있으나 아직 역부족이며 응급의료센터의 인력난도 가중되고 있다. 경증 환자를 동네의원으로 돌려보내는 일이 시급해졌다.

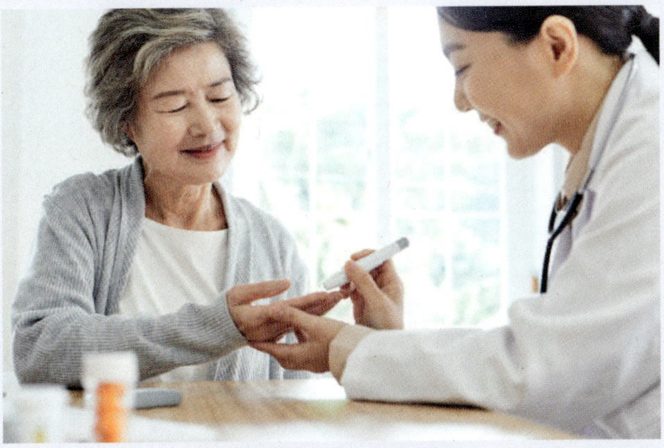

(이미지 출처 : 게티이미지뱅크)

04

성분명 처방

성분명 처방의 장점으로는 소비자의 의료 접근성 강화, 소비자의 약에 대한 선택권 강화, 약국의 의약품 재고 감소, 건강보험 재정보험 부담 경감 등이 있다. 이론적으로는 성분명 처방전 제도로 인해 대체약품을 이용할 수 있기 때문에 소비자는 집 근처의 약국에서도 약을 조제 받아 복용할 수 있는 것이다. 약국은 적은 종류의 의약품을 구비하고도 약을 조제할 수 있어 의약품 재고를 줄일 수 있다. 또한 약국 조제 시 약사가 환자에게 제품명이나 가격 정보 등을 알려 소비자의 알권리가 충족될 가능성이 높아질 뿐만 아니라 정부의 건강보험 재정보험 부담도 줄어드는 효과도 있다. 고질적인 의약품 리베이트 병폐도 없거나, 확연하게 줄어들 것이다. 성분명 처방 제도는 제약사에게도 유리한 점도 있다. 약품 선택권이 의사에서 의사와 약사, 환자로 분산되기 때문에 일부 남아있던 리베이트 관행이 점진적으로 축소될 것으로 보이기 때문이다. 지금까지 의사와 환자의 관계는 수동적이지만, 성분명 처방으로 인해 약사와 환자의 관계는 능동적인 면으로 바뀌면서 아마 약품에 대한 선택권, 약에 대한 정보와 가격을 알게 되면서 알권리와 약제의 선택권이 확보될 것이다. 하지만 의사협회는 다양한 문제점을 제기하고 있다.

1) 약제 생동성 실험의 부실 문제

약제 생동성(생물학적 동등성) 실험을 하는 과정은 19~50세의 성인에게 오리지널 의약품과 제네릭의약품을 1주 간격으로 번갈아 투여한 후 혈액 검사를 했을 때, 약의 혈중농도가 최고일 때의 값(Cmax)과 총 혈중 약물농도, 즉 AUC (area under the concentration- time curve)를 비교했을 때, 제네릭 약물의 Cmax와 AUC가 오리지널 약물의 80~120% 범위에 들면 시험을 통과시키는 것이다. 제네릭 제품의 생동성 실험은 대부분 위탁업체에 위탁하여 시행하였는데, 위탁업체들은 제약회사에게 비용을 받고 시행해주므로 쉽게 해주는 구조를 갖출 수밖에 없고, 많은 약을 실험하기 위해서는 그 실험 과정에서 부실함이 따를 것은 짐작할 수 있는 현실이다.

2) 약품 교체 사용의 문제점

제네릭 제품의 생동성 실험이 잘 되었다고 가정해도 그 약효는 어느 정도의 차이가 있게 된다. 생동성 실험은 대조약의 80~120% 범위에 있으면 되기 때문이다. 예를 들어 같은 용량의 같은 성분의 약이라도 환자가 A제약회사 약을 먹다가(약효 80%) B제약회사 약으로(약효 120%) 바꾸어 먹을 때 실제 그 효과는 1.5배로 증가되는 현상이 생기며, 그 반대의 경우는 약의 효과 0.67배로 감소되는 현상이 생긴다. 특히 와파린 또는 디곡신과 같이 치료농도 범위가 적은 약물은 환자에게 치명적인 일이 생길 수도 있으며, 당뇨약도 그대로 처방했는데, 복용약이 바뀌면서 혈당이 올라가거나, 저혈당에 빠지는 일이 생기는 등 혼란이 야기될 것이다.

3) 환자들의 권리 문제

환자들은 가격이 약간 비싸더라도 선호하는 제약회사의 약을 원할 수가 있다. 그러나 성분명 처방 제도가 시행되면 약국은 그 약국에 준비되어 있는 약으로 조제하게 되므로 환자들의 권리가 침해되는 결과가 생긴다. 시범사업에서는 약국에서 약사가 환자에게 여러 약을 이야기해주고 선택한 것으로 조제해 준다고 하지만, 성분명 처방제가 확대 실시될 경우 이는 불가능한 일이 될 것이며, 약국에 준비되어 있는 약으로 조제할 것은 자명한 일이다.

4) 의사들의 진료의 어려움

현재 의사들은 환자를 진찰한 후 환자의 체질과 병의 상태 또는 경제적 상황까지 고려하여 약을 선택하여 처방해주고 있다. 환자에게 오리지널약과 제네릭 의약품 중 어떤 것을 선택하는 것도 환자의 상태와 약품의 특성 등을 고려한 후 의사의 결정이 필요한 것이다. 또한 현 제도에서는 의사가 처방 후 환자가 어떤 약을 복용했는지 알 수 있지만, 성분명 처방제가 시행되면, 환자가 어떤 제약회사의 어떤 약을 복용했는지 알 수가 없게 된다. 이에 따라 환자가 약을 복용한 후 증세나 소견의 호전이 없을 때 의사는 약효가 떨어지는 약이 조제되어서인지 다른 이유 때문인지 등에 대해 고민을 하게 되며, 환자의 다음 처방에 대해 혼란스러워지고, 결국 환자에게 피해가 돌아가게 될 것이다.

5) 약화사고의 책임 문제

의사는 환자를 진찰하고, 그 결과 의학적 판단에 의해 처방을 하며, 그 처방에 대해 책임을 진다. 그런데 성분명 처방제 이후 환자에게 약화사고가 발생할 때 그 책임이 누구에게 있는지 모호해진다. 결국 의사는 약을 처방하고도 어떤 약을 투약할지 걱정하게 되며, 약화사고에 대해 책임지기 힘든 상황까지 생기게 되며, 이때 의사와 환자 모두가 피해를 볼 수 있다.

6) 건강보험의 약제비 절감 효과

보건복지부는 성분명 처방제도 시행의 가장 큰 장점으로 약제비 절감을 생각하는 것 같다. 그러나 과연 약제비 절감이 될지도 알 수 없는 일이다. 약사들도 환자나 주변 의사들의 인기를 얻기 위해 비싼 오리지널약 중심으로 준비하여 약을 조제해 줄 수도 있고, 의사들은 약사들이 아무런 약을 선택해서 조제해주는 것이 환자에게 안 좋을 수 있다고 생각하여, 제네릭 의약품이 아직 나오지 않은 최신의 비싼 오리지널약 중심으로 처방이 옮겨갈 수 있으며 그렇게 된다면 약제비는 더욱 증가할 수도 있게 된다. 또 다른 측면으로 정부는 현재 보험약가가 저렴한 약으로 조제하는 약국에게 인센티브로 돈을 주고 있는데, 성분명 처방제 이후에도 이 제도를 끌고 가서 저렴한 약으로의 조제를 유도할 것이다. 그 결과 효과가 부족한 제네릭 의약품이 환자에게 투여된다면 치료가 지연되거나 실패되는 결과도 발생할 수 있고, 이 때문에 의료비 추가 지출이 발생할 수 있다는 것도 생각할 부분이다.

7) 약국의 불편과 재고문제

성분명 처방제를 시행하려는 목적 중 다른 한 가지가 약국에서 같은 성분의 약을 여러 가지 준비해야 하는 불편함과 약품의 재고가 증가하는 것을 해소해 주기 위함에 있다. 그러나 현재 의약분업이 정착되면서 약국들은 그 동네의 병의원에서 처방하는 약의 이름을 대부분 파악하고 있어서 약품 준비에 큰 어려움은 없는 상태이며, 현재 대부분의 환자들은 진료받은 병의원과 가까운 약국을 이용하고 있으므로 환자의 불편도 없는 것이 현실이다. 또한 환자가 먼 곳에 있는 약국에 가서 조제하더라도 현재 규정상 의사에게 알린 후 대체조제가 가능하도록 되어 있다. 즉 약국은 가까운 병의원에서 주로 처방하는 약품과 널리 처방되는 약품만 준비해도 되는 것이며, 모든 약품을 준비하고 있어야 하는 것은 아니므로 상기 주장은 설득력이 별로 없다고 할 수 있다. 그리고 약국의 약품 재고를 줄이는 것은 제약회사에서 약을 포장할 때 작은 양의 포장 단위를 생산하거나, 유통 방법을 개선시키는 등의 여러 방법을 연구, 시행하여 해결해야 한다.

WORKSHOP

- 성분명 처방의 근본적인 목적은?
- 성분명 처방이 잘 실시되지 못하는 원인은?
- 의사단체에서 성분명 처방을 반대하는 이유는?

05

복합제 사용

대부분의 고혈압 환자는 혈압 조절을 위해 한 가지 이상의 고혈압 약을 처방받는데, 고혈압 전체 치료환자의 60%가 두 종류 이상의 고혈압 약을 복용하고 있는 것으로 나타났다. 또 세 종류 이상의 고혈압 약을 복용하는 환자도 16.3%에 달한다. 연구 결과에 따르면, 고혈압약제의 경우 여러 개별 약제를 병용하는 것보다 복합제 복용 시 환자의 복약순응도가 36%나 개선됐다. 복약순응도 개선 때는 고혈압환자의 사망 위험도 29% 감소했다. 이 같은 상황을 감안해 의료진도 단일제제 여러 개를 처방하기보다 두 종류 이상의 성분을 한 제제에 담은 복합제 처방을 확대하고 있다. 고혈압 치료에 있어서 복합제의 장점은 높은 복약 순응도에 있다. 복합제는 여러 성분을 하나의 제형에 담고 있기 때문에 약물 개수를 줄여 환자 만족도가 높고, 가격 면에서도 단일제 여러 개를 복용하는 것보다 저렴하다. 복합제를 복용하는 것은 단일제를 여러 개 복용하는 것보다 순응도와 비용효과 측면 모두에서 환자 만족도가 높기 때문에 혈압조절률도 높아진다. 이런 흐름에 맞춰 최근 5년간 고혈압 복합제 개발이 활발히 이뤄지고 있다. 고혈압 치료제 시장 내 복합제의 점유율도 50%를 넘어섰다. 특히, 고혈압과 이상지질혈증을 동반한 고혈압 환자 수도 증가하면서 안지오텐신Ⅱ 수용체 차단제(ARB)+칼슘채널차단제(CCB)+스타틴(Statin) 조합의 약물 시장 규모가 성장하고 있다.

Korea Hypertension Fact Sheet 2022 자료에 의하면, 고혈압환자의 39.4%만 단독 치료하고, 그 외에는 고혈압치료제와 이상지질혈증치료제를 병용투여 받거나, 혹은 고혈압치료제+이상지질혈증치료제+당뇨병치료제를 처방받는 것으로 조사됐다. 즉, 고혈압환자의 약 60%는 2제, 3제 요법으로 치료받고 있다.

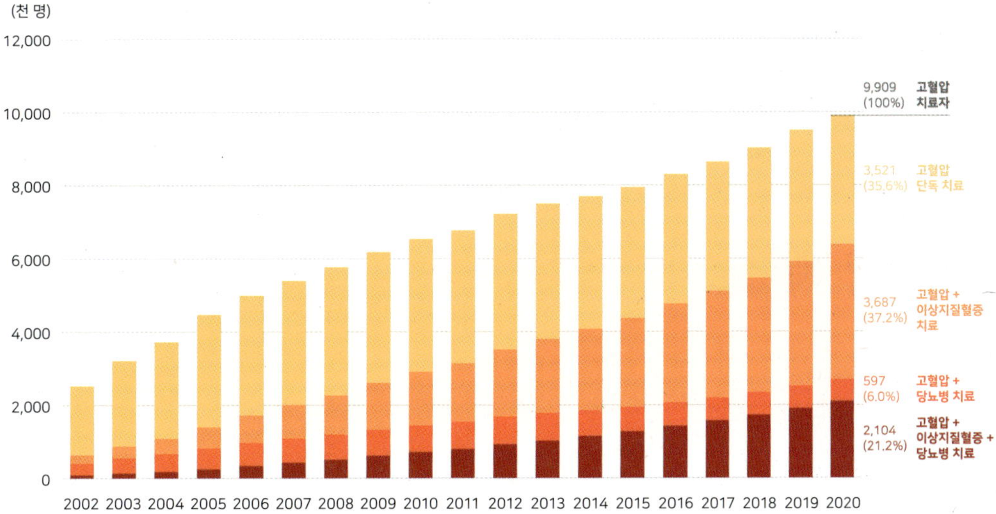

그림 2.4. 고혈압환자 병용약제 비율

출처: Korea Hypertension Fact Sheet 2022. Clinical Hypertension (inpress)

WORKSHOP

- 복합제의 약가 결정은?
- 향후 복합제 처방이 증가할까? 감소할까? 그 이유는?
- 복합제 처방이 증가하면 약제비 절감효과가 발생할까? 그 이유는?

CHAPTER 2

국민건강보험과 의료비

06

DUR 제도

1) DUR (Drug Utilization Review)이란?

의약품안전사용서비스(Drug Utilization Review, DUR)는 환자가 여러 의사에게 진료 받을 경우 의사와 약사는 환자가 복용하고 있는 약을 알지 못하고 처방·조제하여 환자가 약물 부작용에 노출될 가능성 있다. 의약품 처방·조제 시 병용금기 등 의약품 안전성 관련 정보를 실시간으로 제공하여 부적절한 약물사용을 사전에 점검할 수 있도록 의사 및 약사에게 의약품 안전정보를 제공하는 것이다.

의약품을 처방하거나 조제 시 의사 및 약사에게 병용금기 등 의약품 안전성 관련 정보를 사전에 제공하여 약물이 적절하게 사용될 수 있도록 한다. 제품명 또는 성분명을 검색하여 원하는 제품을 선택한 뒤 검색하면 해당 DUR 정보를 확인할 수 있다. 2023년 7월 기준 DUR 정보 제공 현황은 아래와 같다.

표 2.6. DUR 정보 제공 현황(2023.7.5.기준)

정보유형		정보건수
금기성분 고시	병용금기 (2004년~)	1189
	특정연령대금기 (2004년~)	202
	임부금기 (2008년~)	1163

정보유형		정보건수
주의성분 공고 및 정보제공	효능군 중복주의 (2013년~)	387
	용량주의 (2014년~)	323
	투여기간주의 (2014년~)	57
	노인주의 (2015년~)	107
	분할주의 (2015년~)	1174 (품목기준)

의사는 처방단계에서 환자의 처방(의약품)정보를 건강보험심사평가원으로 전송한다. 건강보험심사평가원은 환자의 투약 이력 및 DUR 기준과 비교해서 문제되는 의약품이 있으면 의사의 컴퓨터 화면에 1초 이내로 경고 메시지를 띄워준다. 의사는 처방을 변경하거나 임상적 필요에 의하여 꼭 처방할 경우 예외사유를 기재하여 처방을 완료하고 그 정보를 건강보험심사평가원에 전송한다. 약사도 동일한 과정을 거치게 되며, 경고 메시지가 있는 의약품에 대해 처방의사에게 변경여부를 물어 변경에 동의하는 경우 변경하여 조제할 수 있으며, 조제 완료한 내역은 건강보험심사평가원에 전송한다.

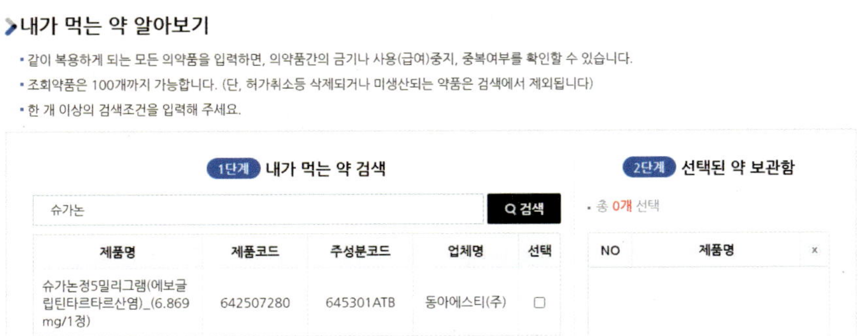
내가 먹는 약 알아보기
• 같이 복용하게 되는 모든 의약품을 입력하면, 의약품간의 금기나 사용(급여)중지, 중복여부를 확인할 수 있습니다.
• 조회약품은 100개까지 가능합니다. (단, 허가취소등 삭제되거나 미생산되는 약품은 검색에서 제외됩니다)
• 한 개 이상의 검색조건을 입력해 주세요.
1단계 내가 먹는 약 검색
슈가논
검색
제품명
제품코드
주성분코드
업체명
선택
슈가논정5밀리그램(에보글립틴타르타르산염)_(6.869mg/1정)
642507280
645301ATB
동아에스티(주)
2단계 선택된 약 보관함
• 총 0개 선택
NO
제품명

그림 2.5. 내가 먹는 약 알아보기
출처: 건강보험심사평가원, 의료정보

2) 우리나라 DUR 주요 연혁

우리나라는 2003년 병용금기의약품 복용으로 사망한 사건, 즉 무좀약인 케토코나졸과 감기약 성분인 터페나딘 복용으로 인한 사망사건으로 DUR 도입 필요성이 제기되었다. 이에 2003년 12

월 국내 DUR 제도 도입을 목적으로 건강보험심사평가원에 의약품사용평가위원회를 두도록 규정하고, 2004년 병용 및 특정연령대금기 의약품에 대하여 보건복지부 고시를 통해 해당 정보를 제공하기 시작하였다. 2005년 9월부터는 의약품의 안전성·유효성 평가를 담당하는 식품의약품안전처에서 적정사용정보 개발 및 제공 업무를 주관하게 되면서, 병용·특정연령대금기 성분을 확대하고, 2008년 임부금기 의약품을 새롭게 지정하였으며, 2008년부터 의사의 처방약에 대해 도입된 이후 2010년 12월부터 전국적으로 확대되기 시작했다. 이후 효능군중복주의 정보, 용량주의 정보, 투여기간주의 정보, 노인주의 정보 등 신규 유형을 도입하여 그 영역을 확대하고 있으며, 건강보험심사평가원 DUR 전산시스템(의약품안전사용서비스)를 통해 의료현장에 제공되며, 식품의약품안전처 고시 및 공고 등의 형태로 전국민에게 제공되고 있다.

3) DUR 제도가 약제비에 미치는 영향

최근 우리나라는 노인인구가 증가함에 따라 고혈압, 당뇨 등 약제 의존성이 높은 만성 질환이 증가하고, 신약 개발과 소득 수준이 높아지면서 의약품을 부적절하게 사용할 개연성도 높아지고 있다. 국내 부적절한 의약품 사용의 규모는 각 연구마다 연구시점, 연구설계, 연구대상의 차이가 있어서 다르게 나타나고 있으나, 환자가 여러 병원을 방문함으로 인해 발생할 수 있는 약물상호작용이 22~32% 정도로 추정되고 있다. 또한 65세 이상 노인에서는 약물의 상호작용으로 인한 안전성이 우려되기 때문에 더욱 신중하게 투여하여야 한다. 그러나 실질적으로 전반적인 상황을 충분히 고려하여 처방되지 않은 경우도 발생하는 것으로 추정되기에 DUR 제도로 인해 부적절한 처방을 사전에 예방할 수 있다. 미국의 Medco사는 전향적 DUR 프로그램을 통해 부적절한 처방조제를 사전에 예방함으로써 2007년 7% 이상의 약제비를 절감할 수 있었다고 보고한 바 있는데, 직접적인 약품비 절감까지는 아니더라도 불필요한 중복처방을 사전에 방지할 것으로 예상된다. 더욱이 2단계 고양시의 DUR 시범사업의 효과를 평가한 연구(2010) 결과, 처방을 변경하도록 팝업창이 생성된 이후 의사나 약사가 처방내역을 변경하거나 취소하는 처방전은 22.7%로 나타나, DUR 제도가 부적절한 처방을 감소시키는 데 있어서 보다 효과적이며 이는 약제비의 절감으로 이어질 것으로 예상된다.

WORKSHOP

- DUR 제도로 약제비 절감 효과를 가져오는 원인은?
- DUR 제도 실행으로 인한 환자가 얻을 수 있는 장점은?
- DUR 제도가 특히 노인환자에게 필요한 이유는?

2 PART

약가제도

3
CHAPTER

건강보험 약제비

01 약제비 관리제도

정부는 약제비 청구 금액이 빠르게 증가함에 따라 의약품의 사전허가 및 사후관리 그리고 각종 약가 정책을 통해 약가에 대한 규제를 실시하고 있다. 구체적으로 보건복지부의 건강보험 약제비 적정화 방안에 따라, 건강보험심사평가원에서 의약품 경제성 평가를 실시하며, 이 자료를 토대로 국민건강보험공단이 제약사와 약가 협상으로 보험약가를 최종적으로 결정한다. 이러한 경제성 평가와 더불어, 대체 가능 약제 총 투약비용 OECD 및 싱가포르와 대만의 가격, 상대비교가, 해당 품목의 비교대상 국가 내 가격 등을 종합적으로 고려하여 보험약가가 결정된다.

정부의 약제비 절감정책은 2003년부터 실시되어 왔다. 제약업체들은 이러한 약가재평가 제도에 다양한 방식으로 대응하고 있다. 주성분의 함량을 바꾸어 새로운 약품으로 다시 출시하거나 다른 성분을 추가하여 복합제로 출시하기도 하며, 제형을 변경하여 복용방법의 차별화로 출시하기도 한다. 제약업체들은 이러한 대응을 통해 약가 재평가로 인한 보험약가 인하효과를 최소화하고 있다.

현재 우리나라의 약가제도는 신약개발을 장려하고 우수한 신약을 적절한 가격으로 보상하여 제약산업의 성장을 도모하는 제도보다 보험자의 관점에서 지출을 최대한 억제하고 약제비를 절감하는데 중점을 둔 통제 위주의 제도라고 할 수 있다. 이러한 약제비 통제로 인한 급여제한 혹은 비급여 의약품의 증가는 결과적으로 환자들에게는 의약품 접근성 제한을 유발시키고, 제약회사 입장에서는 신약을 개발하고도 투자비용을 회수하지 못하는 결과를 가져와, 궁극적으로 제약기업의 신약개발 투자 욕구를 저해하는 원인이 되고 있다. 실제로 국내의 낮은 약가로 인하여 국내 제약회사 개발 신약이 해외시장 진출에 장애요인이 되고 있는 경우도 있다. 우리나라는 신약의 약가 수준이 다른 나라들에 비해 매우 낮고, 까다로운 보험등재절차와 상대적으로 낮은 급여율로 인해 비급여로 남아있는 품목이 있어 환자의 접근성이 제한받는 경우가 있다. 우리나라는 상대적인 임상적 유용성 및 비용효과성에 근거하여 건강보험 급여 및 가격이 결정되는 선별등재제도를 운영하여 왔으며, 경제성 평가가 약가결정에 있어 핵심적인 역할을 해왔다.

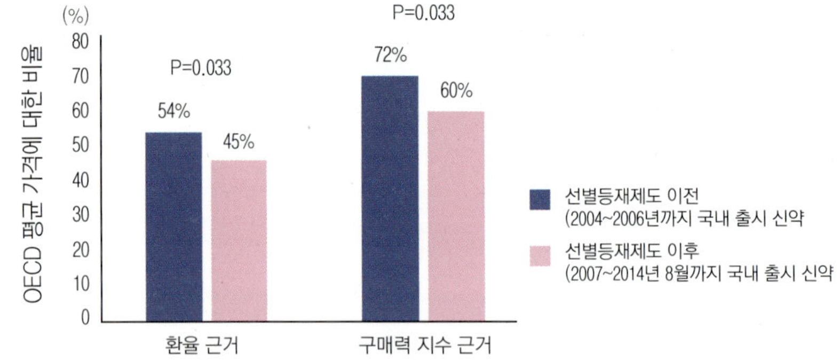

출처: 우리나라와 OECD 국가의 평균 약가 수준 비교 연구(이의경, 2014)

그림 3.1. 한국과 OECD 국가의 약가 수준 비교

이 제도에서도 진료상 반드시 필요하다고 판단되는 약제의 경우 경제성 평가가 면제될 수 있는 기준이 있으나, 적용 기준이 극히 제한적이어서 실제로 이 기준을 만족할 수 있는 약제는 거의 적어 경제성 평가 요건 충족이 어려운 항암제나 희귀질환 약제들의 경우 등재가 지연되는 사례가 다수 발생하였다. 이에 따라 정부는 선별등재제도 과정에서 나타난 일부 문제점을 보완하고 환자 접근성을 개선하기 위해 2013년 위험분담제도(Risk Sharing Agreement, RSA)를 도입하고 경제성 평가에서의 비용효과 판단기준인 점증적 비용 효과비(Incremental cost- effectiveness ratio, ICER) 역치를 탄력적으로 적용하고 있다. 더불어 경제성 평가 특례제도, 임상적 유용성 개선 인정 시 비교약제 개별 약가 수준을 인정하여 대체약제 가중평균가격 수용 시 약가 협상 면제제도 등을 2015년에 도입하는 등 이전보다 합리적인 방법으로 개선되었다.

02
신약의 약가등재

우리나라는 현재 신약의 보험급여 적정성을 평가하기 위해 임상적 유용성과 비용 효과성의 가치가 높은 의약품을 선별해 건강보험 급여대상으로 정하는 선별등재제도를 시행하고 있다. 허가받은 의약품 중 의학적 및 경제적 가치가 입증된 의약품만을 선별하여 보험등재를 하면서 건강보험재정 지출의 합리성과 효율성을 추구하고 있으며, 선별등재제도 하에서 신약의 임상적, 경제적 가치는 심평원의 약제급여평가위원회(약칭 약평위)에서 평가되며 약평위에서 보험급여가 결정된 약은 국민건강보험공단과의 가격 협상을 거쳐 건강보험 급여목록에 등재하고 있다. 제약사 입장에서는 개발한 의약품을 건강보험 급여목록에 등록하는 것이 매우 중요하다.

신약의 허가부터 보험등재에 이르기까지의 과정은 다음과 같다. 신약은 먼저 식품의약품안전처(Ministry of Food and Drug Safety, MFDS)에서 안전성 및 유효성을 평가하여 허가를 하게 된다. 시판 허가를 받은 신약은 건강보험급여로 등재되기 위해 필요한 서류를 갖춰 건강보험 심사평가원에 '보험등재'를 신청해야 한다.

이를 심사하는 곳이 심사평가원의 '약제급여평가위원회' 이다. 약제급여평가위원회는 소비자 및 의약단체 관련 전문가들로 구성되어 있다. 이들은 의약품의 '임상적 유용성'이나 '비용효과성' 등을 평가하여 의약품의 건강보험 적용 여부와 가격을 결정하는 중요한 임무를 하고 있다. 제약바이오기업은 허가받은 약으로 위원회를 통해 임상적 유용성과 비용효과성을 인증받아야 보험급여 목록에 등재될 수 있는 것이다. 건강보험급여 대상 후 가격이 얼마인지 정해야 한다. 건강보험심사평가원에서 건강보험을 적용하기로 결정한 의약품은 국민건강보험공단과 제약바이오회사 간에 협상을 통해 가격을 정한다. 신약은 국민건강보험공단과 약가협상을 통하여 약의 보험약가(상한금액)를 정하고, 제네릭 의약품은 정해진 약가 산정방식에 따라 약의 보험약가(상한금액)가 정해진다. 제약바이오기업과 건강보험공단의 협상 끝에 보험약가를 결정하면 보건복지부의 발표에 따라 해당 의약품은 보험적용을 받고 국민들이 치료 혜택을 받을 수 있게 된다. 약을 허가받았더라도 보험급여 목록에 등재되지 못하면 '비급여의약품'으로 분류해 약 값을 개인이 모두 부담하게 된다.

약가는 환자들의 약 값의 부담을 줄이는 동시에 제약바이오기업이 어렵게 개발한 의약품의 가치도 인정받는 합리적인 가격이 책정되어야 한다. 이외에 대신할 치료제가 없는 치료가 꼭 필요한 필수의약품은 건강보험 적용을 받기도 하고, 가격이 비싸지만 환자에게 꼭 필요한 항암제나 희귀질환에 필요한 희귀의약품은 건강보험을 적용하면서 제약사가 수익의 일부를 환원하는 '위험분담제(Risk Share Agreement, RSA)' 등도 마련되어 있다. 국민에게 합리적인 가격에 공급되기까지 다양한 기관이 여러 차례 협상을 통해 신중하게 평가하여 약 값을 산정하고 있다.

건강보험심사평가원(Health Insurance Review & Assessment Service, HIRA)에 등재 신청을 하고, 심평원에서는 보험급여신청 자료를 평가한 후 약제급여평가위원회(Drug Benefit Coverage Assessment Committee, DBCAC)에 회부하여 의약품의 보험등재 여부를 결정한다. 약평위를 거친 의약품은 국민건강보험공단(National Health Insurance Service, NHIS)에 보내져 건보공단이 신약의 예상사용량 및 보험재정영향 정도를 분석하여 약가를 협상을 통하여 결정하고, 추후 사용량 약가 연동제도를 통해 사후 약가를 관리하게 된다.

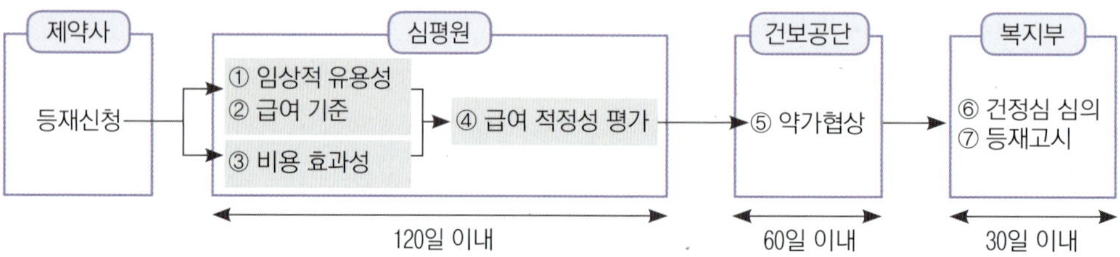

그림 3.2. 신약의 약가결정 절차

신약의 급여 평가 원칙은 상대적으로 임상적 유용성 및 비용효과성이 있는 의약품에 한하여 보험급여가 되고, 환자에게 필요해도 비용효과성을 입증 못하거나, 제약사와 공단 간 재정 영향 합의 등이 이루어지지 않아 협상이 결렬되는 경우에는 비급여가 된다. 신약 보험급여는 심평원 위원회에서 임상적 유용성, 비용효과성 등 급여적정성 평가 요소를 종합적으로 고려하여 임상적으로 유용하면서 비용효과적인 약제로써 제외국의 등재여부, 등재 가격 및 보험급여 원리, 보험재정 등을 고려할 때 수용 가능하다고 평가하는 경우 요양급여 대상약제로 선별할 수 있으며 대체가능한 치료 방법이 없거나 질병의 위중도가 상당히 심각한 경우로 평가하는 경우 등 환자 진료에 반드시 필요하다고 판단되는 경우에는 예외이다. 비교대안에 비해 상대적 치료적 이익의 개선 정도에 따라 평가하며, 임상적으로 우월 또는 개선이 입증된 경우 제출된 비용효과성 평가 결과로 점증적 비용효과비(Incremental Cost Effectiveness Ratio, ICER)를 고려한다.

신약의 급여평가 원칙은 임상적으로 유용하면서 비용효과적인 측면을 고려해야 하며, 임상적 유용성 평가요소는 효과개선, 안전성 개선, 편의성 증가, 안정성 향상 등을 포함하나, 사회적 관점에서 편익이 인정되는 개선이어야 한다.

비용효과성 평가기준은 신청품이 비교약제(치료법)에 비해 임상적 유용성의 개선이 있고, 비교약제 대비 소요비용이 고가인 경우 '의약품 경제성 평가 지침'에 따라 경제성 평가 자료 제출 대상에 해당하며, 점증적 비용 효과비(Incremental Cost Effectiveness Ratio, ICER)는 명시적인 임계값을 사용하지는 않으며, 1인당 GDP를 참고범위로 하여, 질병의 위중도, 사회적 질병부담, 삶의 질에 미치는 영향, 혁신성 등을 고려해서 탄력적으로 평가하고 있다.

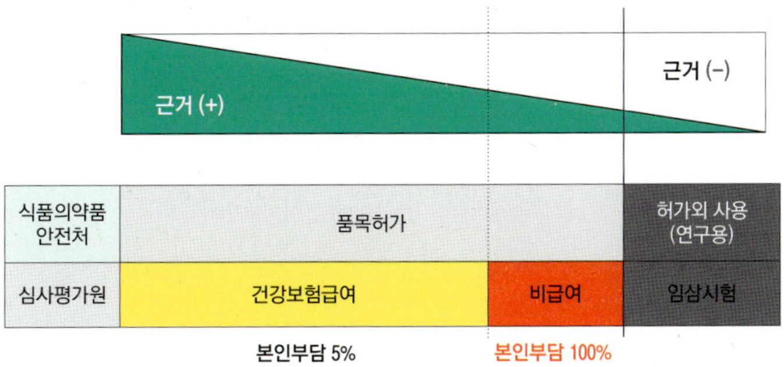

그림 3.3. 항암제 급여, 비급여 기준

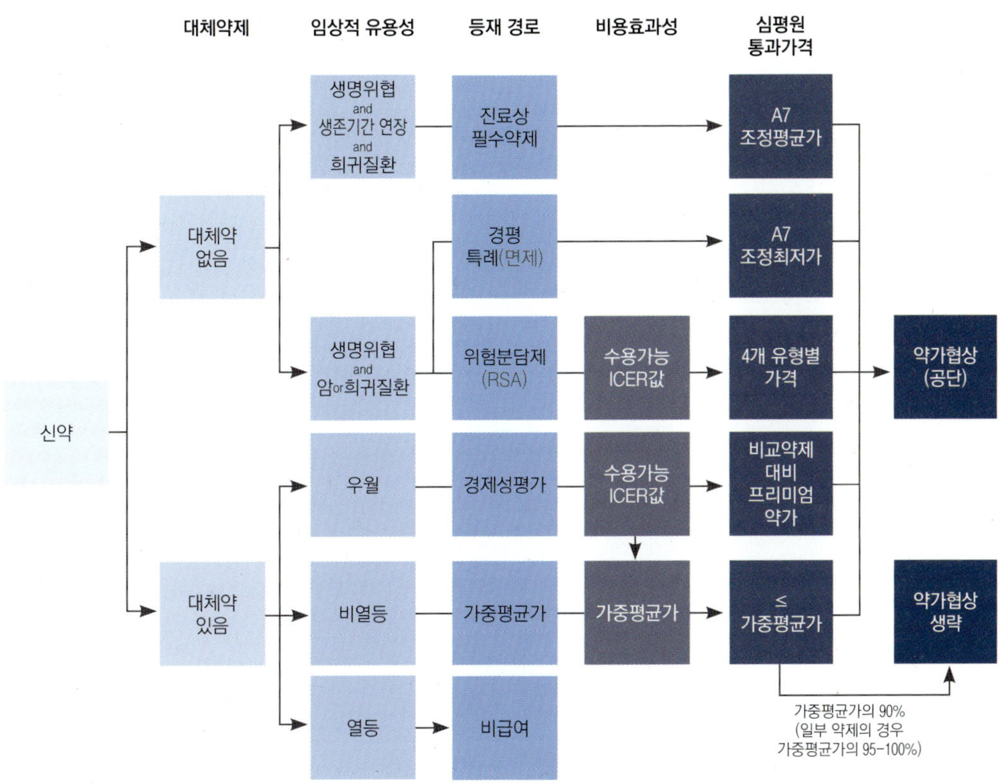

그림 3.4. 신약의 약가 등재

1) 비교 및 대체약제 선정기준

대체약제로 선정되는 것은 일반적으로 해당 적응증에 현재 사용되고 있는 약제(치료법 포함)이다. 그리고 허가와 급여기준에서 동등한 치료범위에 포함되는 약제(항암제의 경우 공고요법 포함) 중, 교과서, 임상 진료 지침, 임상연구논문 등에 제시되고 있는 약제 또한 선정될 수 있다. 적응증이 다수인 약제의 경우, 실제 사용 현황(청구 및 심사 등)을 고려하여 주요 적응증을 기준으로 선정한다. 임상에서 치료약제 선택 시 약리기전이 고려되거나 대상 환자군이 달라질 수 있는 경우, 기전을 함께 고려하여 선정한다. 대체약제가 없는 경우에는 해당 적응증의 현행 치료법을 선정한다.

비교 대상 선정기준은 의약품 경제성 평가지침을 준용하여 비교할만한 등재 의약품이 있는 경우, 이들 중 가장 많이 사용되는 것을 비교 대상으로 한다. 경우에 따라 한 가지 의약품만이 아닌 복수의 의약품과 비교할 수 있으며, 비교할 만한 의약품이 없는 경우는 수술 등 다른 치료 방법도 비교 대상이 될 수 있다. 다만, 현행 치료법이 없는 환자를 대상으로 할 경우, 약제를 사용하지 않는 경우(위약; supportive care 등 포함)와 비교한다.

WORKSHOP

▪ 대체약제 선정기준은 무엇인가?

ISSUE!

대체약제 가격이 왜 신약개발을 저해하는가?

당뇨병을 치료하기 위해서는 가족력, 개인의 나이, 성별, eGFR, LFT결과, 동반질환유무, 당뇨병 유병기간, BMI, 흡연, 생활습관 등 다양한 요인을 고려하여 인슐린을 포함하여 다양한 약제가 필요하다. 당뇨병을 치료하는 의사들은 본인 환자의 적절한 치료를 위하여 항상 고민하다. 의사들이 생각하는 당뇨병의 치료목표(Aims of treatment of diabetes)는 무엇일까?

당뇨병은 첫째 Chronic disease로 Prevention of complication을 막고, 둘째 Progressive disease로 Prevention of progression하는 것이다. 결국은 목표혈당에 얼마나 도달하느냐가 매우 중요하다고 생각한다. 이를 위한 다양한 Class와 Class간 많은 종류의 신약이 개발되고 있다.

특히 DPP4-I는 우리나라에 국산신약 Gemigliptin, Evogliptin 2개를 포함하여 9개가 출시되어 있다.

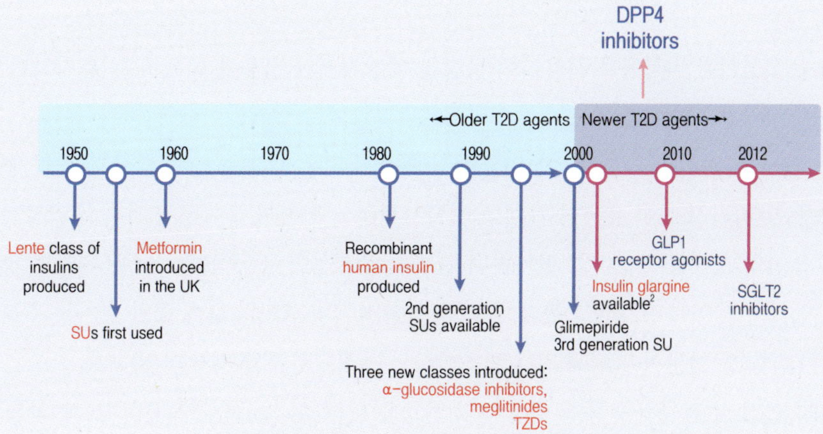

그림 3.5. Evolution of Type2 DM Agents

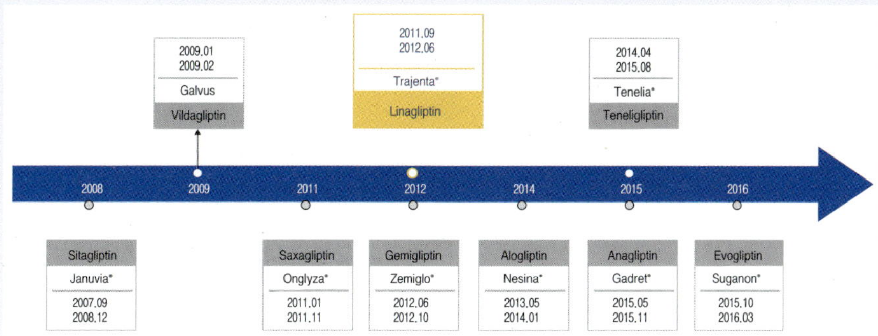

그림 3.6. DPP4-I 허가, 출시 순위

- ▶ 다른 DPP4-I 계열 신약의 가격이 최근 특허가 만료된 Sitagliptin, Vildagliptin, Teneligliptin의 약가로 약가가 결정된다면 어느 회사가 많은 비용과 시간을 투자하여 Evogliptin 다음의 신약을 개발하겠는가?
- ▶ 대웅제약의 SGLT2-I 당뇨병 치료제 국산신약 '엔블로'의 보험약가로 611원을 받았다. 왜 611원을 받았나?

위 두 질문에 대한 답을 제시하면 다음과 같다.
SGLT-2 억제제 시장 1위 품목인 포시가 약가는 734원이지만, 특허 만료로 2023년 5월 514원으로 인하된다.

베링거인겔하임 자디앙 약가: 10 mg 660원, 25 mg 852원
아스텔라스 슈글렛 약가: 685원
MSD 스테글라트로 약가: 666원

2) 임상적 유용성

임상적 유용성이란 의약품을 복용하여 사망을 예방하거나 건강을 회복 또는 유지하는 등의 건강 결과가 바뀌는 것을 의미한다.

약제급여평가위원회에서는 이미 요양급여의 대상이 되는 약제 중 급여신청 대상 약제와 효능·효과, 적응증, 약리기전 등이 유사한 약제를 대체약제로 선정하여 급여신청 약제의 임상적 유용성이 낮으면 급여의 적정성이 없다고 평가하며 임상적 유용성이 동등하거나 더욱 개선된 경우에 급여 적정성이 있는 것으로 평가하고 있다. 이러한 임상적 유용성의 정도에 대한 평가는 주로 의료인들로 구성된 학회 등 전문적 단체에 의견을 조회하는 방식으로 이루어지고 있다.

신약약가 결정 시 임상적 유용성 개선 가치 반영을 위해 효과개선, 부작용 감소, 편의성 등이 개선되었다고 인정되는 경우, 기존의 '대체약제 가중평균가' 이하로 인정되던 기준이 '비교 약제 개별 약가 수준'까지 인정된다.

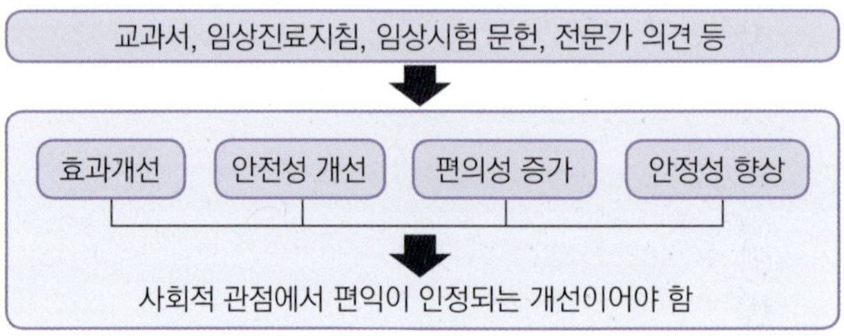

그림 3.7. 임상적 유용성 평가 요소

3) 비용효과성(경제성)

약제급여평가위원회는 급여신청 약제의 임상적 유용성이 대체약제의 임상적 유용성과 동등하거나 개선을 보인 경우 대체약제의 투약비용과 급여신청 약제의 투약 비용을 비교하여 급여 적정성을 평가한다. 만일 급여신청 약제의 임상적 유용성이 대체약제의 그것과 동등하다면 급여신청 약제의 투약비용이 대체약제 투약비용 이하인 경우에만 급여적정성이 있는 것으로 평가하는 방식으로 비용효과성을 평가한다.

그런데 대체약제가 여러 성분, 여러 품목인 경우가 많으므로 급여신청 약제의 투약 비용과 비교 가능한 한 가지 비용을 산출하기 위하여 대체약제별로 요양급여비용 청구량에서 차지하는 비율을 감안한 가중 평균가를 구하여 투약비용을 비교하고 있다.

임상적 유용성이 대체약제와 동등하나 투약비용 비교에서 비용효과성을 입증하지 못한 경우 급여적정성이 없는 것으로 평가되나, 임상적 유용성 개선과 함께 투약 비용이 동등하거나 저가인 경우에는 급여적정성이 있는 것으로 평가된다. 반면 임상적 유용성이 개선되었으나 비용효과성이 없는 경우에는 임상적 유용성 개선의 정도와 이에 추가 소요되는 비용을 감안한 경제성 평가 결과 급여적정성이 있다고 약제 급여평가위원회에서 심의 및 의결되는 경우 급여의 적정성이 있는 것으로 평가받게 된다.

이상의 내용을 표로 정리하면 다음과 같다.

표 3.1. 임상적 유용성 및 비용효과성에 대한 급여적정성 평가기준

임상적 유용성	비용효과성 (경제성: 투약비용 비교)	급여적정성 평가
개선	상대적 저가 혹은 동등	급여 적정 (고가일 경우 별도 검토)
동등	상대적 저가 혹은 동등	급여 적정 (고가일 경우 급여 적정성 없음)
열등	상대적 저가, 동등, 고가	급여 적정성 없음

(자료: 보건복지부)

표 3.2. 경제성평가 자료제출 체크리스트

분류	체크리스트 문항
1. 분석대상	**1-1.** 분석대상 인구집단을 급여대상 인구집단에 일반화할 수 있는 근거를 제시하였는가? [1] 그렇다 [2] 아니다
2. 비교대상	**2-1.** 비교약제 선정사유를 제시하였는가? [1] 그렇다 [2] 아니다
3. 분석기법	**3-1.** 분석기법은 무엇인가? [1] 비용-최소화분석 [2] 비용-효과분석 [3] 비용-효용분석 [4] 비용-편익분석 [5] 기타 ('기타 및 기재사항'에 구체적으로 기입)
4. 분석관점	**4-1.** 다음 중 연구자가 채택한 관점은 무엇인가? (중복응답가능) [1] 사회적 관점(제한된 사회적 관점 혹은 보건의료적 관점) [2] 보험자 관점 [3] 환자 관점 [4] 기타
5. 분석기간	**5-1.** 분석기간을 제시하였는가? [1] 그렇다 [2] 아니다

분류	체크리스트 문항
6. 자료원	**6-1.** 신청약제와 비교약제의 비용 및 효과자료원의 검색 및 선정 과정과 관련하여, 다음 사항을 제시하였는가?(모든 항목에 '1.예', '2.아니오'로 답하시오.) [1] 자료검색에 사용한 데이터베이스와 검색용어 [2] 문헌선정에 있어 선정 및 배제기준과 목록 [3] 선정된 문헌의 비뚤림(bias) 평가 [4] 선정된 문헌의 특징과 결과를 요약(임상자료 요약표 제시)
7. 모형구축	**7-1.** 모형을 이용하였는가? [1] 그렇다 (→ 문항 7-1-1 로) [2] 아니다 (→ 문항 8-1 로)
	7-1-1. 다음 중 모형을 이용한 사유는 무엇인가?(중복응답가능) [1] 임상시험에서 관찰된 것 이상으로 자료를 외삽하기 위함 [2] 중간 임상지표를 최종 결과에 연결시키기 위함 [3] 다른 보건 의료 환경에서 수행된 연구결과를 일반화시키기 위함 [4] 비교대상이 되는 약물과 평가하고자 하는 약물을 직접 비교한 RCT가 없어, 제3의 약물과 비교한 임상시험 결과를 합성하기 위함 [5] 기타 ('기타 및 기재사항'에 구체적으로 기입) [6] 모형을 이용한 사유를 기술하지 않음
	7-1-2. 모형의 종류는 무엇인가?(중복응답가능) [1] 결정수형 [2] 마르코프 [3] 결정수형 + 마르코프 [4] 기타 ('기타 및 기재사항'에 구체적으로 기입)
	7-1-3. 모형에 관하여, 다음의 사항을 제시하였는가? (모든 항목에 '1.예', '2.아니오'로 답하시오.) [1] 모형이 적용된 인구집단과 급여대상 인구집단의 유사성 제시 [2] 모형에 사용된 가정과 임상적 근거 [3] 모형의 구조 – 질병상태 정의와 설정 근거 [4] 모형의 구조 – 분석기간과 설정 근거 [5] 모형의 구조 – 주기길이와 설정 근거 [6] 모형의 모수 · 민감도 분석 범위의 근거자료원 제시([별첨 7], 〈표6〉 제시) [7] 자연단위로 비용과 결과를 제시 [8] 모형의 구조와 분석과정을 표 또는 그림으로 제시 [9] 각 단계마다 해당 질병 상태에 있는 사람들의 수, 비용 등(코호트 시뮬레이션의 경우만)
	7-1-4. 다른 나라에서 개발된 모형을 이용한 경우, 해당 모형을 국내 상황에도 적용할 수 있을지 검토하여 보고서에 기술하였는가? [1] 해당없음 [2] 그렇다 [3] 아니다
8. 효용,건강 관련삶의질	**8-1.** 선호도측정시 사용한 삶의 질 측정 방법론(또는 도구)은 무엇인가? [1] 해당사항 없음 (→ 문항 9-1 로) [2] 직접측정 – 표준기회선택법(Standard Gamble, SG) [3] 직접측정 – 시간교환법(Time Trade-Off, TTO) [4] 직접측정 – 등급척도(Rating Scale, RS) [5] 간접측정 – EQ-5D [6] 간접측정 – HUI2/3 [7] 질병별 도구 [8] 기타 ('기타 및 기재사항'에 구체적으로 기입)

분류	체크리스트 문항
	8-2. 선호도 측정도구에 대해서 정당화 하였는가? [1] 그렇다 ([별첨3],〈표4〉제출여부) [2] 아니다
	8-3. 선호도의 측정대상은 누구인가?(중복응답가능) [1] 일반대중 [2] 해당질환 환자 [3] 환자보호자 [4] 병원종사자 (✓의사 ✓간호사 ✓기타)
	8-4. 선호도는 이 연구(임상연구 혹은 경제성평가연구)의 일환으로 수집되었는가? [1] 그렇다 (→ 문항 8-4-1 로) [2] 아니다 (→ 문항 8-5 로)
	8-4-1. 선호도 조사방법에 대해서 상세히 보고하였는가? [1] 상세히 보고함 [2] 일부 보고하지 않음 [3] 전혀 보고하지 않음
	8-5. 기존에 산출된 선호도 측정값을 인용하였는가? [1] 그렇다 (→ 문항 8-5-1 로) [2] 아니다 (→ 문항 9-1 로)
	8-5-1. 기존의 측정값을 인용시 자료원의 선정과정을 투명하게 보고하였는가? [1] 투명하게 제시 [2] 일부 미제시 [3] 미제시
	8-5-2. 기존의 측정값을 인용시, 해당 건강상태에 적용가능한지 여부를 기술하고 불확실성을 평가하였는가? [1] 그렇다 [2] 아니다
9. 비용	**9-1.** 분석에 포함된 비용항목은 무엇인가? (중복응답가능) [1] 약제비만 포함 [2] 직접 보건의료비용(약제비, 진료서비스, 병원, 서비스, 진단 및 검사, 기타 보건의료 비용 등) [3] 환자 및 가족 비용(교통비, 방문 및 치료대기와 관련한 시간비용, 간병과 관련한 시간비용 등) [4] 다른 사회 부분에서 발생하는 비용(사회복지서비스 등 보건의료부문 외 비용) [5] 이환 및 사망으로 인한 생산성 손실비용 [6] 미래의료비용 [7] 기타('기타 및 기재사항'에 구체적으로 기입)
	9-2. 비용 추정 시(자원 사용량과 단위비용 등)국내자료를 사용하였는가? [1] 모두 국내자료를 사용 [2] 일부 국내자료 사용 [3] 국내자료 미사용

분류	체크리스트 문항
10. 할인율	**10-1.** 비용과 효과를 5%로 할인을 하였는가? [1] 해당없음 [2] 그렇다 [3] 아니다
11. 결과지표	**11-1.** 결과지표는 무엇인가?(중복응답가능) [1] QALY (→ 문항 11-1-1 로) [2] LYG (→ 문항 11-2 로) [3] 기타 ('기타 및 기재사항'에 구체적으로 기입) (→ 문항 11-2 로) [4] 미제시 (→ 문항 12-1 로)
	11-1-1. QALY를 이용한 경우, 질 가중치(효용값)와 연장된 생존기간을 별도로 제시하였는가? [1] 그렇다 [2] 아니다
	11-2. [권장] 결과지표로 최종결과지표를 사용하였는가? [1] 그렇다 (→ 문항 11-3 로) [2] 아니다 (→ 문항 11-2-1 로)
	11-2-1. 중간결과지표를 이용한 경우, 최종 결과와의 연관성을 제시하였는가? [1] 그렇다 [2] 아니다
	11-2-2. 중간결과지표의 효과한단위 증가가 어떤 임상적 · 경제적 함의를 가지는지 제시하였는가? [1] 그렇다 [2] 아니다
12. 분석결과 제시	**12-1.** 최종분석결과는 점증적 비용-효과(효용)비로 제시하였는가? [1] 그렇다 (→ 문항 12-1-1 로) [2] 아니다 (→ 문항 13-1 로) [3] 해당없음 (→ 문항 13-1 로)
	12-1-1. 점증적 비용-효과비 계산 시 분자(비용)와 분모(효과)를 각각 구분하여 제시하였는가? [1] 그렇다 [2] 아니다
13. 불확실성	**13-1.** 단변량(일원) 민감도 분석을 실시하였는가? [1] 그렇다 (→ 문항 13-1-1 로) [2] 아니다 (→ 문항 14-1 로)
	13-1-1. 단변량(일원) 민감도 분석에 사용된 상한값 및 하한값 설정의 근거를 제시하였는가? [1] 그렇다 [2] 아니다
	13-1-2. 단변량(일원) 민감도 분석결과를 표나 토네이도 그림 등을 이용하여 시각적으로 제시하였는가? [1] 그렇다 [2] 아니다
	13-1-4. [권장] 단변량(일원) 민감도 분석을 실시한 후, 결과에 민감한 영향을 미치는 변수에 대해 다변량(다원) 민감도 분석을 실시하였는가? [1] 그렇다 [2] 아니다

분류	체크리스트 문항
14. 일반화	**14-1.** 국외 자료를 효과자료원으로 인용한 경우,국내 적용가능성을 제시하였는가? [1] 해당없음 [2] 제시함 [3] 제시하지 않음('기타 및 기재사항'에 사유 제시)
15. 전문가 의견조사	**15-1.** [권장] 전문가조사를 한 경우, 전문가의견수집양식([별첨1], 〈표1〉)을 제출하였는가? [1] 해당없음 [2] 그렇다 [3] 아니다
16. 재정영향 분석	**16-1.** 재정영향 분석을 실시하였는가? [1] 그렇다 (→ 문항 16-1-1 로) [2] 아니다 (→ 문항 17-1 로)
	16-1-1.증가 또는 절감되는 재정분을 제시하였는가? [1] 그렇다 [2] 아니다
17. 형평성	**17-1.** 분석과정에서 형평성과 관련하여 어떤 가정을 하였는지 기술하였는가? [1] 그렇다 [2] 아니다
	17-2. 신청약의 급여결정으로 혜택을 받게 되는 집단을 기술하였는가? [1] 그렇다 [2] 아니다

(자료: 건강보험심사평가원)

- 의약품 경제성 평가 가이드라인 개편

2011년 개정 이후 10여년간 사용되어 온 의약품 경제성 평가 가이드라인이 2021년 1월 개정·발간했다. 지침 제·개정의 주요 참고 국가였던 영국·호주·캐나다 등이 2011년 이후 가이드라인을 전면 개정함에 따라 국내에서도 평가 과정이 새롭게 등장하거나 쟁점화된 사항들을 반영하기 위해 지침이 개정되었다.

개정 항목은 ① 내용 변경(분석관점, 할인율) ② 내용 구체화(분석기간, 분석기법, 분석대상 인구집단, 비교대상 선정, 비용, 모형구축 등) ③ 내용 신설(간접비교, 자료의 통계적 분석, 진단검사를 동반한 의약품에 대한 지침) ④ 내용 삭제(재정영향분석)로 이루어졌다.

변경 항목으로 '분석 관점'을 '보건의료체계 관점'으로 변경해 직접의료비용이 아닌 비용(교통·시간 비용 등)은 기본 분석에서 제외했고, 이는 의사결정자의 관심사를 고려하고 보건의료체계 밖에서 발생하는 비용의 불확실성을 최소화하고자 한 결과에 근거했다. '할인율'은 미래의 비용과 편익을 현재 가치로 전환하기 위해 사용되는 이자율로, 5%에서 4.5%로 하향조정했고, 이는 예비타당성 조사에서 시장금리 및 경제성장률 하락 추세 등을 종합적으로 고려하여 조정한 사회적 할인율에 근거한 결과이다.

구체화 항목으로 '분석기간'은 관찰기간을 넘어 효과와 비용을 장기간 추정하는 과정에서 발생되는 불확실성의 영향을 확인 및 점검 가능하게 했고, '분석기법'은 비용-효용분석을 선호함을 명확히 했다. '분석대상 인구집단'은 세부집단 분석에 대한 지침을 신설했고, '비교대상 선정'은 시장 점유율에 의해 결정된 약제와 비교하는 기존 원칙 외에 양질의 근거가 뒷받침되는 대안으로서 임상시험에서의 비교대안도 고려될 수 있는 조건을 제시했다. '효용', '건강관련 삶의 질'의 경우 건강 상태의 질 가중치를 추정하는 다양한 방법 중 간접측정을 선호해 좀 더 명확히 했고, 산식활용, 직접측정, 다른 문헌으로부터 인용하는 경우의 세부 지침을 제공했다. 그리고 기존 지침에 있던 '재정영향'을 약제결정신청서의 제출항목에는 포함하되 지침 개정안에서는 삭제했고, 효과추정 방법 및 진단검사 동반약제에 대한 지침이 새롭게 추가됐다.

❖ 비용

위 위탁 연구 보고서를 통해 연구진들은 지침이 권고한 관점과 실제 분석에 포함한 비용 범위가 일치하지 않는 경우가 많다면서, 제한적 사회적 관점을 채택할 경우 포함해야 하는 교통비용, 시간비용, 간병비용 등이 생략된 경우 등을 예로 들었다.

따라서 이번 지침에는 환자나 보호자에게 발생하는 비용이기는 하나 보건의료체계 안에서 발생하는 비용이 아닌 교통비용, 시간비용, 간병비용은 기본 분석에서 제외하기로 했다. 다만 간병부담이 큰 질환이나 생산성 손실이 큰 질환 등 영향이 큰 비용과 편익이 있다면 기본분석과는 별도로 해당 비용 항목의 증가, 혹은 감소분을 제시할 수 있다.

❖ 할인율

의약품 기본 분석 할인율을 5%에서 4.5%로 낮추기로 했다. 우리나라의 경우 기획재정부가 의뢰한 KDI 연구결과(2017)에서 사회적 시간 선호율을 3.7-4.5%로 추정한 바 있으며, 지난 10년간 시장금리 및 경제성장률 하락 추세 등을 종합적으로 고려하여 사회적 할인율을 4.5%로 하향 조정한 것이다.

심평원은 사회경제적 여건 변화에 따라 사회적 할인율이 지속적으로 내려가는 상황에서 경제성 평가를 위한 할인율 또한 인하하는 것이 필요하다고 판단했다. 경제성 평가 지침이 처음 만들어질 당시에는 사회적 할인율이 7.5%로 매우 높았다.

다만 보건의료 분야에 대한 정책적 배려 및 다른 나라의 할인율 수준 등을 고려하여 5% 할인율을 지금까지 사용하고 있었으나, 이번 지침 개정을 통해 예비타당성 조사에 적용되는 할인율과 동일한 4.5% 수준으로 맞췄다.

❖ 분석기법

그동안 비교 대상 약물과 등재 신청 약물의 효과가 동등하다는 것을 증명할 수 있다면 '비용최소화' 분석을 실시하고, 비교 대상 약물과 등재 신청 약물의 효과가 서로 다르다면 '비용-효과' 분석 혹은 '비용-효용' 분석을 실시한다고 명시했었다. 하지만 지침 개정을 통해 기본적인 분석기법으로 '비용-효용' 분석이라고 못 박았다. 비용-효용 분석을 하기 어려운 타당한 근거가 있다면 비용-효과 분석을 실시할 수 있으나, 이 경우 약물의 최종 성과를 반영하는 지표를 결과지표로 사용해야 한다. 비용-효용 분석 결과지표로는 질보정수명(Quality-Adjusted Life Years, QALY)를 사용한다.

❖ 평가방법

비교대상 선정 시 시장점유율 외에 고려할 수 있는 요소가 신설됐다. 신약이 등재됨에 따라 대체 가능성이 가장 높은 약을 비교대안으로 선정한다는 기존 원칙을 고수하되, 제한된 경우에 한해 양질의 근거가 뒷받침되는 대안을 제시할 수 있도록 했다.

약품비를 계산할 때는 해당 약의 가격을 단위비용으로 이용해야 한다. 동일 성분·함량·제형의 다른 의약품이 등재되지 않은 경우, 해당 의약품의 가격을 이용하고 만약 동일 성분·함량·제형의 의약품이 복수 등재된 경우에는 가중평균가를 비교약제의 단위 비용으로 적용한다.

① 경제성평가 특례제도

경제성 평가 특례제도는 대체제가 없고 환자수가 적어 상대적으로 근거생성이 곤란한 희귀질환 치료제의 경우에 한해 경제성 평가자료를 생략하고 조정가 기준 A7 국가의 최저가 적용을 가능하게 한 규정이다. 선별등재제도의 취지를 훼손하지 않으면서 근거생성이 어려운 희귀질환치료제 및 항암제 중에서 임상적 필요도와 제외국의 등재수준 등을 고려하여 제한적으로 적용된다.

② 경제성평가에서 ICER 역치 탄력 적용

점증적 비용-효과비(Incremental cost-effectiveness ratio, ICER)는 효과 한 단위당 어느 정도의 비용이 소요되는지 나타내는 지표로, 비교 대안과 비교한 비용 증가분(ΔC)을 효과 증가분(ΔE)으로 나누어 구한 값을 말한다. 비용-효과성을 판단하는 지표로 흔히 사용되며 환자가 1년간 생명을 유지하는 데 필요한 약 값으로 통상 국민 1인당 GDP 수준으로 정한다. 2013년 11월부터 ICER 탄력적용이 이뤄져 그동안 1GDP 수준인 3,000만 원에서 2GDP 수준인 6,000만 원까지 탄력적으로 적용하려고 한다. 이 ICER 역치 탄력적용은 현재 중증, 희귀질환 치료제의 경우, 사회적 요구도, 의약품의 혁신성 등을 고려하여 ICER 임계값을 다른 신약 대비 2배 수준까지 탄력적으로 이미 적용 중이며, ICER 임계값 조정은 신약 접근성 강화에 기여할 수 있으나, 약가 상승 등 추가적용 재정소요가 수반되는 사항이므로 충분한 사회적 의견수렴이 필요하다.

표 3.3. ICER계산 공식

ICER (Incremental cost-effectiveness ratio, 점증적 비용효과비)
- 비교대안 대비 신청약제가 효과 1단위를 증가시키기 위해 얼마의 비용이 추가 소요되는지를 나타내는 지표 (C: Cost, E: Effectiveness)

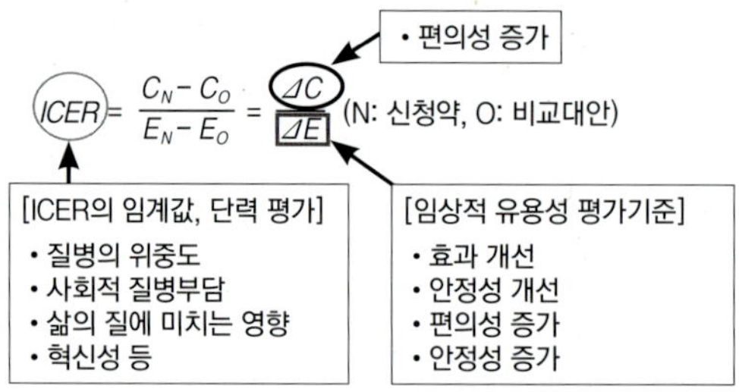

표 3.4. ICER 계산 예시

ICER (Incremental cost-effectiveness ratio, 점증적 비용효과비)
- 효과 한 단위를 개선하는데 얼마만큼의 비요이 추가적으로 소요되는지를 나타내는 지표
- △cost/△effectiveness = $[C_B-C_A]/[E_B-E_A]$
- 계산된 점증적 비용효과비가 사회적으로 수용 가능한 범위 이내에 있는지 여부에 따라 비용-효과성을 판단함

[계산과정]

	비용	효과	ICER
치료법A	200,000	1LYG	
치료법B	2,000,000	5LYG	
차이(△)	1,800,000	4LYG	450,000/LYG

표 3.5. 평균비용효과비 예시

CER (Average Cost/Effectiveness Ratio : CER)
- 치료법 A의 비용-효과비와 치료법 B의 비용-효과비를 각각 구하여 비교
- C_A/E_A vs C_B/E_B (C : Cost, E : Effectiveness)
- 값이 작을수록 비용-효과적인 대안임

[계산과정]

	비용	효과	CER
치료법A	200,000	1LYG	200,000/LYG
치료법B	2,000,000	5LYG	400,000/LYG

* LYG : Life Years Galned

• 우리나라 경제성평가 활용의 한계

우리나라는 2007년부터 '의약품 선별 등재 제도'를 운영하며 임상적, 경제적으로 가치가 우수한 의약품을 선별해 건강보험을 적용하고 있다. 그러나 의약품의 가치를 보다 객관적이고 적정하게 평가할 수 있는 경제성 평가라는 도구는 환자 수가 적으면 활용하기 어려운 한계가 있어 2015

년부터 신약에 대한 접근성 개선을 목표로 의약품 경제성 평가 자료제출 생략 제도가 도입돼 사용되고 있다.

이 제도는 기존 항암제, 희귀질환치료제에서 결핵치료제, 항균제, 응급해독제 그리고 소아 사용 의약품 중 치료법이 없고 의미 있는 개선을 입증한 약제까지 계속 확대되고 있다. 이 제도를 통해 수십 억대에 달하는 중증·난치 질환 신약들이 경제성 평가 자료 제출을 생략하고 급여를 적용받았다. 생명과 직결된 치료제의 신속한 접근권을 보장하기 위해 도입된 의약품 경제성평가 생략제도가 건강보험 재정을 낭비하는 도구가 되지 않도록 제도를 효과적이고 균형 있게 운영되어야 한다. 초고가 약 값의 첨단바이오 신약뿐만 아니라 상당수의 고가 약들이 경제성 평가를 생략하고 등재되어 기준 요건의 적절성과 사후관리의 필요성이 제기되고 있다. 경제성평가 면제 약은 재평가 계획을 2년~3년 내 받을 수 있는 제도를 확립하는 것도 대안일 수 있다. 경제성평가 면제는 비용효과성 평가 대신 A8 국가의 등재 상황과 등재 가격을 검토하여 결정하며 통과할 경우 비용효과성을 충족하는 것으로 간주된다. 2022년 7월까지 경제성평가 면제 약제 비중은 점차 늘어나 2015년 25%, 2016년 33.3%, 2017년 40.0%, 2018년 66.7%, 2019년 25.0%, 2021년 16.7%, 2022년 7월 100%를 차지했다. 위험분담 약제 60개 중 경제성평가 면제 약제는 26개로 약 43.3%를 차지하고 있다. 2022년의 경우, 7월까지 위험분담 계약을 맺은 5개 약제가 모두 경제성평가 면제약제이다.

경제성평가 면제 약제는 대상 환자가 소수에 희귀질환 치료제나 항암제, 대체 가능한 다른 치료법이 없는 경우, 생명을 위협할 정도의 심각한 질환에 사용되는 경우 등의 미충족 수요(unmet medical needs)가 있어야 하고, 외국조정평균가 산출의 대상국가인 A8국 중 3개국 이상에서 공적으로 급여되거나 이에 준하는 급여되는 약제도 조건 중 하나이다. 영국, 호주, 캐나다는 국내에서 경제성평가면제가 된 약제에 대해 100% 비용효과 분석, 혹은 비용 최소화 분석을 수행하고 있다.

경제성평가 면제 약들의 대부분 임상적 근거를 둘러싼 불확실성이 큰 편이다. 이 때문에 해외에서는 자료 수집에 치중하지만 우리나라는 오히려 급여 진입을 간단하게 하는 트랙으로 활용하고 있다. 이에 대해 최근에 우리나라는 초고가 신약 등이 등장하면서 성과기반 위험분담제 등으로 임상적 근거를 둘러싼 불확실성을 해소 및 완화하려 노력하고 있다.

경제성평가 면제 약제는 대부분 위험분담제로 계약할 약이며 경제성평가 면제 약제 실제 가격을 알기 어렵다. 문헌이나 전문가 발언 등에 비춰 판단할 때 표시 가격과 실제 가격의 차이는 30~70%에 달하는 것으로 추정된다. 하지만 약마다 환급률이 다를 것이므로 이를 개별 약의 가격 결정에 활용하기엔 제한점이 있어 경제성 평가제도는 최소화해야 한다는 주장이 있다.

표 3.6. 위험분담 약제의 연도별 계약현황

	2013년	2014년	2015년	2016년	2017년	2018년	2019년	2020년	2021년	2022년 7월
위험분담 약제(개)	1 (1)	3 (4)	4 (8)	3 (11)	15 (26)	9 (35)	6 (41)	8 (49)	6 (55)	5 (60)
경평생략 약제(개)			1 (1)	1 (2)	6 (8)	6 (14)	4 (18)	2 (20)	1 (21)	5 (26)
경평생략 비중(%)			25.0	33.3	40.0	66.7	66.7	25.0	16.7	100.0

괄호안은 누계

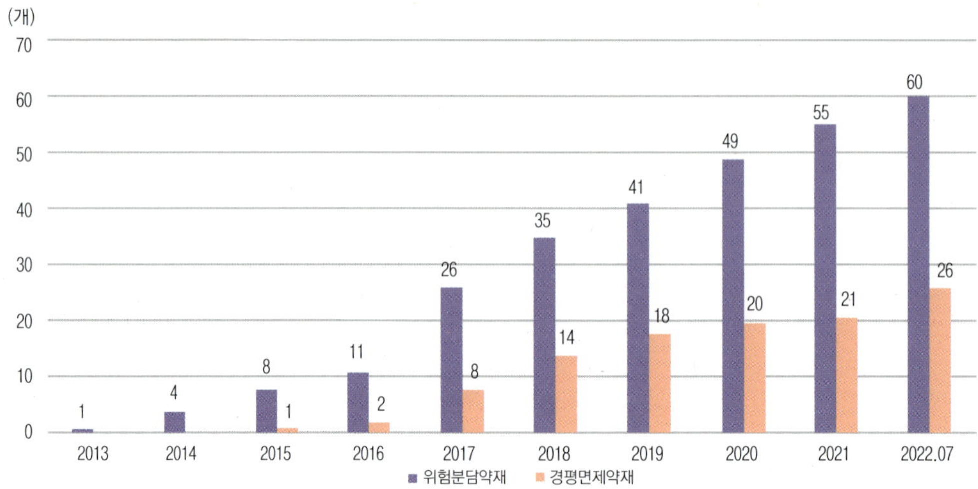

그림 3.8. 위험분담 약제의 연도별 계약현황

WORKSHOP

- 경제성 평가 특례제도로 허가된 약품은?
- 1 QALY 당 2 GDP가 많은가? 적은가? 그 이유는?
- 약품별 QALY를 다르게 적용해야 하는 이유는?
- 참조국인 A8 국가에는 미등재됐지만 경제성평가 특례제도로 허가 받을 수 있는 방법은?

ISSUE!

A7 국가에 미등재된 후 약 1년 2개월 만에 허가부터 급여까지 받은 방법은?

만성 신장질환 환자의 고인산혈증 개선 치료제인 네폭실캡슐은 혈액투석을 받고 있는 말기 신부전증 환자의 제한 식이요법 중에도 동 약제 투여 전 혈중 인(P) 수치가 5.5 mg/dL 이상인 경우 급여가 가능하도록 설정됐다. 네폭실캡슐 500 mg은 2023년 7월부터 캡슐당 377원에 급여 적용을 받았다.

특히, 주성분에 철분이 함유되어 있어 많은 환자의 고인산혈증의 개선과 함께 질환 특성상 고령, 빈혈을 동반하는 다수의 환자에게 부수적으로 빈혈을 예방하는 효과를 얻을 수 있다. 혈액투석을 받고 있는 만성 신장질환 고인산혈증 환자는 비급여 시 연간 투약비용으로 성인 약 77만 원을 부담했지만 2023년 7월부터는 본인부담금 30%만 부담하면 된다. 1인당 연간 투약비용은 성인 23만 원까지 절감할 수 있다.

이 약은 한국교와기린이 수입·판매하고 있지만, 일본이 아니라 대만 제약사에서 개발된 약으로 국내 수입돼 급여까지 적용된 희귀 사례로 볼 수 있다. 특히, 이 약은 참조국인 A7 국가에는 미등재되었으나 대체약제 대비 값싼 금액으로 허가부터 급여까지 1년 2개월밖에 걸리지 않았다.

대한신장학회는 '네폭실'에 대해 고칼슘혈증을 피하기 위해 칼슘계열의 인 결합제 투여를 제한할 것을 권고하고 있고, 구연산제이철이 유용하며 일반적인 인결합제에 비해 철분이 함유돼 있어 빈혈교정에 추가적인 효과가 있다고 했지만 심평원 약평위는 기존 비칼슘계열 인 결합제 대비 효과의 차이가 있다고 보기는 어렵다고 평가했다. 더구나 A7(미국, 독일, 스위스, 영국, 이탈리아, 일본, 프랑스) 국가 중 동일제제가 등재된 국가도 없었다. 미국과 일본에서 다른 함량의 구연산제이철 제제가 있었을 뿐이다.

이를 극복한 것은 가격이다. 한국교와기린은 대체약제 가중평균가의 90% 수준인 377원을 수용하면서 약가협상 절차까지 생략할 수 있었다. '네폭실'은 2022년 5월에 식약처 허가를 받았고, 2023년 4월 약평위를 통과한 뒤 2023년 8월 급여 적용까지 1년 2개월 소요됐다. 이 같은 빠른 기간 내 급여적용이 된 가장 큰 요인 중 하나는 저가 전략인 것으로 판단된다. 하지만 가중평균가의 90%를 수용해도 모든 약이 약가협상 절차를 생략하고 급여를 받는 것은 아니다.

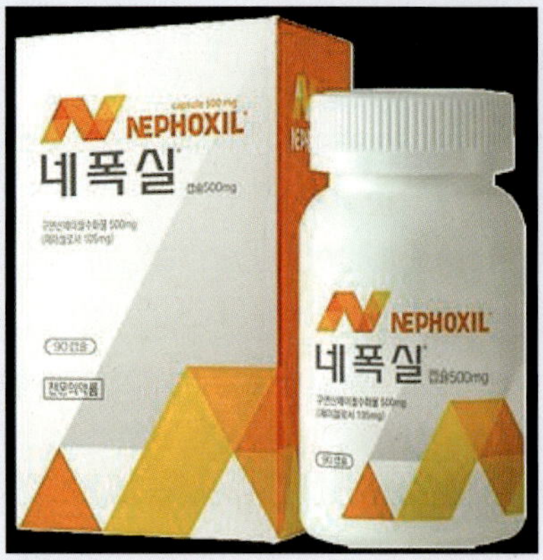

그림 3.9. 네폭실캡슐(자료: 한국교와기린)

③ 희귀의약품(Orphan drug)

현재 일부 항암제 및 희귀질환치료제에 대해 적용하고 있는 경제성 평가 예외 혜택을 받을 수 있는 희귀의약품은 극히 제한적이다. 이는 현재 지침이 희귀난치성질환 산정 특례에 해당되는 희귀질환치료제에 한해 이들 예외 조항을 적용하는 것으로 해석하고 있기 때문이다. 그러나 산정특례는 과도한 본인부담을 경감하기 위한 제도로써 이 기준이 환자의 접근성 개선을 위한 신약등재 절차의 기준이 되어서는 안 되며, 오히려 희귀의약품의 경우 소수의 환자를 대상으로 하는 제품 특성상 경제성 평가를 위한 충분한 기초자료 생산이 어려울 수 있어 경제성 평가 예외조항 등 별도의 절차가 필요하다.

ISSUE!

10년(2012-2021)간 허가된 희귀의약품(136개)의 급여율은 52.9%로 해외 대비 낮은 수준 이유는? 개선방법은?

한국에서 허가된 136개의 희귀의약품을 산정특례 분류에 따라 급여율을 분석한 결과 희귀질환치료제(51.1%)와 산정특례 미지정 품목(33.3%)은 항암제(57.6%)보다 낮은 급여율을 나타낸 것이 확인됐다.

중앙대학교 약학대학 이종혁 교수가 2022년에 진행한, '우리나라의 희귀질환치료제 접근성 현황 및 보장성 강화 방안에 관한 연구'를 통해 희귀의약품 지정 및 시판을 나타내는 사용 가능성과 급여등재 및 의료비 지원 등의 보험 제도인 접근 가능성 분석결과 한국에서 지난 10년(2012-2021)간 허가된 희귀의약품(136개)의 급여율은 52.9%로 이를 유사 연구결과와 비교했을 경우 독일

(93%), 프랑스(81.1%)에 비해 상당히 낮은 수준으로 나타났다. 또 희귀의약품 또는 항암제가 국내에서 허가받아 급여까지 소요되는 기간이 평균 27.4개월로 프랑스가 19.5개월, 이탈리아 18.6개월 소요된 것에 비해 비교적 오래 걸렸다.

즉, 산정특례대상으로 지정된 희귀질환에 해당하는 희귀의약품이 환자에겐 본인부담을 줄여주는 제도지만 산정특례 대상 질환이 아닐 경우 보험급여 등재에 장애물로 작용하고 있어 희귀의약품의 접근성을 높이기 위해서는 산정특례대상 여부와 상관없는 등재제도 개선의 필요하다. 즉, 희귀의약품으로 허가받았지만 보험등재가 되지 않아 여전히 사용할 수 없는 불합리한 상황이 발생하지 않도록 희귀/난치질환 산정특례대상 질환 여부와 상관없이 경제성평가면제나 위험분담제 등 약가제도 안에서 검토될 수 있도록 제도개선이 필요하다. 한국의 희귀의약품 지출 비율 또한 3.6%로 OECD 중간값 6.8%에 비해 낮은 수준으로 OECD 국가 중 하위권으로 희귀의약품에 대한 재정적 투자 또한 필요하다.

이 연구에서 우리나라의 희귀의약품 접근성 향상을 위해 5가지 방안을 제시했다.

- *희귀의약품과 희귀질환치료제의 개념 재정립*
- *고가희귀질환치료제의 급여를 위한 건강보험 지출 비중 확대*
- *희귀질환치료제의 보장성 향상을 위한 약가제도 제도개선*
- *경제성 평가 면제제도 대상 확대 및 ICER threshold 상향을 통한 치료보장성 확대*
- *제도 내에서 해결되지 않는 희귀질환치료제에 대해 기금 조성 등*

자료:'Effect of the copayment reduction system on accessibility to orphan drugs in South Korea'(2023년 3월 20일 발표)

4) 대체약제 가중평균가

① 가중평균가

약가 가중평균가(Weighted Average Price, WAP)는 동일성분내 약품별 청구량 비중을 고려한 보정 상한금액으로써, 주성분코드(동일성분, 동일제형, 동일함량은 같은 주성분으로 산정)별 의약품의 Σ(상한금액 × 청구량)/Σ(청구량)으로 산출한다. 건강보험심사평가원 홈페이지(www.hira.or.kr)에 반기 및 연간 가중평균가를 공개하고 있다.

② 대체약제 가중평균가 산출 방법

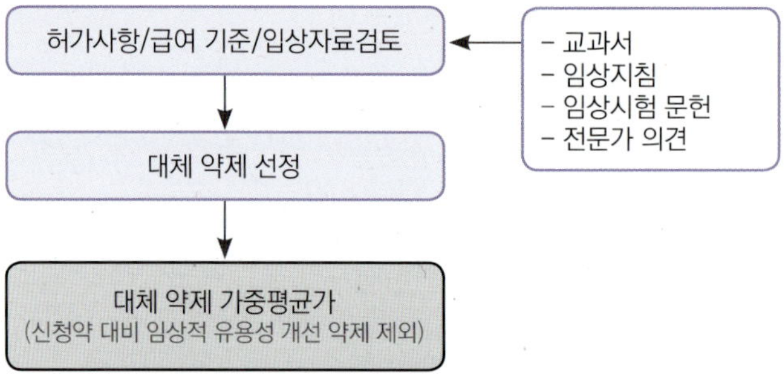

그림 3.10. 대체약제 가중평균가 산출 방법

표 3.7. 대체약제 가중평균가 산출 방법

항목	A성분	B성분
실제 청구량(정)	10,000	60,000
1일 상용량(총)	2정	6정
보정 청구량	5,000	10,000

항목	A성분	B성분
1일 투약비용(원)	200	300
보정 청구량(정)	5,000	10,000
가중 1일 투약비용(원)	266	

일반적으로 개별 성분별 1일 투약비용을 보정청구량(성분별)으로 가중하여 산출한다. 해당 약제의 청구량을 1일 상용량으로 나누어 보정 청구량을 계산하고, 최종 선정된 대체약제가 두 개 이상인 경우, 1일 투약비용에 성분별 보정 청구량으로 가중을 주어 가중 1일 투약비용을 산출한다.

③ 허가 적응증이 다수인 약제의 경우

주요 적응증 위주로 산출하며, 실제 사용량 또는 환자수가 많지 않은 기타 적응증은 별도 평가 생략 가능하다. 적응증별 사용량 또는 환자수 산출이 가능한 경우, 약제별 대상 환자군(적응증)에 차이가 있고, 이를 구분하여 산출이 가능한 경우, 사용량 또는 환자수를 근거로 적응증별 소요비용을 가중한다. 반면, 적응증별 사용량 또는 환자수 산출이 불가능한 경우 적응증별 대체약제 소요비용의 산술 평균(또는 중앙값)을 사용한다.

④ 대체약제 가중평균가를 반영한 신청약제의 단위비용 환산

주요 적응증을 기준으로 대체약제 가중 1일 투약비용을 신청약제의 1일 상용량으로 나누어 산출한다. 식약처 허가사항 상 병용약제, 추가 검사 등이 명시된 경우, 대체약제의 총 소요비용에서 신청품의 병용약제, 추가 검사 등의 소요비용을 제외한 나머지 비용을 신청품의 1일 상용량으로 나누어 산출한다.

항목	신청약제	A성분	B성분
1일 상용량(총)	2정	2정	6정
가중 1일 투약비용(원)	-	266	
대체약제 가중평균가를 반영한 신청약제의 단위비용	133원		

신청품의 함량이 여럿인 경우, 상용량이 되는 신청함량의 단위비용을 산출하고 이를 기준으로 나머지 함량의 단위비용을 아래 표에 따라 환산한다.

◈ 대표 예시

예상용량이 2 mg인 신청약제의 단위비용이 133원으로 산출된 경우, 신청품의 신청함량이 2,4,6,8 mg이라면, 2 mg의 비용을 133원으로 하고, 나머지 함량의 비용을 아래 표에 따라 산출한다.

※ 단, 상용량이 되는 기준 신청함량이 없는 경우, 대체약제 가중평균가 범위에서 약제 상한금액의 산정기준 등을 고려하여 제약사가 함량별 약가를 신청할 수 있음.

표 3.8. 비교 제품과 동일한 함량이 없는 경우의 산정 기준

(1) 신청 제품의 함량이 비교 제품의 함량보다 많을 경우: A × B(또는 B')
(2) 신청 제품의 함량이 비교 제품의 함량보다 적을 경우: A ÷ B(또는 B')
A: (가) 또는 (나)의 기준에 따른 가격
B(생물의약품 제외):{(높은함량/낮은함량-1)× 0.5}+ 1
B'(생물의약품):{(높은함량/낮은함량-1)× 0.9}+ 1
(가) 자사제품이 등재되어 있는 경우: 자사제품 중 가장 근접 함량 제품의 상한금액을 기준으로 한다(다만, 자사제품의 상한금액이 다를 경우 최고가를 기준으로 한다).
(나) 자사 제품이 등재되어 있지 않은 경우 또는 복합제의 경우: 가장 근접한 함량 제품의 상한금액 중 최고가의 53.55%(마약 또는 생물의약품의 경우 70%)를 기준으로 한다.

⑤ 대체약제의 가중평균가 산출이 불가한 경우

대체약제가 없는 경우는 가중평균가 산출이 불가하다. 단, 진료상 필수약제의 경우, 대체약제

가중평균가 산출 없이도 급여 평가할 수 있다. 대체약제 가중평균가 산출이 어렵고, 대체약제 소요 비용의 산술평균(또는 중앙값)도 부적절하다고 판단되는 경우 또한 가중평균가 산출이 불가능한데, 환자군별 용법·용량 구분이 어려운 경우, 행위 관련 약제가 포함되어 비용 산출이 명확하지 않은 경우 등이 이에 해당한다.

⑥ 가중평균가 적용 약가 급락

2020-2023년 특허만료 블록버스터 주요 제품 가중평균가를 살펴보면 리바록사반(오리지널 자렐토정)의 약가 인하가 49.26%까지 급락한 것으로 확인되었다. 그 외 에토리콕시브(오리지널 알콕시아정) 47.41%, 빌다글립틴(오리지널 가브스정) 47.77% 등으로 인하율이 높았다.

표 3.9. 블록버스터 주요제품 가중평균가 변화 추이

연도별 상반기 가중평균가 변화 추이(2020-2023)

성분명 (오리지널)	주성분코드	함량	구분(원)				인하액 (원)	인하율 (%)
			2020(A)	2021	2022	2023(B)	A-B	A-B
트라스트주맙 (허셉틴주)	242802BIJ	150mg	344,505	337,594	337,504	338,601	5,904	1.71
아달리무맙 (휴미라주)	488433BIJ	20mg	224,002	156,801	156,801	156,801	67,201	30.00
베바시주맙 (아바스틴주)	554330BIJ	0.1g	330,387	-	216,896	214,442	115,945	35.09
	554331BIJ	0.4g	1,075,351	-	707,312	701,283	374,068	34.79
에토리콕시브 (알콕시아정)	636901ATB	30mg	580	404	308	305	275	47.41
리바록사반 (자렐토정)	511401ATB	10mg	2,487	2,468	1,281	1,262	1,225	49.26
	511402ATB	15mg	2,450	2,394	1,287	1,274	1,176	48.00
	511403ATB	20mg	2,450	2,393	1,293	1,285	1,165	47.55
	511404ATB	2.5mg	1,330	-	711	709	621	46.69
빌다글립틴 (가브스정)	500801ATB	50mg	448	314	237	234	214	47.77
빌다그립틴/ 메트포민 (가브스메트정)	507100ATB	50/1000 mg	423	423	333	333	90	21.28
	519600ATB	50/500mg	415	310	302	299	116	27.95
	507000ATB	50/850mg	415	415	327	327	88	21.20
에제티미브/ 아토바스타틴 (아토젯)	633800ATB	10/10mg	1,037	892	809	799	238	22.95
	633900ATB	10/20mg	1,315	1,197	1,083	1,062	253	19.24
	634800ATB	10/40mg	1,415	1,363	1,318	1,314	101	7.14
	634600ATB	10/80mg	1,510	1,465	1,434	1,434	76	5.03

5) A8 조정가 상대비교가

① 외국조정평균가

기존 A7 국가인 미국, 영국, 독일, 프랑스, 이탈리아, 스위스, 일본에서 캐나다를 추가해 A8(이하 '외국 8개국'이라 한다.)로 확대 2023년 1월부터 적용하고 있다. 앞서 심평원은 약가 참조국가에 호주까지 추가하려고 했으나 호주의 약가가 상대적으로 낮다는 이유로 제약업계의 반발을 샀고 결국 이를 받아들여 최종적으로 캐나다만 추가하기로 확정하였다. 외국조정평균가는 A8의 약가의 조정평균가(이하 '외국조정평균가'라 한다)를 산출한다.

② 외국조정평균가 산출 방법

외국 8개국의 공장도출하가격에 환율, 부가가치세(10%)와 유통거래폭을 가산한 금액의 평균가로 산출한다. 외국 8개국의 공장도출하가격은 해당국가의 약가책자(해당 국가 약가책자의 인터넷자료 및 기타 인정되는 자료를 포함)에 기재된 금액에서 당해 국가의 부가가치세와 약국 및 도매마진을 제외한 금액으로 미국, 영국, 프랑스, 이탈리아, 스위스의 경우는 동일한 약가책자금액의 65%, 일본의 경우는 82%로 하고 독일의 경우는 약가에 따라 정해진 마진을 참조하여 산출한다. 다만, 제조업자, 위탁제조판매업자, 수입자가 당해국가의 관련 규정 등 정부기관이 발행한 객관적인 자료 또는 약가 책자를 발간하는 회사가 확인한 자료를 공증 받아 제출하는 경우에는 이를 참조하여 산출할 수 있다. 그리고 외국약가는 성분·제형·함량이 같고 회사명 또는 제품명이 같은 제품 중 최대 포장 제품 중 최고가 제품을 검색한다.

※ 단, 회사명 또는 제품명이 같은 제품이 없을 경우는 동일한 성분·제형·함량의 최대 포장제품 중 최고가 제품으로 검색[미국의 경우 Federal Upper Limit price (FUL), Repackagers of products (Repack), Unit Dose 포장 제품은 제외]한다.

③ 색인원칙 등

외국 8개국 약가는 약가 색인시 참고하는 책자로서 최근에 발간된 책자와 약가책자를 발간하는 회사의 인터넷자료로 확인한다. 다만, 약가책자나 인터넷 자료에 해당 제품이 수재되어 있지 아니한 경우 기타 인정되는 자료를 확인한다.

WORKSHOP

- 약가 가중평균가(Weighted Average Price, WAP)를 적용하면 약가는?
- 외국조정평균가 A8 국가(A8: 미국, 영국, 독일, 프랑스, 이탈리아, 스위스, 일본, 캐나다)를 다른 나라로 변경하거나 추가하면 약가는 어떻게 될까?
- 제약 업계에서 약가 참조국에 호주를 추가하는 것을 반대한 이유는?
- 항암제와 Orphan drug이 비싼 이유는?

표 3.10. 인정 자료원

자료: 건강조험심사평가원, 신약 등 협상대상 약제의 세부평가 기준

국가	약가 확인 사이트	비고
일본	https://www.mhlw.go.jp/topics/2022/04/tp20220401-01.html https://www.mhlw.go.jp/stf/seisakunitsuite/bunya/0000078916.html	-
프랑스	http://www.codage.ext.cnamts.fr/codif/bdm_it/index.php?p_site=AMELI https://www.vidal.fr/ https://evidal.vidal.fr/	-
독일	https://www.rote-liste.de/	-
이태리	https://www.codifa.it/ https://www.dica33.it/	Class C는 비급여 항목이므로 인정하지 않음 AIFA 목록 활용 가능
스위스	https://www.xn--spezialittenliste-yqb.ch/ https://compendium.ch/	-
영국	http://www.mims.co.uk	기타 인정 자료원: BNF
미국	https://www.micromedexsolutions.com/home/dispatch	-
캐나다	https://www.formulary.health.gov.on.ca/formulary/ http://www.pmprb-cepmb.gc.ca/pmpMedicines.asp?x=611	-

6) 위험분담제도

위험분담제도(Risk Share Agreement, RSA)란 신약의 효능, 효과나 보험재정 영향 등에 대한 불확실성(Risk)을 제약회사가 일부 분담하는 제도로 항암제, 희귀질환치료제 등의 고가 신약에 대해 선별등재 원칙을 유지하면서도 환자의 접근성을 제고하기 위해 실시했다. 의약품 선별등재 제도가 도입된 후 약제의 유용성, 보험재정영향 등에 대한 불확실성이 크면 공단 입장에서 보험 약제로 등재가 어렵기 때문에 제약회사가 환급 등의 방법으로 재정의 일부를 부담하여 불확실성이 큰 의약품이지만 환자에 접근성이 높고 보험재정을 효율적으로 관리할 수 있는 제도이다. 대표적인 예

로 환자에게 약을 투여하고 효과가 없으면 환불하는 등 다양한 방법으로 제약사가 비용을 부담하는 것이 있다.

현재 위험분담제는 대체 가능하거나 치료적 위치가 동등한 제품 또는 치료법이 없는 항암제나 희귀질환치료제 중 일부의 제품에 대하여 적용하고 있다. 규정상 적용할 수 있는 유형은 환급형, 총액제한형, 환자 단위 사용량 제한형, 조건부 지속치료형 등 여러 가지가 있으나 실제로는 경제성 평가를 의무화한 조건 때문에 주로 환급형으로 제도가 운영 중이다.

현행 위험분담제의 경우 적용 대상과 유형이 제한되는 것 이외에도, 4년의 계약 기간 제한, 계약 기간 내 급여 확대 불가, 위험 분담 기간 중 치료적 동등 약제가 존재할 경우 계약연장 불가 등 여러 가지 제한조건이 많아 2020년 10월에 일부 개정되었다. 일부 개정된 '위험분담제(RSA) 약가협상 세부운영지침 개정(2020년 10월)'에 의하면 3상 조건부 허가약제의 총액계약을 의무화했고 위험분담제 계약 기간을 기존 4년에서 5년으로 연장했다. 또한 위험분담제 재계약(계약종료) 여부를 심평원 약가평가위원회에서 판단했으나 이제는 건강보험공단과 협상에서 결정된다. 건강보험공단은 상한금액, 예상청구액, 환급률 및 캡 재설정, 모든 유형의 만료 시 처리방안 통일 등을 살펴서 재계약 또는 계약종료를 결정한다. 총액제한형 Cap이 예상청구액의 130%에서 100%로 조정됐다.

위험분담제도의 도입을 통하여 보험자는 신약의 급여 결정 원칙을 유지하면서 보험재정을 효율적으로 관리할 수 있으며, 환자는 신약에 대한 의약품 접근성을 보장받을 수 있고 제약사는 적정한 약가 보장을 통한 신약의 적정가치를 인정받아 신약개발에 재투자할 동기를 얻을 수 있는 등의 긍정적 효과를 기대할 수 있게 되었다.

우리나라의 위험분담제도는 일부 예외적인 경우를 제외하고는 위험분담계약에 의하여 비용효과성이 입증된 품목에 대하여 적용하고 있다. 또한, 주로 환급형의 계약을 체결하고 있어 그 원리상 보험재정의 추가적인 비용 없이 비용효과적인 신약을 등재시킬 수 있어 환자의 신약 접근성이 향상된다. 즉, 환급형의 위험분담계약의 경우 재정이 추가적으로 소요되거나 환자부담이 증가하지 않고, 오히려 제약사 입장에서는 담보설정 및 부가세 등 부대비용이 발생하게 되어 제도의 수용성을 저하시키는 요인으로 작용할 수 있다.

표 3.11. 위험분담계약제도 유형

조건부지속치료와 환급 혼합형 (Conditional treatment continuation + money back guarantee)	• 일정기간 약제 투여 후 환자별로 반응을 평가, 미리 정해 놓은 기준 이상으로 반응이 있는 환자에게는 계속 보험 급여하고 그렇지 않은 환자의 사용 분에 해당하는 금액은 건보공단에 환급하는 제도 • 정해진 기준 이상의 치료효과를 보이지 않으면 환자 사용분에 대한 금액을 환급하는 계약임 • 하지만 정해진 기준 이상의 치료효과를 나타내는지 객관적 판단 여부가 제약사의 부담으로 작용될 수 있음

총액제한형 (Expenditure cap)	• 약제의 연간 청구액이 미리 정해 놓은 연간 지출액을 초과할 경우, 초과분의 일정 비율을 제약사가 공단에 환급하는 제도
환급형(Refund)	• 약제의 전체 청구액 중 일정비율을 제약사가 공단에 환급하는 제도
환자단위사용량제한형 (Utilization cap)	• 환자 당 사용한도를 미리 정해 놓고 이를 초과할 경우 초과분의 일정 비율을 제약사가 공단에 환급하는 제도
근거생산 조건부 급여 (Coverage with Evidence development)	• 임상시험 결과에 따라 급여 여부를 결정하는 방법 • 일단 급여 후에 회사가 별도의 임상연구를 수행하여 그 결과에 따라 약품비 환급, 급여 삭제, 재협상 등의 사후 조치함

① 위험분담 약제 현황

위험분담 약제의 현황을 살펴보면 2022년 7월 기준 총 60개 약제가 위험분담 계약을 맺었고, 이중 현재 급여 중인 약제는 42개(재계약 18개 포함)로 집계됐다. 나머지 18개는 계약 종료 이후 일반 등재로 전환됐다. 계약만료 사유는 기간만료가 61.1%(11개)로 가장 비중이 높았고, 다음은 기타 22.2%(4개), 제네릭 등재 16.7%(3개) 순이었다. 위험분담 약제 중 경제성 평가 면제 약제는 26개로 약 43.3%를 차지했다. 특히 2022년 7월까지 위험분담제도로 등재된 약제 5개가 모두 경제성 평가 면제였다. 계약 유형(유형혼합의 경우 중복계산)은 총액제한형이 39개로 가장 많았다. 이어 환급형 32개, 초기치료비용 환급형 7개, 환자단위 사용량 제한형 4개, 성과기반 환급형 1개, 기타 1개 순으로 뒤를 이었다.

표 3.12. 위험분담 약제의 연도별 계약 현황(2022.7월 기준)

	2013년	2014년	2015년	2016년	2017년	2018년	2019년	2020년	2021년	2022년7월
위험분담 약제 (개)	1 (1)	3 (4)	4 (8)	3 (11)	15 (26)	9 (35)	6 (41)	8 (49)	6 (55)	5 (60)
경평생략 약제(개)			1 (1)	1 (2)	6 (8)	6 (14)	4 (18)	2 (20)	1 (21)	5 (26)
경평생략 비중(%)			25.0	33.3	40.0	66.7	66.7	25.0	16.7	100.0

괄호 안은 누계

자료: 이태진(2022), 위험분담제도의 성과평가 및 발전방향 연구 보고서

표 3.13. 위험분담 약제 계약 유형(2022.7월 기준)

유형	환급형	총액 제한형	초기치료 환급형	환자단위 사용량제한	성과기반 환급형	기타
약제수	32	39	7	4	1	1

② 위험분담 약제 급여 등재율

2007년부터 2019년까지 허가받은 신약은 총 317개로 이중 87.7%가 급여 신청한 것으로 파악

됐다. 또 이들 신약의 급여 등재율은 78.5%였는데, 이중 17.0%(비중 21.6%)가 위험분담 약제였다.

전체 허가 신약의 위험분담제도 도입 전후 등재율 차이는 거의 없었다. 2007년부터 2013년까지 162개의 신약이 허가를 받았는데, 이 중 88.3%가 급여 신청해 79.0%가 등재에 성공했다. 또 2014년부터 2019년까지는 155개의 허가 신약 중 87.1%가 급여 신청했고, 78.1%가 급여권에 진입했다. 이와 달리 허가 신약 중 항암제의 경우, 위험분담 제도 도입 이후 등재율이 소폭 증가했다. 2007년부터 2013년까지 40개의 항암제가 허가를 받았는데, 이 중 77.5%가 건강보험에 등재됐다. 위험분담 제도가 도입된 이후인 2014년부터 2019년까지는 45개 허가 항암제 중 82.2%가 등재에 성공했다.

희귀질환치료제 역시 위험분담 제도 도입 이후 등재율이 소폭 증가했다. 2007년부터 2013년까지 51개 허가 희귀질환치료제 중 72.5%, 2014년부터 2019년까지 허가 53개 희귀질환치료제 중 77.4%가 급여권에 진입했다.

③ 위험분담 약제와 일반 등재 약제의 건강보험 약품비 비중

2015년부터 2021년까지 위험분담 약제의 약품비는 연평균 50.9% 증가했으며, 환자 본인부담률을 10%로 가정했을 때 위험분담 약제의 환자 1인당 연간 본인부담금은 평균 약 180만 원 수준으로 나타났다. 또한 연간 약품비 1000만 원을 초과하는 고가의약품 중 2010년부터 2021년까지 위험분담계약 약제 청구비용을 조사한 결과, 제도 도입 초기인 2014년 319억 원에 머물렀던 RSA 대상 약제는 2021년에는 9590억 원으로 증가했다. 연 평균 62.6% 증가에 해당하는 금액이다. 2021년 전체 고가의약품 청구비 1조6927억 원 가운데 RSA 약제가 차지하는 비율은 57%에 달했다. 반면 RSA 비대상 고가약제는 2014년 508억 원에서 2021년 658억 원으로 연평균 4.9% 증가에 그쳤다.

표 3.14. 위험분담 약제와 일반 등재 약제의 건강보험 약품비 비중(2015-2021)

청구 연도	2015년	2015년	2015년	2015년	2015년	2015년	2015년	CAGR[†]
건강보험 약품비[‡](억원)	140,986	154,287	162,098	178,669	193,388	199,116	212,097	7.0%
위험분담 약제 (%)	0.55	0.79	1.28	2.68	3.31	4.19	4.32	50.9%
2014년 이후 허가된 일반 등재 약제[§]	0.06	1.08	1.73	1.99	2.82	3.60	3.80	115.0%

[†] CAGR, compound annual growth rate
[‡] 급여의약품청구현황, 건강보험심사평가원
[§] 2014년 이후 허가된 일반 등재 약제

자료: 이태진(2022), 위험분담제도의 성과평가 및 발전방향 연구 보고서

표 3.15. 고가 의약품 중 위험분담계약 약제 청구 현황(2010-2021)

	2010년	2012년	2014년	2016년	2018년	2020년	2021년	CAGR
환자수(명)								
전체	17,896	18,825	25,460	28,457	45,724	58,571	77,737	17.3%
RSA대상			2,104	5,064	19,350	27,886	44,414	54.5%
RSA종료						2,161	995	
해당없음	17,896	18,825	23,356	23,393	26,374	28,524	32,598	5.6%
약품비(백만원)								
전체	388,347	441,905	540,692	661,778	1,031,876	1,398,519	1,692,784	17.7%
RSA대상	0	0	31,977	133,142	484,547	730,361	959,032	62.6%
RSA종료	0	0	0	0	0	72,168	75,663	
해당없음	388,347	441,905	508,714	528,636	547,330	595,991	658,089	4.9%
환자당약품비(백만원/명)								
전체	22	23	21	23	23	24	22	0.4%
RSA대상			15	26	25	26	22	5.2%
RSA종료						33	76	
해당없음	22	23	22	23	21	21	20	−0.7%

RSA 종료 시점은 정확자지 않음. 2021년 이외의 시점은 정확치 않음. RSA 종료된 약제 역시 RSA를 통해 급여되었음을 고려하여 종료에 의미를 두지 않고 RSA 약제의 범주에 호함하여 해석함

자료: 이태진(2022), 위험분담제도의 성과평가 및 발전방향 연구 보고서

WORKSHOP

- 위험분담제도(Risk Share Agreement)로 계약하는 약제는? 이유는?
- 위험분담제도(Risk Share Agreement)로 가장 많이 하는 계약 유형은? 이유는?
- 위험분담제도(Risk Share Agreement)중 환자단위 성과기반 유형이란?
- 위험분담제도(Risk Share Agreement)중 총액제한적용 계약이란?

ISSUE!

수억 원대 신약 약 값, 비쌀 수밖에 없는 것일까?

노바티스의 백혈병 림프구 CAR-T 치료제 'kymriah', MSD의 비소세포폐암 면역항암제 'keytruda' 등 항암제 신약과 희귀의약품은 비싸서 적기에 치료하지 못해 목숨을 잃어가고 있다. 이들 약제에 대한 신속한 접근권을 보장하기 위해서 한국환자단체연합회는 정부에 급여 확대를 호소하고 있다. 결국 2022년부터 'kymriah'와 'keytruda'는 보험 혜택을 받게 되어 암환자의 재정에 많은 혜택을 주게 되었다.

항암제뿐만 아니라, 희귀의약품과 다른 전문치료제도 비슷한 수준이어서 미국의 경우 처방약 가격이 연간 평균 1억 원이 든다. 길리어드 사이언스의 C형 간염치료제 'sovaldi'는 1 Tablet에 100만 원이 넘는다(한국에서는 보험급여가 되어 1 Tablet당 13만 원). 신약 약 값은 왜 이렇게 비싼가?

이유를 제시하면 다음과 같다.

- 신약 개발의 패러다임이 과거와 다르다. 질병의 진행과 직접 관련되는 biomarker에 대한 정보가 많아지면서 신약 개발은 질병 관련 biomarker를 직접 공략하는 데에 집중한다. 면역제제, 생물학적 제제, 유전자 치료, 맞춤형 신약, 정밀 의학 등의 신기술이 약물 개발에 사용된다. 치료 효과가 높고, 부작용이 상대적으로 적다. 발달된 진단 방법을 이용해서 필요한 환자만을 가려서 투약해 치료의 효율을 높이고, 불필요한 투약을 막는다. 신약 개발은 시간도 오래 걸리지만, 성공률도 낮다. 초기 개발 단계부터 시작해서 마지막 3상 임상시험을 통과하여 최종적으로 신약 승인을 받는 약물은 일부에 불과하여 신약 개발의 비용은 해마다 증가하고 있다.

- 최근의 항암제는 암 특이적, 표적 중심, 환자 맞춤형의 특화 전략으로 개발된다. 암세포를 포함하여 증식하는 세포를 무차별 사멸시키는 방식이 아니라, 특정 암세포에 공격을 집중하는 방식이다. 특정 암세포에만 밀집된 암 표적 항원을 공격하거나, 암세포를 공격하는 면역세포를 활성화시키거나, 암세포만 선택적으로 사멸시키거나, 암세포와 관련된 특정 신호전달을 억제시켜 증식을 막는 등 다양한 방법으로 개발한다. 특정 환자, 특정 암에 대하여 특화하여 투약하게 되어 수혜 환자 수가 상대적으로 적다. 결과적으로 이는 적은 수의 환자가 개발 비용을 부담하는 것이다.

- 'kymriah'는 항암제 중에서도 매우 비싸 3억 6천만 원이다. 'kymriah'는 환자 맞춤형 치료약이면서 유전자 치료법이다. 환자의 면역 T 세포를 유전자 조작해서 면역 능력을 증강시키는 방법이다. 특정 환자가 치료를 받기로 결정하면, 환자의 혈중의 면역 T 세포를 분리해서, 유전자 조작하여 암세포를 잘 인지하고 공격하도록 성질을 바꾼 다음, 다시 환자에게 주입하여 환자가 암세포와 싸울 수 있는 면역 능력을 증강시킨다. 생산부터 품질 관리 과정까지 시설과 장비, 인력이 특정 환자 한 사람만을 위해 투입된다. 환자 한 사람만을 위한 방법이니, 대량 생산이 불가능하여 약 값이 비싸다.

'kymriah'가 비싼 또 다른 이유는 'kymriah'의 혜택을 받을 수 있는 환자의 수가 적기 때문이다. 'kymriah'를 투여받는 대상은 혈액암 중에서도 '재발성 또는 불응성의 급성 림프구성 백혈병' 환자와 '재발성 또는 불응성의 미만성 거대 B 세포 림프종암' 환자이다. 한국의 경우 급성 림프구성 백혈병 환자와 미만성 거대 B 세포 림프종암 환자의 수는 모두 합해서 수천 명으로 추산된다. 환자는 먼저 화학 요법, 방사능 요법, 이후 면역제제 등으로 치료받으며, 대부분 치유가 된다. 재발하는 경우, 골수 또는 줄기세포 이식이 필요하기도 하다. 이상의 치료 방법으로도 치유되지 않거나 재발하여 다른 치료의 여지가 없는 경우에 'kymriah'를 투여한다. 소수의 환자가 'kymriah'의 개발비용을 감당해야 하니 치료비가 비싸다.

● 희귀병에 쓰는 약 값은 비싸다. 개발비를 부담할 환자 수가 적기 때문이다. 바이오젠의 척수성 근위축증(Spinal Muscular Atrophy, SMA) 치료제 'spinraza'는 선천적으로 유전자 이상이 있는 척수성 근위축증(SMA) 환자에 쓰는 약이다. RNA 약물을 투여하여 환자의 변이된 유전자도 제대로 된 단백질을 만들어 내도록 보정시키는 일종의 유전자 치료법이다. 첫해에 6억 원, 이후 매년 3억 원의 약 값이 든다. 평생 투약해야 한다. 국내 건강보험 적용을 받는 가장 비싼 약이다. 노바티스의 'zolgensma'는 세계에서 가장 비싼 약물이다. 한국에서도 허가를 받았다. 역시 선천적으로 유전자 이상이 있는 척수성 근위축증(SMA) 환자에 쓰는 약이다. 변이된 유전자를 대체하여 기능할 수 있도록 정상 작동하는 유전자를 추가적으로 환자에게 넣어 손상된 기능을 근본적으로 교정하는 유전자 치료법으로 치료비는 20억 원이다.

● 약물 개발이 표적 특화형, 환자 맞춤형, 정밀 의학으로 바뀌고, 새로운 치료 방식이 개발되면서, 신약 가격은 약 값은 폭등하고 있다. 접근이 불가능할 정도로 비싼 약 값은 한국뿐 아니라 모든 나라가 공통으로 직면하고 있는 문제이다. 경제 규모, 규제 방식과 의료 보험 체계에 따라 각국은 나름의 방식으로 대응한다. 환자에게 있어서 투약의 기회는 생과 사 또는 삶의 질이 걸린 문제이다. 의사는 치료를 해야 하는데 약 값 때문에 하지 못한다. 보험 당국은 의료 비용을 관리해서 다수의 환자가 혜택을 보게 해야 한다. 제약회사는 개발비를 보전하고 혁신에 대한 보상을 받아야 신약 개발에 투자할 수 있다. 치료 기회의 확대와 비용의 규제를 고민하는 동안에도 신약 개발의 패러다임은 거침없이 진화하고, 의료 환경은 계속 변하고 있다.

ISSUE!

위험분담제 약제 추가 적응증에 대한 비용효과성 입증

기허가된 의약품은 대부분 임상시험을 진행하여 유효성, 안전성을 입증해야 적응증을 추가할 수 있다. 하지만 임상시험을 대신해 미국 FDA는 실제임상증거(Real World Evidence, RWE)를 활용한 허가심사 체계 기반을 마련하기 위해 관련 프로그램의 틀을 마련하고 있으며, 국내에서도 이에 맞춰 RWE를 의약품 허가심사에 반영할 것으로 예상된다. 실제임상자료(Real World Data, RWD)는 다양한 자료원을 통해 수집되는 환자, 건강상태, 보건의료 전달체계와 관련된 각종 자료들을 의미하며, RWE는 RWD 분석을 통해 의약품 등의 사용현황 및 잠재적인 유익성과 위해성에 관한 임상적인 증거를 말한다. 미국사회에서 RWE를 활용한 기허가 의약품의 적응증 추가에 대해 우려와 비판이 존재한다. 이에 FDA는 ① 윤리적으로, 임상적으로 무작위대조시험(Randomized Controlled Trial, RCT)을 할 수 없는 경우 ② 희귀질환의 경우 ③ 2개의 서로 다른 데이터베이스에서 일관된 결과가 도출되어 타당도를 증명하는 경우에만 RWE를 허용하고 있다. 실제로 RWE를 활용한 사례로 미국에서 전이성 메켈세포암종(Merkel Cell Carcinoma, MCC) 환자들을 위한 치료제로 개발된 면역항암제 '아벨루맙'에 대해 적응증이 추가됐다.

2020년 7월부터 국내 제약사들이 새로운 효능 인정을 위해 임상시험을 진행할 경우 식약처는 개별환자, 특정질환 치료를 위해 의료진이 사용 중인 허가 초과 의약품 중 임상을 통해 안전성, 유효성을 인정받은 적응증은 허가사항에 반영하기로 했다. 개별환자, 특정질환 치료를 위한 의료진의 허가초과 의약품 사용에 대해 안전성, 유효성 평가, 부작용 모니터링 등을 진행하고 있다. 우리나라에서 위험분담제(Risk Share Agreement, RSA) 약제 적응증을 추가하려면 적응증 확대와 위원회를 거쳐야 한다.

건강보험심사평가원은 2020년 3월 '신약 등 협상약제의 세부평가기준 개정안'을 발표했다. 2020년 9월 시행된 약가제도 개정안에 따르면 RSA 약제의 급여범위 확대(적응증 추가) 시 비용효과성을 입증하도록 되어 있다. 현재는 확대 적응증이 RSA 대상에 해당하는 약제는 공단과의 협상으로 상한가격 및 환급률을 조율하면 되는데, 여기서 단계가 추가되면서 시간이 더 소요되고 비용효과성 입증이 어려운 사례도 발생할 수 있다. 글로벌회사의 대안은 확대 적응증이 RSA 적용 대상에 해당될 경우 반드시 비용효과성 입증이 아닌 공단협상을 통한 계약 유형 및 상한금액 조정으로 환자 접근성이 우선될 수 있도록 하고, 비용효과성 검토는 개별사안에 따라 고려 가능하도록 유연하게 적용되어야 한다고 주장하고 있다. 또한 추가 적응증의 비용효과성 자료 제출에 따른 심사평가원, 보험공단의 각 부서별 기능과 검토사항, 절차의 명확화가 필요하며 서로 다른 위원회와 부서 등에서 중복적으로 재정 및 비용효과성을 검토하는 것은 환자 접근성 지연을 초래한다고 주장하고 있다.

WORKSHOP

- 위험분담제(RSA) 약제 적응증별 구분 없이 가장 낮은 가격을 최종 단일 가격으로 하게 된다면 글로벌회사는 어떻게 할까?

7) 약가협상

우리나라는 보험의약품 등재제도에서 선별등재 시스템을 취하고 있다. 이에 따라 의약품이 건강보험의 적용을 받기 위해서는 약가고시에 등재되어야 한다. 또한, 약가고시에 등재되기 위해서는 필수적으로 개개의 의약품 별로 상한 금액을 함께 등재하여야 한다.

개별 의약품의 상한금액이 정해지는 과정을 세분화해보면, 기존에 약가고시에 등재되지 않은 의약품이 새로 약가고시에 등재되는 과정에서 해당 의약품의 상한금액을 결정하는 절차와 이미 약가고시에 등재되어 있는 의약품에 대한 상한금액을 조정하는 절차로 나누어 볼 수 있다.

결정절차는 다시 상한금액 결정 방식에 따라 다시 약제의 제조업자·위탁제조·판매업자·수입자 등 약제 요양급여 결정신청권자가 국민건강보험공단 이사장과의 협상을 통해 그해 약제의 상한금액을 결정하는 것과 보건복지부장관이 정하여 고시한 약제 산정기준에 따라 상한금액을 결정하는 것으로 나눌 수 있다. 조정절차도 마찬가지로 다시 협상대상 약제와 산정대상 약제로 분류할 수 있다. 이상의 내용을 표로 정리하면 다음과 같다.

표 3.16. 약가협상 도입취지

<table>
<tr><th>구분</th><th colspan="2">대상</th><th>기준</th></tr>
<tr><td>협상</td><td colspan="2">• 보건복지부장관이 협상을 명한 약제(신약 및 일부 자료제출의약품 등)
• 직권 결정 및 조정신청 약제 등
• 사용량-약가 연동 협상 대상 약제
• 사용범위 확대 약제</td><td>'협상 참고가격'등 「약가협상지침」에 따라 국민건강보험공단과 제약회사가 협상
(유형1)약가협상 시 예상사용량보다 30% 이상 증가한 약제
(유형2)적응증 추가 등으로 사용량이 30% 이상 증가한 약제
(유형3)유형1, 2 적용 후 전년대비 사용량이 60% 이상 증가한 약제
(유형4)협상 없이 등재된 후 전년대비 사용량이 60% 이상 증가한 약제</td></tr>
<tr><td rowspan="4">산정</td><td rowspan="2">자료제출 의약품</td><td>• 염변경(이성체)
• 새로운 제형(동일 투여경로)</td><td rowspan="4">「약제의 결정 및 조정 기준」의 산정기준에 따름</td></tr>
<tr><td>• 새로운 용법 · 용량</td></tr>
<tr><td colspan="2">복제약(약제급여목록표에 등재된 약제와 동일)</td></tr>
<tr><td colspan="2">기타(기초수액제, 마약 등)</td></tr>
</table>

자료: 이태진, 2014, 제약산업정책의 이해, 한국보건산업진흥원

◈ 협상대상 도입배경

약가협상제도는 '약제비 적정화', '보험자(건보공단)의 재정책임성 강화' 등을 목적으로 지난 2006년 12월 도입되었다. 국민건강보험공단과 제약기업간 협상을 거쳐 좋은 약을 적정가격으로 적시에 보험에 등재하는 것이다.

◈ 협상대상 약제의 상한금액 결정

가. 약가협상 절차

약제의 제조업자, 위탁제조 판매업자, 수입자 등이 약제 요양급여의 결정신청을 한 후, 건강보험심사평가원장이 약제급여 평가위원회의 평가를 거쳐 그 결과를 보건복지부 장관에게 보고하면, 보건복지부 장관은 당해 약제가 산정대상 약제나 한국희귀의약품센터의 장이 요양급여 대상 여부의 결정을 신청한 약제가 아닌 경우 국민건강보험공단 이사장에게 당해 약제의 제조업자, 위탁제조 판매업자 또는 수입자와 당해 약제의 상한금액에 대한 협상을 하도록 명하여야 한다.

※ 근거 법령: 국민건강보험 요양급여의 기준에 관한 규칙 제11조의 2 제7항

이와 같은 보건복지부 장관의 협상명령이 있게 되면, 국민건강보험공단은 급여적정성 평가자료, 보험재정에 미치는 영향, 외국의 약가, 특허현황, 국내 연구·개발 투자비용, 의약품공급능력 등을 고려하여 급여의 적정성이 있다고 협상에서 용인되는 가격의 범위를 설정한 후 협상 참고가격의 범위 내에서 신청자와 60일 이내에 협상을 진행한다. 협상을 통해 쌍방이 약가에 합의하면 건강보험 정책심의위원회의 심의를 거쳐 합의된 약가가 보건복지부 장관에 의해 약가고시에 등재된다.

만일 신청자가 협상 참고가격의 범위를 벗어난 가격을 고집하는 경우 약가협상은 결렬되고 결렬 후 신청자가 다시 요양급여 신청을 하면 건강보험심사평가원의 약제 급여평가위원회에서 다시 급여적정성 평가를 한 후 보건복지부장관의 재협상 명령에 따라 재협상이 이루어진다. 그러나 대체할 수 있는 의약품이 없는 필수의약품의 경우 약가협상이 결렬되면 보건복지부의 약제급여조정위원회에서 건강보험공단과 신청자 양측이 주장하는 가격에 대한 심의 및 조정을 거쳐 보건복지부 장관이 직권으로 약가를 결정하여 약가고시에 등재하게 된다.

나. 약가협상 현황

건강보험공단의 약가협상 공개 결과에 따르면 2007년~2022년까지 총 2,542품목 약가협상이 완료됐다. 연도별 약가협상 완료 약제수를 살펴보면 2009년 102개, 2011년 243개, 2020년 304개, 2022년 363개가 협상을 완료했다. 약가협상 대상의 증가 원인은 사용량-약가 연동 협상 등이 확대된 것이 주요 원인으로 생각된다. 신약의 경우, 공단과 제약사의 약가협상을 통해 약가를 결정하고 이미 급여 중인 전문의약품은 사용량 증가 시(사용량-약가 연동제) 공단과 제약 간 약가협상을 통해 약가 인하폭이 결정되는 구조이다. 즉, 오리지널을 지닌 다국적 제약사와 복제약 중심의 국내 제약사 모두 공단과 협상 결과에 따라 희비가 갈린다는 의미다.

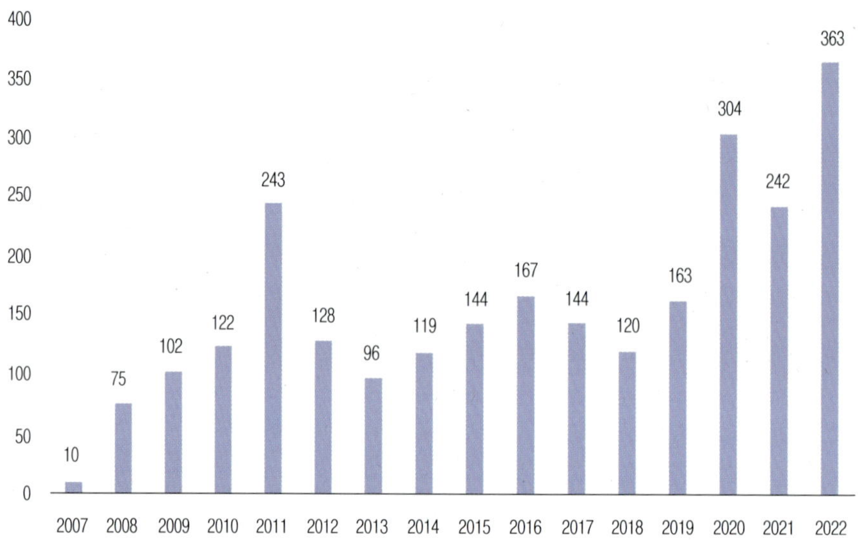

그림 3.11. 건강보험공단 약가협상현황

WORKSHOP

- '신약협상'은 다국적회사에서. '사용량연동협상'은 국내회사에서 많은 이유는?
- 사용량연동협상 유형에서 유형 '다'가 가장 많은 이유는?

◈ 약가협상 면제제도

약가협상 면제제도는 협상 절차의 생략을 통해 보험등재 기간을 단축시켜주는 제도이다. 세부적으로 내용을 살펴보면, 신청약제와 대체약제 비교 시 임상적 유용성이 유사한 수준으로 '대체약제 가중평균가'로 급여 적정성을 인정받는 경우 제약사가 대체약제의 가중평균가(신약의 특성에 따라 90~100%)를 수용하면 건강보험공단과의 상한금액 협상(60일)을 생략할 수 있게 한 제도이다.

ISSUE!

약가협상 'Korea Passing' Case

최근 다국적 제약회사들이 해외 급여등재에서 더 유리한 가격을 받기 위해 한국 시장에서의 급여절차를 포기하거나 철회하는 사례가 발생하고 있다. 타국에서의 약가협상을 위해 급여신청 시 한국을 배제하는 이른바 '코리아 패싱(Korea Passing)' 우려가 높아지고 있다. 특히 세계 최대 제약시장인 중국과 미국이 참조가격제도(International Reference Pricing, IRP) 도입을 긍정적으로 바라보면서, 한국을 배제할 가능성이 더욱 커지고 있어 대책 마련이 시급한 상황이다. 실제로 외국에서의 약가 문제로 한국에서 급여를 포기하거나 철회하는 사례가 이어지고 있다. 2020년에 노바티스(Novartis)는 천식치료제 졸레어(Xolair; 성분명 오말리주맙)가 건강보험심평가원 약제급여평가위원회를 통과했음에도 건강보험공단 약가협상 단계에서 급여 신청을 포기했다. 당시 노바티스는 중국에서도 졸레어에 대한 급여등재 절차를 밟고 있었는데, 중국이 한국을 약가 참조국에 추가했기 때문이다.

미쓰비시다나베파마(Mitsubishi Tanabe Pharma)는 근위축성 측삭경화증 치료제인 '라디컷(Radicut; 성분명 에다라본)'의 보험급여 적용을 위한 약가협상에 철회 의사를 밝혔다. 회사는 국내외 약가 기준에 대한 견해 차이 때문이라고 했지만, 캐나다에서 약가를 더 높게 받기 위한 본사의 조치로 확인되었다. 이어 오노약품공업(Ono Pharmaceutical)은 7월 면역관문억제제 옵디보(Opdivo; 성분명 니볼루맙)의 폐암 2차, 3차 요법에 대한 급여확대 사전협상이 결렬된 뒤 재협상을 거부한 것이 알려졌다.

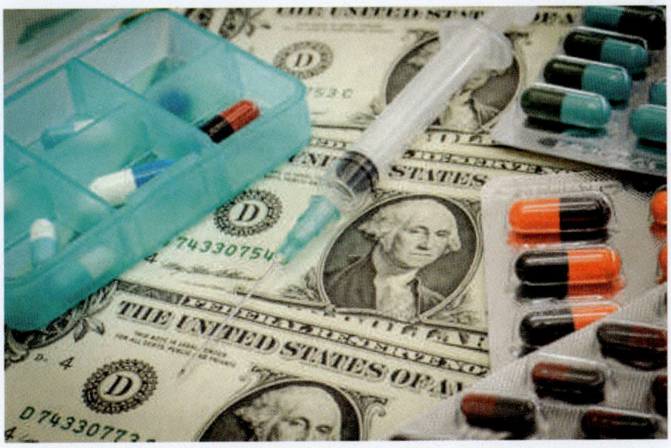

ISSUE!

동아ST '시벡스트로' Case

시벡스트로는 항생제 내성균인 메티실린-내성균주(MRSA) 등 그람양성균이 유발하는 급성 세균성 피부 및 피부구조 감염 치료에 사용하는 제품이다. 개발 당시 기존 항생제 내성균 피부감염 환자들에게 사용할 수 있는 슈퍼항생제로 주목받았던 항생제 신약을 자진 반납했다. 식약처는 신약 허가 이후 6년 동안 원칙적으로 3,000건 이상의 시판 후 조사 자료를 제출하지 않으면 판매금지 및 허가 취소 처분을 내린다.

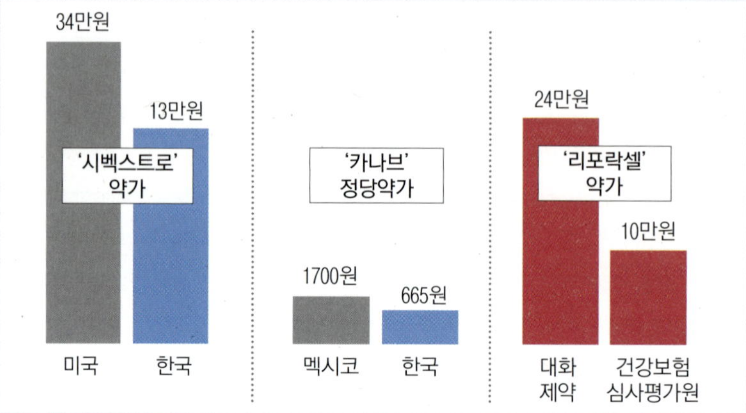

그림 3.12. 국산신약 국내, 외국 약가 비교

표 3.17. 낮은 약가에 따른 의약품 출시 현황

기업	의약품	한국 출시 여부	해외 출시 여부
보령제약	카나브	O	O
동아ST	시벡스트로	X	O
대화제약	리포락셀	X	X

ISSUE!

'kymriah' 'keytruda' 약제급여평가위원 심의통과 → FINANCIAL TOXICITY 해결될까?

한국노바티스의 CAR-T 치료제 '킴리아(티사젠렉류셀)'와 비소세포폐암 1차 치료에 사용되는 한국MSD의 면역항암제 'keytruda(펨프롤리주맙)'가 약제급여평가위원회를 통과했다.

- 'kymriah'는 더이상 치료 방법이 없는 재발 또는 불응성 25세 이하 B세포 급성림프구성백혈병 및 성인 미만성 거대 B세포 림프종에 사용된다. 'kymriah'는 한국노바티스가 '허가-급여평가 연계 제도'를 활용해 2021년 3월 3일 건강보험 등재 신청을 했고, 약 7개월이 경과한 10월 13일 조건부로 암질환심의위원회를 통과되어 급여확대를 이룰 수 있었다. 비급여 치료비가 5억원에 달하는 CAR-T 치료제 'kymriah'가 성과기반 위험분담(RSA) 등을 조건으로 약가 협상테이블로 이동한다.
  건강보험심사평가원은 2022년 제1차 약제급여평가위원회(이하 약평위) 심의 결과를 공개했다. 심의 결과에 따르면 'kymriah'는 ① 25세 이하의 소아 및 젊은 성인 환자에서 이식 후 재발 또는 2차 재발 및 이후의 재발 또는 불응성 B세포 급성림프구성백혈병(ALL)의 치료 ② 두 가지 이상의 전신 치료 후 재발성 또는 불응성 미만성 거대 B세포 림프종(DLBCL) 성인 환자의 치료 등 2가지 적응증에 대해 급여 적정성이 있는 것으로 심의됐다. 다만, 급성림프성백혈병에 비해 임상성과가 미흡한 미만성 거대 B세포 림프종의 경우 환자 단위 성과기반 RSA를 적용하고 전체 제출에 대해 총액제한을 적용하는 조건이다. 'kymriah'는 공단과 구체적인 가격, 약제에 대한 예상 사용량 및 환급률, 치료효과 기준 및 Cap 등에 대한 협상을 하게 된다.
- 'keytruda'는 2017년 비소세포폐암 2차 치료제로 급여 등재된 이후 적응증 확대가 이뤄지지 않았다. 한국MSD는 2017년 9월 비소세포폐암 1차 치료제로 급여기준 확대 신청을 했으나, 여러 번 실패 끝에 2021년 7월 14일 암질환심의위원회를 조건부로 통과되어, keytruda 역시 많은 환우들이 원하던 급여 확대를 이룰 수 있었다. 약평위를 통과한 두 치료제는 건강보험공단과 제약사 간 약가협상, 건정보험정책심의위원회 심의 등 후속 절차가 남았다.

① 환자 단위 성과기반 유형
실제로 나타난 효과에 기반한 지불제도(Value-based contract; Risk-sharing agreement; Outcomes-based contract)으로 일정 기간 약제 투여 후 환자별로 치료 효과를 평가해 미리 정해 놓은 기준 이상 치료 효과가 있는 환자에게는 계속 급여하고, 그렇지 않은 환자의 사용분에 해당하는 금액은 업체가 공단에 환급하는 방법이다.

② 총액제한 적용
약제의 연간 청구 금액이 공단과 업체가 협상을 통해 미리 정해 놓은 연간 지출상한액(Cap)을 초과할 경우 초과분의 일정 비율을 공단에 환급하는 형태다.

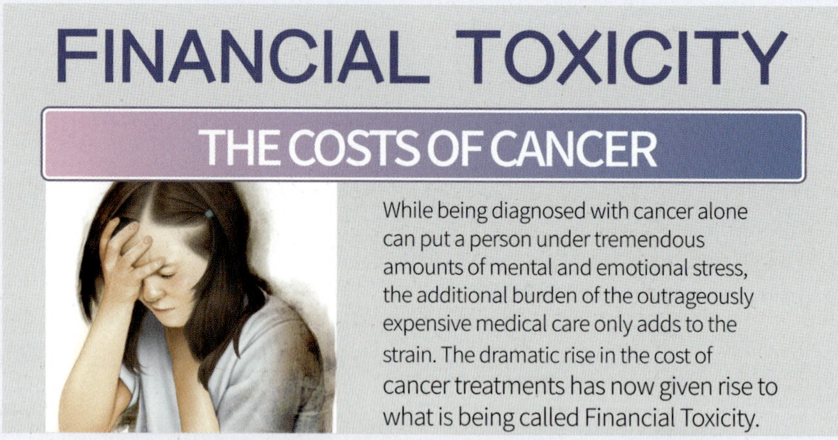
FINANCIAL TOXICITY
THE COSTS OF CANCER
While being diagnosed with cancer alone can put a person under tremendous amounts of mental and emotional stress, the additional burden of the outrageously expensive medical care only adds to the strain. The dramatic rise in the cost of cancer treatments has now given rise to what is being called Financial Toxicity.

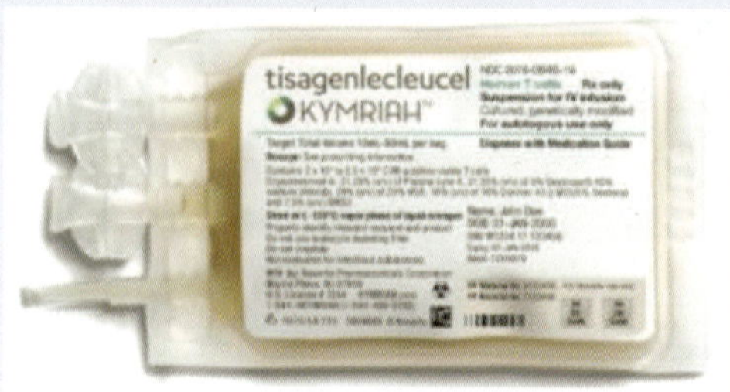

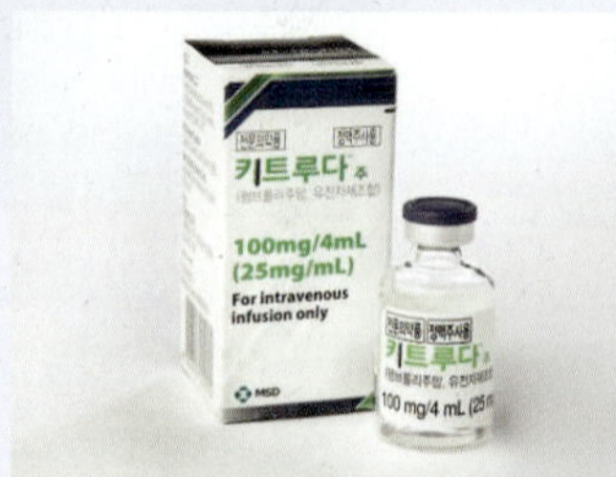

출처:NOVATIS, MSD

ISSUE!

13개 암 무더기 급여 등재 신청한 키트루다…그 배경은?

MSD가 면역항암제 '키트루다(성분명 펨브롤리주맙)'는 미충족 수요가 높은 13개의 암 적응증에 대해 보험 급여 기준 확대를 신청하여 그 배경에 관심이 집중되고 있다.

이번에 급여 기준확대를 신청한 적응증은 ▲조기 삼중음성 유방암 ▲전이성 또는 재발성 삼중음성 유방암 ▲전이성 또는 재발성 두경부암 ▲진행성 또는 전이성 식도암 ▲신세포암 수술 후 보조요법 ▲비근침습성 방광암 ▲지속성, 재발성 또는 전이성 자궁경부암 ▲진행성 자궁내막암 ▲MSI-H 또는 dMMR 전이성 자궁내막암 ▲MSI-H 또는 dMMR을 나타내며 수술할 수 없거나 전이성인 직결장암 ▲MSI-H 또는 dMMR 전이성 소장암 ▲MSI-H 또는 dMMR 전이성 난소암 ▲MSI-H 또는 dMMR 전이성 췌장암 등이다.

MSD는 해당 암은 환자의 생존을 위협할 만큼 공격적이지만 대체 약제나 급여가 인정되는 최신 치료법이 없어 '키트루다'의 접근성 향상이 요구되는 상황이라며 새로운 치료제에 대한 임상적 요구도 및 급여 필요성이 높은 적응증에 대해 급여 확대를 신청했다.

급여기준 확대를 신청한 '키트루다' 단독 및 병용요법은 환자 생존율과 삶의 질 개선 등의 임상적 유용성을 입증하고 미국NCCN, ESMO 등 글로벌 가이드라인에서 권고되는 표준 치료옵션이라는 것이 MSD의 설명이다. 급여확대 신청한 적응증에 대한 급여 적용 시 암으로 인한 고통과 피해 및 사회적 부담 경감에 기여할 것이다. '키트루다'의 건강보험 적용을 간절히 기다려온 암 환자와 가족, 의료진에게 이번 급여 신청 소식이 분명 희망이 될 것이다.

'키트루다'13개 암 급여 신청 이유는?

13개 적응증에 대한 일괄 급여 신청은 큰 틀에서 '키트루다'의 접근성 향상으로 더 많은 국내 암 환자들의 생명을 구하고 삶의 질을 개선이라는 취지를 담고 있다. 다만, 질환을 막론하고 신약 혹은 새로운 적응증에 대한 급여인정을 받는데 시간이 걸리는 만큼 MSD가 무작정 급여확대 도전에 나선 것은 아닐 것이다. 가장 먼저 생각해 볼 수 있는 요소는 이미 가장 많은 암종에서 적응증을 가지고 있는 것으로 알려진 '키트루다'의 영향력 확대다.

MSD 발표에 따르면 2023년 6월 기준 항PD-1 계열의 '키트루다'는 가장 많은 암종에서 임상적 유용성을 입증한 면역항암제로 2상 및 3상 임상연구에서 확인한 치료 혁신성을 계속해서 선보이고 있다. 다른 관점에서 바라보면 국내에서 적응증은 계속 늘어나고 있지만 이에 발맞춰 적응증별로 순차적 급여확대를 하기에는 소요되는 시간이 많았을 가능성도 고려됐을 것이다. 특히, 신청된 적응증 중 일부는 환자가 소수라는 점에서 적응증 일괄 신청에 따른 시너지 효과도 기대해 볼 수 있다.

MSD의 정확한 의도는 알 수는 없지만 환자 수가 적은 개별 적응증에 대해 일괄적으로 급여 신청을 제출하면서 전반적인 관심도를 높이는 효과는 있을 것이다. 최근 '키트루다'가 다양한 적응증에서 지속적으로 임상 결과를 발표하는 만큼 암종 전반에 영향력을 확보하고자 하는 의도도 있다고 본다. 이와 함께 국내의 '키트루다' 급여 진행 상황이 참조국에 영향을 줄 수 있다는 점도 반영됐을 것이라는 관점도 있었다. 또한 국내에서 해외 약가를 참조하듯 반대로 국내 약가를 참조하는 국가들이 있고 이는 MSD의 전략에서 매우 중요시되고 있다.

13개 적응증 궁금증 업무 로딩…약가 어떻게 논의될까?

이번에 MSD의 '키트루다' 13개 적응증 신청과 관련해 가장 궁금한 점은 실제 실효성 여부다. 많은 치료제가 1개 적응증을 추가해도 많은 시간이 필요하다는 점을 고려했을 때 실제 성과로 이어질 수 있을 것인가에 대한 의문이다. 다만 이를 두고 여러 관계자는 급여 도전이 무조건 이뤄지는 것은 아니라고 보고 있다. 여러 전략을 바탕으로 한 하나의 시도로 보는 것이다. 급여 절차 특성상 신청을 한다고 무조건 이뤄지는 개념이 아니기 때문에 여러 전략 중 하나로 이러한 무더기 신청을 택했을 것이다.

이와 함께 한 번에 많은 적응증이 보험급여를 노리는 만큼 '키트루다'의 약가가 어떻게 결정될지도 주목받고 있다. 현실적으로 봤을 때 이미 많은 적응증에서 급여가 적용되고 있는 키트루다가 약가 면에서 일부 양보해야 하는 것이 불가피한 상황이다. 이와 더불어 약가를 낮추는 것과 별개로 추가 적응증 진입에 따른 약가 인하 절차도 남아있다.

WORKSHOP

- 글로벌회사의 몇몇 신약이 'Korea Passing'을 하는 이유는?
- 글로벌회사의 신약의 'Korea Passing'을 방지하기 위한 방법은?
- 동아ST의 '시백스트로'는 왜 한국시장에 출시하지 않았나?
- 건강보험 급여결정 기간 단축이 건강보험 재정에 미치는 영향은?
- '킴리아' 혹은 '키트루다'가 건강보험 적용되면 본인 부담 비율은?

ISSUE!

국내 환자들의 신약에 대한 접근성이 떨어지는 이유와 대안은?

● 이유

국내 환자들의 신약에 대한 접근성이 떨어지는 가장 큰 이유는 건강보험 급여 결정이 매우 늦기 때문이다. 신약 접근성은 '환자 중심'으로 끌어 올려야 한다. 환자가 건강해지면 환자와 가족의 삶의 질이 향상된다. 이렇게 되면 결국 국민 건강이 증진되고 사회 전체가 부담하는 비용은 줄어든다.

신약은 환자의 생명을 연장하고 삶의 질을 개선한다. 더불어 신약은 건강 수준을 올리고 총 의료비 지출을 줄여 경제적 가치 창출에 기여한다. 이는 환자가 신약을 쓸 수 있도록 신약 접근성을 적극적으로 보장해야 하는 핵심 요인이다. 하지만 한국의 신약 접근성은 여전히 낮다. 15년간(2011-2019년) 의약품 관련 정책 변화와 환자들의 신약 접근성을 통시적으로 분석한 보고서에 의하면, 국내 신약 등재율 및 등재 속도는 의료 선진국 대비 크게 낮았다. 2011~2019년 전세계에 출시된 356개 신약 가운데 국내 급여권에 진입한 신약은 128개(약 36%)에 불과했다. 미국, 캐나다, 프랑스 같은 의약 선진국(A7 국가)의 평균인 200개(58%)에 크게 미치지 못하는 수치다. 2019년 한국보건사회연구원 연구보고서에 따르면 지난 2016~2018년 국내에서 허가된 신약 중 50% 정도만 건강보험의 급여 목록에 등재됐고, 등재될 때까지 최소 3~4년이 걸리는 것으로 나타났다. 이처럼 환자가 쓸 수 있는 신약의 숫자가 우리나라에서 작은 이유는 무엇보다도 보험급여를 받기까지 오랜 시간이 걸리기 때문이다. 이것은 2007년에 도입된, 비용효과성이 입증된 신약에만 보험급여를 하는 선별등재제도 때문이다.

표 3.18. 전 세계 주요 국가의 신약 등재율과 등재기간(2011-2019년 개발된 356개 혁신신약)

	New medicines Available	Average Delay in Availability of New Medicines
대한민국	35%	28개월
호주	39%	20개월
아일랜드	41%	20개월
벨기에	44%	22개월
캐나다	46%	15개월
스위스	46%	17개월
스페인	49%	23개월
프랑스	50%	18개월
핀란드	51%	16개월
일본	51%	16개월
이탈리아	51%	20개월
네덜란드	53%	7개월
노르웨이	54%	13개월
덴마크	54%	12개월
스웨덴	54%	8개월
오스트리아	58%	11개월
영국	59%	11개월
독일	63%	10개월
미국	87%	0-3개월

출처: PhRMA analysis of IQVIA Analytics Link and U.S. Food and Drug Administration (FDA), European Medicines Agency (EMA) and Japan's Pharmaceuticals and Medical Devices Agency (PMDA) data. June 2020.

● 보험급여 지연을 해결할 대안

① 선별등재제도 이후로 대부분 낮은 가격에 등재하고자 하는 일방적인 정책은 비용절감 효과는 있으나, 등재가 지연되면서 수반되는 부작용도 많다. 환자의 생명 연장, 삶의 질 개선과 더불어 경제활동 복귀, 근로 생산성 향상, 일자리 창출 등 신약을 통해 얻을 수 있는 사회적 가치도 고려할 필요가 있다.

② 점증적비용효과비(ICER) 임계치를 탄력적으로 적용해야 한다. ICER은 신약이 질병을 치료해 1년 더 산다고 가정할 때 사회가 얼마나 추가 비용을 부담할 준비가 됐는지 화폐 가치로 환산한 것이다. 국민소득이 증가했고 삶의 질에 관심이 높아지면서 혁신 신약을 요구하는 환자가 더 많아졌지만 현행 ICER 임계치는 오래 전 수치 그대로다. 한편 신약의 사회경제적 가치가 분명한 중증 및 희귀질환에는 더 높은 ICER 임계치를 인정할 필요가 있다.

③ 상대적으로 고가인 국내 제네릭 약가를 시장 기능에 맡겨 인하를 유도하고 과학적 타당성과 경제적 효과가 입증되지 않은 의료 서비스에 낭비되던 건강보험 재정 지출을 줄여야 한다. 이렇게 되면 중증 및 희귀질환자의 신약 접근성이 강화되는 방향으로 건강보험 재정을 재분배할 수 있다.

④ 환자의 의료비를 지원하는 별도 기금을 조성하는 방안도 검토되어야 한다. 여전히 신약 접근성이 낮다면 사회적 합의를 거쳐 건강보험 이외의 재원을 마련할 수 있다.

⑤ 실제 나타난 효과에 기반한 지불 제도(Value-based contract, Risk-sharing agreement, Outcomes-based contract)를 우리 실정에 맞게 초고가 의약품에 활용해야 한다. 구체적으로는 단기 효과(치료 30~90일 후의 개선 효과)와 장기 효과 유지 여부(치료 후 30개월간)로 분류한다. 2022년 CAR-T 치료제 '킴리아'가 계약한 유형이다.

⑥ 항암제등 초고가 의약품은 매우 비싸기 때문에 환자의 접근성 향상을 위하여 분할 상환 지급 모델(Amortized payment model)도 대안 중 하나이다.

⑦ 선급여후평가: 경제성 평가를 먼저 하지 않고 우선 보험급여를 해주는 위험분담제의 대상 질환을 확대하고 신약의 보험급여를 촉진하는 다양한 방법을 모색해야 한다. 삶의 질을 현저히 떨어뜨리는 중증 만성질환에도 위험분담제를 적용해야 한다. 아울러 신약 말고 마땅한 치료법이 없다면 먼저 신약에 보험급여를 하고 나중에 평가 기준과 약가를 재조정하는 '선급여후평가' 제도를 시범적으로 실시할 수 있다. 급여 여부와 약가를 결정할 때 정부와 제약사 사이에 협상의 투명성을 보장하는 제도도 필요하다.

WORKSHOP

- 국산신약 의약품 허가 지연이 의약품 수출에 미치는 영향은?
- 미국과 비교하여 의약품 허가 신청비용은 비싼가? 싼가?
- 의약품 허가 소요기간이 길다면 시간을 비용으로 환산할 경우 과연 싼 것일까?

03
개량신약의 약가산정

신약이 아니지만 품목허가 시 안정성 및 유효성에 대한 자료를 필요로 하는 의약품을 자료제출의약품이라 한다. 자료제출의약품 중 안정성, 유효성, 유용성(복약순응도, 편리성 등)에 있어서 이미 허가된 의약품에 비해 개량되었거나 의약기술에 있어서 진보성이 있다고 식약처장이 인정한 의약품을 '개량신약(Incrementally Modified Drug, IMD)'이라 한다.

개량신약은 신약개발 역량이 부족한 국내 제약기업이 신약을 만들기 위해 나아가는 중간 단계로, 신약보다 성공확률이 높은 반면, 개발비용과 개발기간이 짧아 해외에서도 중점적으로 키우고 있는 새로운 비즈니스 모델이다. 우리나라는 2008년 개량신약 산정기준을 마련하고 2013년 약가우대기준을 신설해 당시 신약과 제네릭 중간 가격을 산정해 동기부여를 하였다. 이 결과로 국내 제약기업들은 개량신약을 오리지널에 역수출하는 등 큰 성과를 내고 있으며 많은 비용을 개량신약의 연구개발에 투자하고 있다.

TIP!

- **국내 개발 신약 최고가 우대기준**

1) 국내에서 세계 최초 허가를 받거나 이에 준하는 경우
2) 혁신형 제약기업 또는 이에 준하는 제약기업이 개발한 경우
3) 국내에서 임상 1상 이상 수행한 경우
4) 외국에서 허가 또는 임상시험 승인을 받은 경우(단, 1년간 적용 유예)

자료 출처: 보건복지부

TIP!

● 특허권과 개량신약

개량신약 개발은 특허에 의하여 개발이 결정될 수 있다. 개량신약의 약가산정과는 별개로 오리지널 신약의 특허권을 방어하기 위해 염변경 개량신약의 물질특허를 출원하여 제네릭이 출시되는 시기를 최대한 늦춰 독점권을 연장하는 오리지널 제약사 특허전략 중 하나로써 수많은 개량신약들이 개발되었다. 하지만 최근에는 단순한 염변경 개량신약의 물질특허를 상당부분 인정하지 않고 있으며, 오히려 신약의 특허 기간이 끝나기 전에 개량신약을 개발하도록 하여 고가의 신약을 대체함으로써 보험재정을 절감하는 방향으로 개량신약의 약가 가산제도를 운영하고 있다.

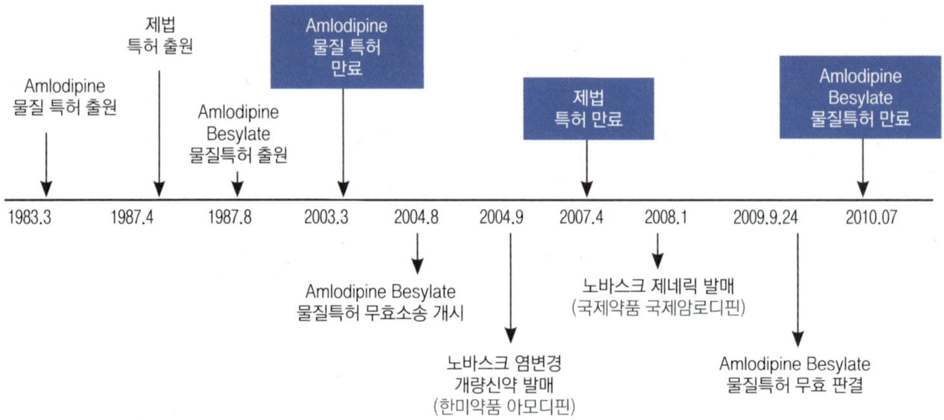

그림 3.13. 노바스크 특허현황 개량신약 개발경과

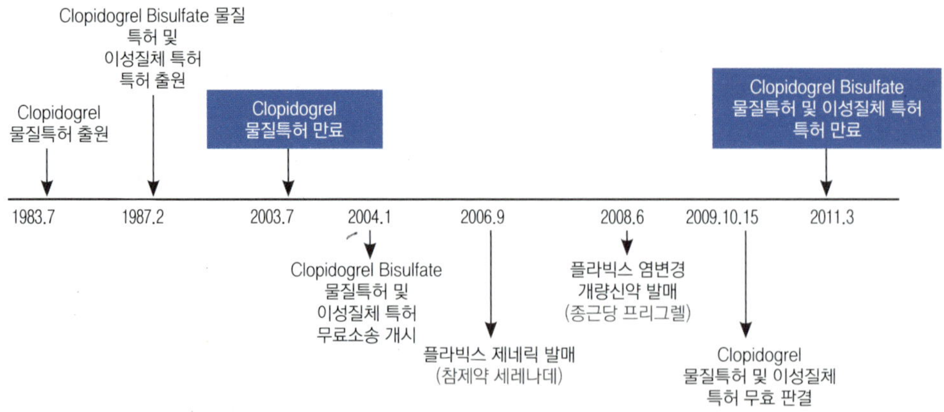

그림 3.14. 플라빅스 특허현황 개량신약 개발경과

1) 개량신약 약가산정기준 연혁

우리나라의 개량신약 약가제도는 다음과 같이 개편되어 왔다.

2008년 12월, 개량신약 산정기준이 신설되어 새로운 용법·용량 의약품과 새로운 제형 의약품 등에 대한 약가 가산이 시행되었다. 2012년 1월에는 개량신약 우대 기준을 상향하여 기존 비교제품 대비 약가에서 약 10%를 상향하였다. 2013년 9월에는 개량신약 복합제 우대 기준이 신설되어 식약처에서 개량신약으로 인정받은 복합제가 가산되었다. 2019년 3월에는 제네릭 의약품 약가제도에 대한 개편 방안이 발표되었다. 이 개정안에는 제네릭 약가 기준과 가산제도의 개편이 있었으며 이는 개량신약도 포함되어 있다. 7월에는 보건복지부 행정예고로 약제의 결정 및 조정기준에 대한 보건복지부 행정이 진행되었다. 2020년 7월부터 개량신약 복합제의 약가우대가 폐지될 예정이었으나, 2020년 1월 재행정예고 되어 2021년 1월부터 개량신약 복합제의 약가 가산이 해당제품의 제네릭이 등재될 때까지 유지되는 안이 채택되었다.

표 3.19. 개량신약 약가산정기준 연혁

시점	주요내용	대상품목	약가산정
2008.12	개량신약 산정기준 신설	개량신약 1) 새로운 용법용량 의약품 2) 새로운 제형 의약품 등	1) 비교제품의 90% 2) 비교제품의 80%
2012.01	개량신약 우대기준 상향	상동	1) 비교제품의 100% 2) 비교제품의 90%
2013.09	개량신약 복합제 우대기준 신설	식약처에서 개량신약으로 인정받은 복합제	혁신형21.25%가산 (비혁신형11.11%가산)
2019.07 행정예고	제네릭약가제도 개편안	개량신약 복합제의 약가우대 폐지 (2020.07 시행)	제네릭과 동일 취급
2020.01 재행정예고	제네릭약가제도 개편안	약가 가산은 해당제품의 제네릭이 등재될 때까지 유지(2021.01시행)	

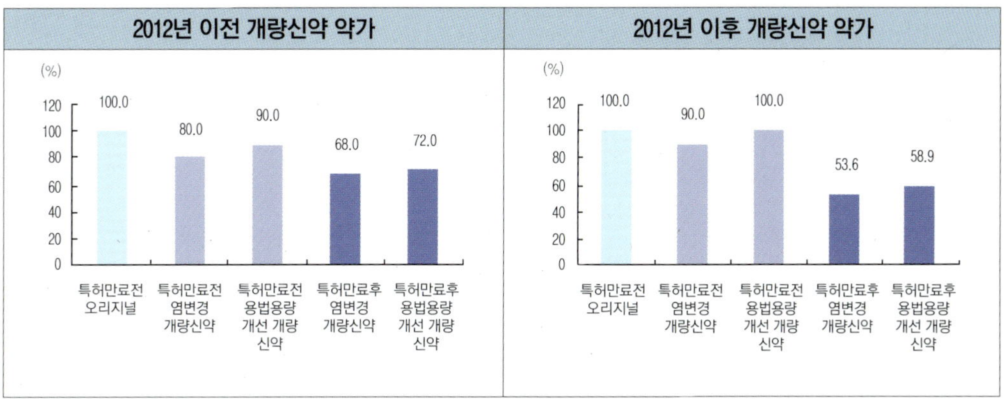

그림 3.15. 개량신약 약가(2012년 이전 vs 2012년 이후)

WORKSHOP

- 다국적제약회사의 Evergreen Strategy?
- 왜 혁신형 제약기업에 개량신약의 약가를 가산해 주는가?
- 왜 개량신약 복합제의 약가우대가 폐지될까?

2) 개량신약(복합제) 약가산정 기준

국내에서 개발되고 있는 개량신약 중 대부분을 차지하고 있는 것이 바로 복합제이다. 이미 허가를 받아 약가 등재된 의약품 2종 또는 3종을 혼합하여 만드는 복합제는 복용해야 할 약제의 개수를 줄여주므로 복약순응도를 높일 수 있을 뿐만 아니라 당뇨, 고혈압 등과 같은 합병증 환자의 경우 복합제를 복용하여 성분 간 서로 상승·보완 작용을 하도록 제품 개발이 가능한 장점이 있다.

표 3.20. 개량신약(복합제)의 약가산정 기준

시점	약가산정 기준
~2006.12	• 단일제 가격의 100%로 적용하여 합산 A성분과 B성분의 오리지널 의약품 가격이 각각 100원일 때, 두 성분을 섞은 복합제는 A성분 100원, B성분 100원의 합인 200원으로 계산
2007.01~ 2013.09	• 단일제 가격의 53.55%로 적용하여 합산 A성분과 B성분의 오리지널 의약품 가격이 각각 100원일 때, 두 성분을 섞은 복합제는 A성분 53.55원, B성분 53.55원의 합인 107.1원으로 계산
2013.09~ 2021.01	• 개량신약 복합제 우대기준 신설 - 혁신기업일 경우, 단일제 가격의 68%로 적용(21.25% 가산) A성분과 B성분의 오리지널 의약품 가격이 각각 100원일 때, 두 성분을 섞은 복합제는 A성분 68원, B성분 68원의 합인 136원으로 계산 - 비혁신기업일 경우, 단일제 가격의 59.5%로 적용(11.11% 가산) 두 성분을 섞은 복합제는 A성분 59.5원, B성분 59.5원의 합인 119원으로 계산
2021.01 이후	• 개량신약 복합제의 약가 가산제도가 제네릭이 등재될 때 까지 유지

◈ 개량신약 가산유지 요건

① 제네릭 의약품 출시 여부로 결정해야 한다.

② 개량신약(또는 개량신약을 구성하는 개별 단일·복합제)과 투여 경로, 성분, 제형이 동일한 약을 보유한 기업은 3개 이하여야 한다.

③ 개량신약 복합제의 경우 구성 단일제의 제네릭이 없으면 가산이 유지되며, 가산기간이 경과된 뒤에 등재된 제품은 가산되지 않는다.

04

제네릭의약품의 약가산정

제네릭 의약품은 주성분, 안전성, 효능, 품질, 약효 작용 원리, 복용 방법 등에서 최초 개발의약품(특허 받은 신약)과 동일한 약이다. 제네릭 의약품은 개발할 때 인체 내에서 이처럼 최초 개발의약품과 효능, 안전성 등에서 동등함을 입증하기 위하여 반드시 생물학적 동등성 시험을 실시해야 하며 정부의 엄격한 허가관리 절차를 거쳐야 시판할 수 있다. 생물학적 동등성 시험은 동일한 약효 성분을 함유한 동일한 투여 경로의 두 제제(오리지널과 제네릭)가 인체 내에서 흡수되는 속도 및 흡수량이 통계학적으로 동등하다는 것을 입증하는 시험이다.

미국, 유럽, 일본 등 선진국에서도 제네릭 의약품 허가 시 생물학적 동등성 시험을 요구하고 있다. 특히 미국 FDA는 생물학적 동등성 시험이 비교 임상 시험보다 정확성, 민감성, 재현성이 우수하여 제네릭 의약품의 동등성 입증 방법으로 권장하고 있다. 우리나라도 선진국의 심사 기준과 동일한 기준을 적용, 생물학적 동등성 시험과 비교용출시험 등 여러 단계의 안전성과 유효성을 심사하는 과정을 거쳐 제네릭 의약품을 허가하고 있으며 허가 이후에도 주기적으로 제조 시설에 대한 점검을 실시, 의약품의 제조와 품질을 엄격하게 관리하고 있다.

1) 2012년 이후 제네릭의약품 약가산정 방식

신약을 제외한 제네릭 의약품, 자료제출의약품(개량신약) 등은 산정대상 약제로 분류되어 협상 과정 없이 「약제의 결정 및 조정 기준」에 따라 약가산정이 이루어진다. 2012년 이전에는 제네릭 의약품의 약가 산정이 계단식으로 이뤄졌으며, 2012년 이후에는 최초 제네릭을 제외한 모든 제네릭의 약가를 오리지널 의약품의 53.55%으로 산정하였다.

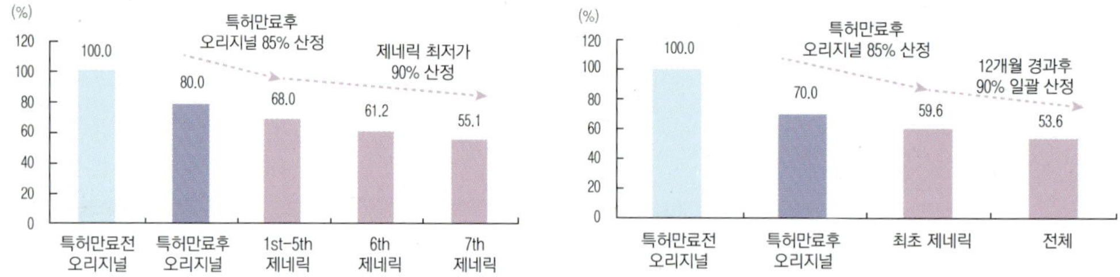

그림 3.16. 2012년 전/후 제네릭의약품 약가 산정

2) 2020년 7월 이후 제네릭의약품 약가산정 방식

보건복지부 고시 제2020-51호「약제의 결정 및 조정 기준」일부개정에 따라 2020년 7월 1일부터 제네릭 의약품 약가제도가 개편되었다. 앞서 서술한 바와 같이 이러한 개편은 2018년 발사르탄 사태의 재발을 방지하기 위한 원료 의약품의 관리 강화(원료 의약품 등록제도)와 생물학적 동등성 시험의 관리기준 강화(공동 생동시험 폐지)에 중점을 두고 있다. 20번째 제네릭 의약품까지 등록된 원료 의약품을 사용하고, 자체적인 생물학적 동등성 시험을 수행한다면 오리지널 의약품 가격의 53.55% 수준으로 약가를 산정받을 수 있다. 그러나 위 조건들을 하나라도 충족하지 못한다면 오리지널 의약품 약가(53.55%)의 85% 수준으로 삭감될 것이다. 예를 들어 원료의약품 등록 또는 공동 생동기준 중 한 가지만 충족할 때, 53.55%의 85%에 해당하는 45.52%로 산정되며, 둘 다 충족하지 못했을 때에는 45.52%의 85%인 38.69%를 약가로 산정하게 된다. 그리고 21번째 제네릭부터는 최저가의 85%에 해당하는 약가를 산정받는다.

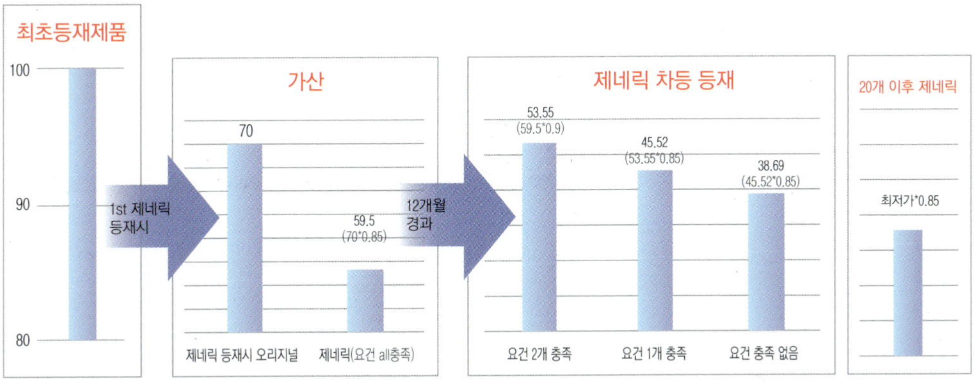

제네릭의약품 20개 이내			20개 이후
2개 모두 만족	1개 만족	만족요건 없음	
53.55%	45.52%	38.69%	최저가의 85%
	= 53.55%의 85%	= 45.52%의 85%	

그림 3.17. 제네릭의약품 약가산정방식

개편 내용 중에서 품목허가 제도와 맞닿는 부분인 위탁·공동 생물학적 동등성 시험을 원제조사 1개와 위탁제조사 3개 이내로 제한하며, 2023년부터는 위탁·공동으로 진행되는 생동시험을 완전 폐지하고 자체 시험만을 인정하기로 한 부분이 업계로부터 많은 지적을 받았다. 2020년 4월 24일 공개된 제452회 규제개혁위원회 회의록에 따르면 위탁·공동 생동시험을 제한하는 내용의 「의약품 품목허가·신고·심사 규정」 개정안에 대해 철회를 권고하였고 식품의약품안전처 또한 이를 받아들여 해당 고시를 철회하였다.

이후 무분별한 위탁/공동 생산을 제한해야 한다는 사회적 요구가 이어졌으며 결국 2021년 6월 29일 의약품 위탁/공동생동 규제 법안(1+3)이 국회 본회를 통과해 2021년 7월 20일 시행되었다.

05

바이오의약품의 약가산정

바이오의약품은 사람 또는 다른 생물체에서 유래된 원료를 사용하여 세포배양 등의 생물학적 공정으로 생산한 의약품을 말한다. 여기에는 인슐린과 같은 유전자재조합 단백질 의약품이나 항체 의약품, 백신 등이 포함된다. 바이오의약품은 일반적으로 합성의약품에 비해 크기가 크고 복잡하며, 생물체를 이용한 복잡한 제조공정을 거치므로 변화에 민감하다. 대부분의 바이오의약품은 단백질을 주성분으로 하는 제품이 많으므로 경구투여 방식으로는 소화가 되어 약효를 발휘하기 어려워 정맥이나 근육에 주사하는 방식으로 투여된다. 투여 방식으로 인해 합성의약품보다 부작용이 적다는 장점을 갖고 있으며, 일반적으로 임상 성공률이 높고, 희귀성, 난치성 만성질환의 치료가 가능하다. 바이오 의약품의 복제약, 즉 바이오시밀러(Biosimilar)의 경우, 합성의약품의 복제약처럼 합성 비율을 알면 쉽게 제조 가능한 것이 아니라 배양 기술과 환경 조건, 방법에 따라 전혀 다른 물질이 생산될 수 있기 때문에 복제가 쉽지 않다. 또한 생물유래 원료를 사용하여 의약품을 제조하는 만큼 상당 수준의 설비를 필요로 한다. 이처럼 바이오의약품을 생산하는 것은 고도의 기술력이 요구되므로 이를 감안하여 바이오의약품의 약가산정 시에 일부 가산을 받는 등 혜택이 있다.

1) 2016년 이후 바이오의약품 약가산정 방식

2016년 7월 7일 보건복지부에서 발표한 「의약품·의료기기 글로벌 시장창출 전략」에 따라 글로벌 의약품 개발을 위한 제도개선의 일환으로 ① 국내임상·R&D 등 국내보건의료에 기여한 바이오시밀러는 약가의 10%를 가산하여 최초 등재 품목 약가의 80%를 적용한다. ② 바이오베터(Biobetter, 개량생물의약품)는 합성 개량신약보다 10% 가산하여 개발목표 제품 약가의 100~120%로 우대한다. ③ 고함량 바이오의약품 등재 시 약가에 적용되는 함량배수를 1.75배에서 1.9배로 상향 조정한다.

2) 2020년 이후 바이오의약품 약가산정 방식

2020년 7월 1일부터 시행되는 보건복지부 고시 제2020-51호(2020.2.28.)「약제의 결정 및 조정 기준」에 따르면 바이오의약품의 약가 가산기간 적용이 달라진다. 기존의 바이오시밀러 등재 후 2년간 가산적용하고, 투여경로, 성분, 제형이 같은 제품이 3개 이하이면 1년 연장하여 가산이 유지되는 제도가 화학의약품과 동일하게 최초 등재 후 1년간 가산, 제네릭/바이오시밀러 제품 3개 이하일 때 건강보험심사평가원 약제급여평가위원회의 심의를 거쳐 1년씩 연장하여 최대 3년간 가산적용을 받을 수 있도록 일원화되었다. 이러한 개편은 제약회사 입장에서는 가산적용을 받을 수 있는 폭이 좁아진 것으로 볼 수 있다.

3) 쟁점: 바이오신약의 약가 현행 등재제도 적절성

신약에 대한 현행 약가 등재 제도는 바이오의약품이나 화학의약품이나 동일한 기준으로 평가되고 있다. 하지만 앞서 언급했듯이 바이오의약품은 개발과 생산에 있어 난이도 차이가 있으며 그에 따른 투자비용 차이도 매우 크다. 현행 약가제도가 혁신적인 바이오신약의 가치를 적절하게 반영하지 못해 바이오신약의 접근성과 산업발전을 저해한다는 문제가 제기되고 있다. 바이오시밀러와 바이오베터의 경우 이러한 혁신 가치를 반영해 약가가 산정되지만, 바이오신약의 경우는 오히려 화학의약품과 동일 기준으로 평가되다 보니 그 가치가 과소평가되는 경향이 있다. 일반적으로 바이오신약은 임상적 유용성이 대체약제에 비해 우월 또는 비열등한 경우 약가협상을 생략하고 가중평균가 이하의 가격으로 등재가 가능하며 이때 화학의약품보다 10% 가산하여 대체약제 가중평균가의 100%로 등재된다. 바이오의약품 가운데 세포치료제 같은 경우를 예를 들면 대체약제 대비 임상적 유용성이 개선되었을 때, 유사 또는 비열등한 경우에 따라 약가가 달라진다. 임상적 유용성이 개선된 경우라면 경제성 평가 자료 제출 여부에 따라 제도는 좀 더 세분화된다.

대체약제가 없을 수도 있는 세포치료제에는 크게 도움이 되지 않는 제도로 현행 약가제도를 그대로 유지할 경우 세포치료제나 유전자치료제 등의 첨단 바이오의약품은 약가등재가 불가능한 경우가 다수 발생하여 환자 접근성과 산업발전에 역행할 수도 있다. 바이오의약품의 제조 특수성을 반영해 바이오의약품의 특성에 맞는 약가제도 운영 체계가 수립되어 바이오의약품의 가치가 적절히 평가받는다면 환자도 산업계도 혜택을 보는 방향으로 정책이 실현될 수 있다.

표 3.21. 임상적 유용성 및 경제성 평가에 따른 약가 산정

구분	내용
임상적 유용성이 대체 약제 대비 개선된 경우	경제성 평가 자료를 제출하는 경우: ICER값
	경제성 평가 자료를 제출하지 않는 경우: 대체약제 최고가의 10% 가산
	경제성 평가 자료제출을 생략 가능한 경우 • 국내 등재되지 않은 외국 유사약제가 선정가능하고 A7 3개국 이상 등재시: 유사약제의 외국 7개국의 국가별 조정가 중 최저가 • 외국 유사약제가 선정이 곤란하거나 선정 가능하더라도 A7 3개국 미만 등재 시: 기 등재된 대체약제 최고가의 110%, 유사 약제 제외국 가격 등
임상적 유용성이 대체 약제와 유사 또는 비열등한 경우	(1)과 (2) 중 낮은 금액 (1) 대체약제 가중평균가와 대체약제 최고가 사이 금액 (2) 대체약제 가중평균가격*(100/53.55)로 가산된 금액 • 다만, 새로운 계열의 약제 등인 경우 최대 대체약제 최고가까지 인정할 수 있음

WORKSHOP

- 수출하는 바이오시밀러 제품의 약가는 오리지날제품 대비 약 몇 %인가?
- 향후 바이오시밀러 수출가격은 낮아질까? 높아질까? 그 이유와 대책은?

06 특허제도와 약가

제약산업의 특징 중 하나는 특허제도와 연계된 약가제도이다. 특허를 보유한 오리지널 제품의 가격은 특허만료 이후의 가격과 차이를 두고 책정되는 것이 일반적이다. 이는 제약산업의 연구개발을 장려하기 위한 특허제도에 기반을 둔다. 의약품의 경우 한 개의 제품을 개발하기까지 많은 위험 요소와 더불어 막대한 자본과 시간이 소요된다. 후보물질 중 최종적으로 시장에 출시되는 경우는 극히 소수에 그치고 임상단계별로 실패하는 경우가 많다. 따라서 특허로써 독점 판매를 일정 기간 보장하지 않으면 시장진입 후 후발제품이 진출하기 전까지의 짧은 시간 동안 그동안 투자한 비용을 충분히 회수하기 어렵게 되기 때문에 대부분의 기업들이 막대한 비용을 지출해야 하는 연구개발 활동을 하지 않을 것이다. 이런 점에서 일정 기간 독점 판매를 보장하는 것이 특허제도에 프리미엄 가격정책이다. 특허 기간 동안에 신약을 개발한 특허권자는 제품개발에 소요된 연구개발비와 처음 시장에 진입하는 과정에서 투자한 광고비, 그리고 개발과정에서 실패한 수많은 후보물질들의 개발비용까지 포함하여 높은 가격을 책정하게 되고, 특정 기간 동안 이 투자비용을 상회하는 이윤을 보상받는다. 많은 나라에서는 특허 이후에도 일정 기간 동안 독점가격이 계속 유지되고 있다. 오리지널 개발사의 제품에 대한 로열티(royalty), 혹은 제품 자체의 우월성이 일부 인정되어야 한다고 생각하고 있다. 약가를 지불하는 정부는 최근 특허가 만료된 이후 값싼 제네릭 제품의 이용을 독려하기 위한 다양한 정책을 내놓고 있다.

1) 의약품 허가-특허 연계제도

의약품 특허권자의 권리를 보호하고자 특허 기간이 존속하는 동안 판매 허가와 특허를 연계해 복제약품(제네릭)의 시판을 금지하는 제도이다. 특허 기간 도중 제네릭 시판 허가를 신청한 사람은 그 정보를 특허권자에게 통보하게 함으로써, 특허권자의 동의 없이 후발주자 제품이 판매되지 않도록 하는 것이 이 제도의 주된 목적이다.

이 제도의 유래가 되는 해치왁스만법(Hatch-Waxman Act)은 법을 제안한 의원의 이름에서 딴 것으로 법안의 본래 명칭은 '약가 경쟁과 특허 부활법'이다. 1984년 미국에서 의약의 가격 경쟁 유도 및 특허권의 존속기간 회복을 위해 제정되었다. 특허권 존속기간의 연장, 일정 요건하에서 특허권 침해로부터의 면제, 최초 유사약품 개발 신청자에 대한 독점권 인정 등을 기본으로 하고 있다. 이 법의 가장 큰 특징은 이전 제네릭은 제품의 안전성과 유효성을 별도로 증명해야 했는데, 이 법이 신설되면서부터 기존에 제네릭이 FDA로부터 허가를 얻기 위해 필요했던 중복 시험(duplicative tests)들을 제외하고 오리지널과 생물학적 동등성(bioequivalence)을 증명하면 제품허가신청(Abbreviated New Drug Application, ANDA)을 할 수 있게 해주는 것으로 효율화해 제약사가 제네릭 시장에 진입하는 것을 더욱 쉽고 비용을 절감할 수 있게 되었다. FDA 의약품 시판허가 승인을 위한 자료 제출을 목적으로 하는 시험은 특허권 침해가 되지 않음을 명시하였다. 신약 개발사에게는 FDA의 신약 시판허가 승인에 걸리는 기간은 해당 특허의 특허 존속기간 연장을 통해 특허권을 실질적으로 행사할 수 있도록 했고 특정 시장독점권 및 자료독점권 부여가 가능하게끔 했다. 또한 다른 특허 침해소송과는 차별화된 신약 개발사와 제네릭 의약품 제조사의 특허 도전과 침해소송 절차를 확립하였다.

WORKSHOP

- 의약품 특허(Amodipine) vs 삼성 핸드폰 몇 개의 특허로 보호받고 있나?
- 의약품 특허의 특징은?

2) 허가-특허 연계제도의 영향

우리나라에 허가-특허 연계 제도가 시행되면 어떤 변화가 발생할까?

2012년 발효된 한미 FTA가 3년여간의 유예 끝에 2015년 3월 15일 시행됨에 따라 국내 제약사가 제네릭에 대해 식품의약품안전처에 허가신청을 했을 때, 미국 제약사의 특허 침해 소송이 제기될 경우, 허가 절차가 자동 정지되도록 규정되어 있어 특허권자의 동의나 묵인 없이는 제네릭이 판매될 수 없도록 허가 단계에서부터 강력한 규제가 적용된다. 즉 리베이트 쌍벌제 도입 이후 리베이트 투아웃제까지 시행되어 제네릭 영업 환경이 크게 위축되어 과거와 달리 특정 제약사의 제네릭이 시장을 독과점하기 어렵고, 신약 출시 비중이 낮고 제네릭 비율이 높은 국내 제약업계 현실을 고려할 때 허가-특허 연계 제도에 의해서 국내 제약사들의 제네릭 출시가 지연될 가능성이 크다.

또한 이에 따른 특허소송의 비율이 대폭 상승할 것으로 예상되고 있다.

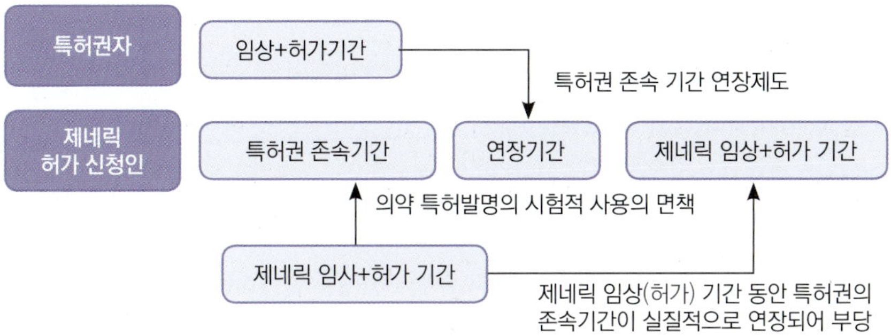

그림 3.18. 특허존속기간 연장 및 시험적 사용면책

3) 생물의약품 확대 적용에 대한 반발

허가-특허 연계제도가 미치는 범위는 어디까지인가?

2010년 3월 미국 의료 개혁 법안(Affordable Care Act), 즉 오바마케어에 생물학적 제제 약가 경쟁 및 혁신법(Biologics Price Competition and Innovation Act, BPCIA)을 포함한다. BPCIA는 바이오신약 허가 후 4년간 바이오시밀러 허가신청 금지, 바이오신약 허가 후 4년간 자료독점권(Data exclusivity) 및 8년간 별도의 후속 시장독점권(Market exclusivity) 부여, 최초 대체 가능 바이오시밀러(Interchangeable biosimilar) 허가 후 최소 1년간 독점권 부여(특허 소송 여부 및 합의 여하에 따라 12~42개월간 여타 대체 가능 바이오시밀러 허가 불가), 바이오신약 개발자 및 바이오시밀러 개발자 간 특허 정보 교류(Patent dance) 규정, 즉 바이오신약은 허가 후 자료독점권 4년 및 시장독점권 8년, 특허 출원 후 20년(특허 등록 평균 4년 소요, 임상 개발 기간 감안 시 평균 잔존 특허 기간 10~12년) 경과 시 독점권이 상실된다.

미국 공중보건 서비스법(Public Health Service Act)은 특허 정보 교류(Patent dance)를 규정하고 있다. 바이오신약 개발자와 바이오시밀러 개발자는 예상특허 침해 목록 교환, 특허 분쟁 관련 합의 조정 절차를 수행한다. 바이오시밀러 개발자는 바이오신약 개발자에게 바이오시밀러 시판 180일 전 바이오시밀러 시판 사실 고지 의무가 있다.

최근 실제 예를 살펴보면 다국적기업 얀센은 2015년 3월 셀트리온의 '램시마'가 오리지널 제품의 '레미케이드'의 물질특허를 침해했다며 특허 침해소송을 제기했다. 얀센 측은 레미케이드 성분 항체를 배양하기 위해 배지에 관한 특허가 남아있다는 주장으로 특허 침해소송을 제기한 것이다. 물질특허는 바이오 의약품 제조 물질에 부여하는 원천기술의 특허이다. 이런 이유로 '램시마'의 미국 출시 일정이 지연될 수 있다는 예측이 나왔다. 미국 공중보건 서비스법(Public Health Service Act)은 특허 정보 교류(Patent dance) 규정에 따라 바이오시밀러 개발자가 바이오신약 개발자에게 바이오시밀러 시판 180일 전에 해당 약제 시판 사실 고지 의무가 생긴다. 2016년 4월 5일 미국 식품의약품(FDA) 판매허가를 받은 '램시마'는 오리지널 '레미케이드' 특허가 기각되어 미국 시장에서 판매할 수 있게 되었다. 2015년 2월 미국 특허청이 '레미케이드' 특허 재심사에서 특허 거절을 통보했기 때문에 셀트리온이 승소했다. 셀트리온 '램시마'는 세계최초 항체 바이오 시밀러이자 자가 면역치료제이다. 2012년 7월 한국 식품의약품안전처를 통해 시판허가를 받았고 2013년 8월 유럽의약품청(EMA)으로부터 판매허가를 받았다. '램시마'가 속한 TNF-알파(tumor necrosis factor, TNF) 억제제 세계 시장규모는 35조 원에 이른다. 미국시장만 20조 원 규모다. '램시마'의 오리지널인 '레미케이드', 에브비의 '휴미라' 암젠의 '엔브렐' 등 3개 바이오 신약이 시장을 점유하고 있다. '레미케이드' 시장 규모는 약 15조 원이다.

한국정부는 생물의약품 허가에 평균 10개월이 소요되고, 일부 생물의약품 분야에서는 우리나라가 강점이 있으므로 큰 피해가 없다고 하지만 앞으로 개발될 신약들 중 바이오 의약품의 규모가 점차 커지고 있으며 대부분 매우 고가이므로 바이오 시밀러의 출시가 조금이라도 지연될 경우 그 피해는 막대할 것으로 예상된다. 이러한 상황에서 한미 FTA에는 포함되지 않았지만 허가-특허 연계제도와의 균형점을 찾기 위해 도입된 제도가 바로 우선판매품목허가제이다.

WORKSHOP

- 특허연계제도의 근간인 법은?
- 특허연계제도의 근본적인 목적은?

4) 우선 판매품목 허가제

우선 판매품목 허가제는 제네릭 의약품 제조업자의 특허 도전을 장려하기 위한 제도로써 최초로 특허 도전에 성공한 퍼스트 제네릭 제조업자에 일정 기간 독점적 판매권을 부여하는 내용을 담고 있다. 제네릭 배타적 판매권(사용권), 제네릭 독점권이라고 표현되기도 하는데, 독점판매권을 확보하려면 다음과 같은 조건을 만족해야 한다.

A. 가장 먼저 특허소송을 청구하거나 승소해야 함

B. 가장 먼저 허가를 신청해야 함

• 최초의 특허소송으로부터 14일 이내에 특허소송을 청구하는 경우 모두 최초 청구자로 인정
• 같은 날 허가신청서를 접수하는 모든 제품에 대해 동시에 허가를 청구하는 것으로 인정

미국은 퍼스트 제네릭 제조업자에게 180일의 독점 판매권을 인정하는 것에 반해, 개정 약사법은 9개월의 우선판매품목 허가기간을 인정하고 국민건강보호법에 따른 요양급여 신청 약제인 경우 최장 2개월의 연장까지 허용하는 점에서 퍼스트 제네릭 제조업자에 강한 독점권을 부여한다는 평가가 존재한다.

5) 제네릭 의약품 제조업자에 미칠 영향

허가-특허 연계제도의 도입과 균형을 이룬다는 의견과 오리지널 의약품의 특허를 침해하지 않는다 하더라도 대다수 제네릭 의약품의 출시가 봉쇄될 위험이 있다는 의견이 상충하지만 후자의 의견이 더욱 설득력 있는 추세이다. 그렇다면 어떤 방식으로 이 제도가 의약품 허가-특허 연계제도와 균형을 이룰 수 있을까?

미국법 : Hatch-Waxman Act(1984년 시행)
Drug Price Competition and Patent Term Restoration Act : 약가경쟁을 위해 제네릭의약품 도입을 촉진하고 신약특허의 임상허가 기간을 특허존속 기간에서 보충해주기 위한 법안

- 제도 입법과정
1980 Patent term restoration Act : 임상 및 허가로 인해 실시하지 못했던 특허기간을 보상
1983 Drug price competition Act : 제네릭의 약품 도입 촉진 법안
1983 Roche-Bolar case : 특허 기간중 연구 및 허가를 위한 예외적 특허실시를 규정

1984 Drug Price Competition and patent Term Restoration Act

1994 1차 개정 : 퍼스트제네릭 독점권 적격 및 법원판결 조항 개정
1996 2차 개정 : 동일한 날짜에 신청한 제네릭에 대한 복수의 퍼스트제네릭 독점권 허용
2003 Medicare Act(3차 개정) : 퍼스트제네릭 독점권 실효조항 신설

신약 허가권자와 제네릭 허가 신청자의 이익균형을 맞춘 법안

그림 3.19. 해치왁스만법(Hatch-Waxman Act)

6) 의약품 허가-특허 연계제도와의 균형

- A사 : 오리지널 약물 특허 보유 제약사
- B사, C사 : 제네릭 제약사

허가-특허 연계제도만 존재할 때, B사가 A사에 대한 특허도전을 최초로 성공한다면 제네릭 판매 허가를 얻어서 시장에 진출할 수 있다. 이때, 많은 시간과 비용을 소비하게 된다. 하지만 C사는 별도의 특허 소송 과정 없이 첫번째 제네릭 제약사인 B사의 성공 판례, 오리지널인 A사와 B사의 임상 결과를 이용하여 시간과 비용의 소비를 최소화하면서 시장 진입이 가능해진다. 때문에 B사는 제품 판매로 얻는 수익만으로 그 동안의 소비 비용을 상쇄할 수 없고 비용 효율이 낮은 상황이 될 수밖에 없다. 이러한 상황을 방지하기 위해 우선 **판매품목 허가제**를 제정해 C사도 특허도전에 성공해야만 제네릭 판매를 허가받을 수 있다. B사만 특허도전에 최초로 성공하게 된다면 제네릭 배타적 판매권을 9개월간 보장받아 오리지널 제품과 1:1로 경쟁하게 된다. 또한, B사와 C사 모두 특허도전에 최초로 성공하면 9개월간 제네릭 독점권을 공동소유 하는 것이다. 하지만 여전히 이 제도의 도입을 둘러싸고 굉장히 많은 논쟁이 이어지는 상황이다. 논란에 대해 살펴보면 다음과 같다.

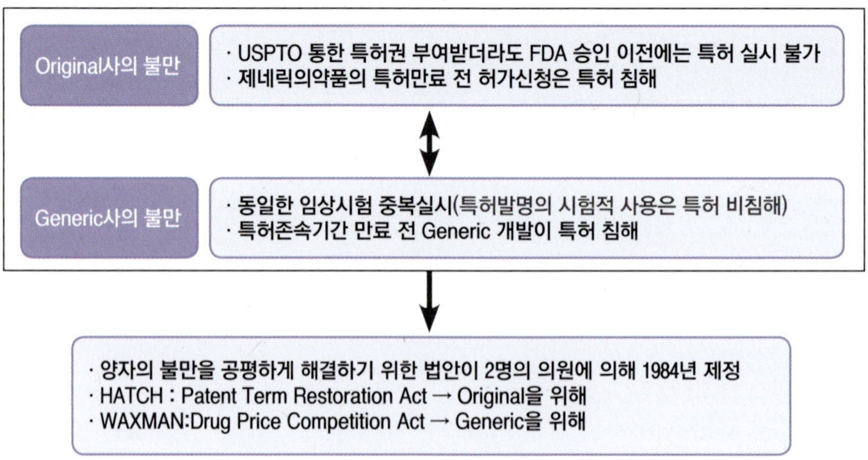

그림 3.20. 해치왁스만법(Hatch-Waxman Act)

7) 우선판매품목허가제의 문제점과 반대 의견

① 오리지널 업체와 제네릭 업체 간의 담합 우려

제도를 악용하여 특허권자와 퍼스트 제네릭사 사이의 제네릭 시판을 연기하는 담합(역지불 합의)이 가능하다. 미국에서는 이와 같은 담합행위가 기승을 부리고 있어 이 제도를 없애야 한다는 의견이 많아지고 있다. 식약처는 이에 대해 약사법과 국민건강보험법 개정을 통해 이 같은 담합행위가 근절될 수 있다고 주장하지만 담합행위는 당사자 외에는 적발하기 힘들며, 담합으로 얻어낼 수 있는 이익은 과징금 액수보다 크다는 것이다.

② 다양한 제품들 사이의 가격경쟁 차단

현행 약가제도에서 퍼스트 제네릭 의약품은 제약산업 육성 및 지원에 관한 특별법에 의해 1년간 최대 14%까지 더 높은 약가가 적용되고 있다. 특히 먼저 시장에 진입한 제네릭 의약품의 시장 점유율이 높기 때문에 이 제도가 존재하지 않아도 각 제약사들은 빠르게 특허에 도전할 것으로 예상된다. 오히려 이 제도가 존재한다면 독점권에 의한 가격경쟁 차단 가능성이 있을 것으로 본다.

최근 특허가 만료된 노바티스의 골수암 치료제 '글리벡'의 경우 15개 업체가 뛰어들어 상한가의 60%가량을 자진 할인한 업체가 생겨날 정도로 가격 경쟁이 첨예하지만, 이 제도가 시행되게 되면 이와 같은 치열한 가격 경쟁은 찾아보기 힘들어질 것이다. 이에 따라 환자들이 경제적인 의약품을 접할 기회가 점점 줄어들게 될 것이다.

③ 후발 제약회사의 경쟁력 약화

후발 제약회사는 오리지널 외에도 이미 9개월간 시장을 선점한 퍼스트 제네릭과의 경쟁을 해야 하는데 현실적으로 이미 많은 양의 market share를 오리지널과 퍼스트 제네릭이 선점했을 것이기에 독점권을 가지지 못한 제약사들의 시장 진입을 늦추거나 경쟁을 막는 효과를 낼 것이다.

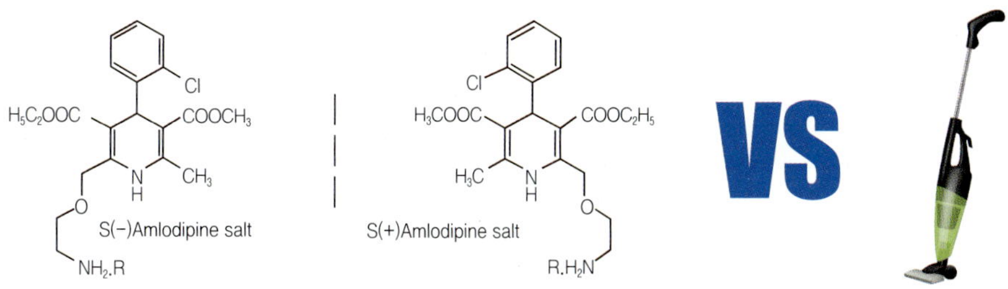

그림 3.21. Amlodipine 특허 vs 청소기 특허

WORKSHOP

- Hatch-Waxman Act. 1984년에 시행하게 된 배경은?
- 의약품 특허와 핸드폰 특허 보호 기간이 다른 점은? 이유는?
- '적응증 세분화' 전략으로 특허 회피(무효화) 가능할까?

ISSUE!

'적응증 세분화(확대)전략' vs 'Prodrug 전략'으로 특허회피, 허가받을 수 있을까?

후발제약사의 품목허가신청 사실 통지 의무는 허가 특허 연계 제도의 핵심이다. 약사법(제50조)과 특허법(제95조)에서 규정한 허가 특허 연계 제도에 따르면, 후발제약사는 특허목록에 등재된 의약품의 품목허가를 신청했을 경우 20일 이내에 특허권자에게 허가신청 사실을 통지해야 한다. 또한, 특허권자는 통지를 받은 날로부터 45일 이내에 특허소송 등을 제기하고 식약처장에게 후발의약품에 대한 판매금지를 신청할 수 있다. 판매금지 신청을 받은 식약처장은 해당 특허가 무효 또는 권리범위에 속하지 않는다는 심결·판결이 있는 경우를 제외하고 9개월간 판매를 금지시킨다.

새로운 적응증 세분화(확대) 전략으로 경구용혈당강하제 DPP-4 inhibitors중 하나인 '가브스(Vildagliptin)' 특허를 회피하려던 한미약품의 도전이 실패했다. 하지만 적응증을 세분화하여 품목허가를 신청할 경우, 해당 사실을 특허권자에게 통지해야 하는지 여부에 대한 논란이 있을 수도 있다.

동아ST의 DA-2811 물질은 프로드럭(Pro-drug: 약물 자체는 약효가 없지만 인체 흡수되면 유효성분으로 변해 약효를 발휘하는 약물) 전략으로 경구용혈당강하제 Sodium-glucose Cotransporter-2 (SGLT2) Inhibitors의 First in class인 '포시가정 10 mg (Dapagliflozin)'의 물질특허를 회피하여 '포시가정 10 mg (Dapagliflozin)'을 대조약으로 '포시가'와 동등성을 입증하기 위하여 임상계획서를 식약처에 제출하여 2020년 4월에 임상1상 계획서를 승인받았다. 과연 물질특허를 회피하여 특허를 허가받고 제품발매까지 가능할까? 가능하다면 그 방법은 무엇일까?

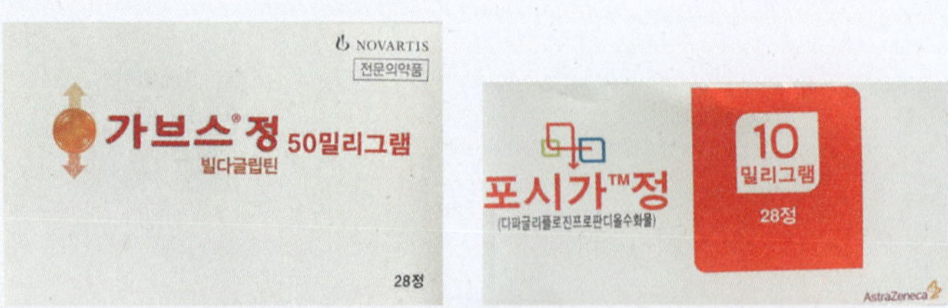

그림 3.22. 가브스정 50mg 및 포시가정 10mg 제품사진

07 우리나라 약가제도 변천과정

우리나라가 의약품 지출 비용에 위기감을 인식한 전환점은 단연 전국민 건강보험이다. 의약분업으로 환자 약제 접근의 문턱을 이중으로 만들어 놓았지만, 보장성이 담보된 의료 이용은 약품비 지출의 절대 상승을 유도했다. 이를 대비해 정부는 의약분업 직전 '실거래가 상환제도'를 도입해 약가 차액을 없애 기반을 마련했지만 늘어나는 약품비 비중을 억제할 수 없었고 계단형 약가제도 도입과 폐지, 선별등재제도, 약가 일괄인하 도입으로 수차례 억제책을 사용했다.

최근 들어 정부는 약제 접근성과 약품비 절감, 질 관리를 유기적으로 연동할 수 있는 종합 대책을 내놨다. 실거래가 상환제 도입 이후 약 20년 동안 다양한 약가제도를 신설했다.

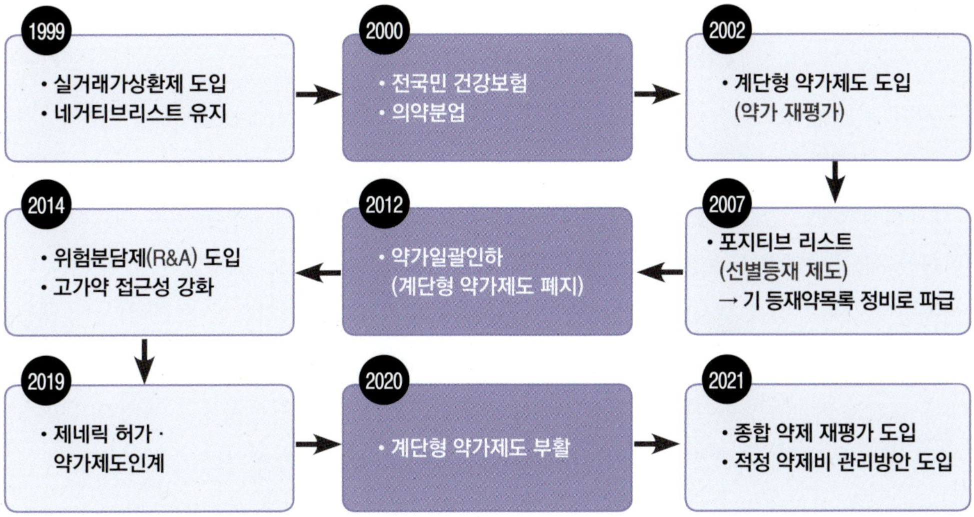

그림 3.23. 20년간 약가제도 변천과정

1) 전국민 건강보험제도(1989)

실거래가 상환제도 도입(1999)과 그리고 의약분업(2000)은 전국민 단일 건강보험이 실시되고 의약분업이 도입될 당시만 해도 정부의 약가제도는 네거티브 리스트제도(Negative list system)로 운영했다.

신약 개발이 미진했던 이 시대에는 세계적으로도 근거중심 급여제도가 기술적으로 미약했던 때였다. 정부는 2000년 7월 의약분업을 앞두고 1999년 종전에 채택해온 고시가제도를 완전히 바꿔 약가 차액을 배제하는 실거래가 상환제도를 전격 도입했다. 이때 함께 도입된 기전이 바로 저가약 대체조제 인센티브 제도다. 오리지널 의약품 처방량을 줄여 약품비를 절감하기 위한 목적으로 도입된 이 제도는 현재 약사사회에서 '동일성분조제제도'로 개칭된 제도로, 약사가 처방전에 기재된 제품보다 저가 약으로 대체조제할 경우 약가 차액의 일정 부분을 사용 장려 비용으로 받을 수 있는 제도지만 현재까지 실효성은 없었다.

실거래가 상환제는 요양기관의 약가 이윤을 없애되, 행위에 따른 적정한 금액을 의약사 등 보건의료인의 수가로 보전하는 것이 골자다. 정부는 사후관리를 통해 실제 구입 가격을 조사하고 주기적으로 상한가를 조정한다. 그러나 이 제도는 요양기관의 저가구매 동기를 떨어뜨리고 할증이나 음성적 거래를 양산한다는 비판에 부딪히게 된다.

2) 약가재평가제도(2002년)

늘어나는 약품비 비중과 건강보험 재정 파탄 등 문제에 맞닥뜨린 정부는 2002년 약가재평가제도 도입을 선언했다.

약가재평가제는 선진국 중 A7로 규정된 국가들의 표시 약가(A7 조정평균가)와 비교해 약가를 인하하는 제도로, 약가 산정방식에 차등을 두어 일명 '계단형 약가제도'로 불린다. 동일 성분 의약품이지만 건강보험 등재 순서에 따라 가격을 차등 결정하는 계단식 약가방식 중 하나다. 이 제도는 3년을 주기로 재평가, 약가 재산정 등의 과정을 거친다. 당시 지적된 문제는 약가가 높은 선진국 일부만을 규정해 비교하기 때문에 가격 비교가 불안정한 데다가, 환율 문제 등으로 세계적인 약가 평가와 우리나라 사이에 괴리가 발생한다는 점이었다. 특히 외국 급여약제 목록에 등재된 표시 약가만으로 가격을 참조해 먼저 등재된 국가의 가격이 높을 경우 그 영향을 고스란히 받을 수밖에 없다. 결국 정부는 또 다른 특단의 대책을 강구할 수밖에 없게 된다.

3) 모든 약가제도를 포괄하는 선별등재제도(positive list system) 전격 도입(2007년)

전 국민 단일건강보험과 의약분업이 시행될 당시만 해도 정부는 네거티브 리스트 제도(Negative list system)의 틀을 뒤바꾸는 시도조차 하지 못했다.

네거티브 리스트제는 보험에서 제외하고자 하는 의약품들을 '급여제외목록'으로 구분하고 나머지 약제는 자동으로 보험 급여화시키는 체계로써, 이를 180도 전환하는 선별등재제도(Positive list system)를 단행하자 보험약가제도는 일대 개혁이 이뤄진다.

포지티브 리스트제는 2006년 말 정부가 약제비 적정화 방안을 통해 신약 가격에 경제성 평가를 도입해 비용효과성이 낮은 약제는 보험권에 진입 자체를 하지 못하도록 하는 약제급여 시스템이다. 이 제도로 신약 경제성 평가 기전이 채택되면서 약가협상 기전이 동시에 도입된다. 보건복지부는 심사평가원에 등재 전 약제 적정성을 심의, 평가하도록 하고 이후 건보공단이 약가협상을 하도록 기관별 기능을 분배해 등재 문턱을 까다롭게 설정했다.

현재 정부와 학계는 모든 약가제도를 설계 또는 제안할 때 선별등재제도를 기본 프레임으로 고려하고 있다. 선별등재제도 시행 이전에 이미 네거티브로 등재된 약제에 대한 목록 정비도 가속화되고 있다. 선별등재제도의 부정적 효과 중의 하나로 예측되는 부분은 환자의 신약 접근성 저하이다. 보험급여대상에서 제외되는 신약을 필요로 하는 환자의 접근성이 저하될 가능성을 해결하기 위해 2013년 12월 31일 보건복지부는 비용효과적인 의약품을 선별급여하는 원칙을 살리면서 대체제가 없는 고가 항암제 등에 대한 환자의 접근성을 높이기 위해 위험분담제를 도입했다.

4) 약가 일괄인하와 시장형 실거래가(2012년)

정부는 제네릭의 의존도가 높고 신약개발 역량이 낮은 우리나라 제약산업의 선진화를 위해서 2012년 제네릭의 가격을 일괄적으로 인하하는 한편 혁신형 제약기업을 지정하여 집중 지원하는 제약산업 선진화 정책을 시행했다. 이것은 국내 제약기업에게는 생존과 성장을 위한 적절한 대응 방안을 모색하지 않을 수 없는 중요한 환경 변화이며, 제약바이오산업을 국가 미래 성장동력으로 육성한다는 정부는 정책효과에 대한 명확한 근거를 확보하여 정책시행 지식을 축적하는 것이 필요한 시도였다.

일정규모 이상의 신약개발 R&D 투자 실적, 글로벌 진출 역량을 갖춘 제약기업을 혁신형 제약기업으로 선정하여 이러한 기업들이 생산한 제네릭 의약품의 경우 최초 1년간 현행과 동일한 수준(68%)을 부여하는 등의 약가우대 조치를 시행하고 법인세 감면 등의 세제지원, 유동성 위기 예방을 위한 금융지원 등도 추진하였다.

◈ 혁신형 제약기업 선정 기준(약 30개 기업 내외)

① 연간 매출액 1,000억 원 미만 기업의 경우 매출액 대비 연구개발비 10% 이상

② 연간 매출액 1,000억 원 이상 기업의 경우 매출액 대비 연구개발비 7% 이상

③ 글로벌 진출역량(cGMP 생산시설 보유여부, FDA승인 품목 보유여부 등) 보유 기업의 경우 매출액 대비 연구개발비 5% 이상

◈ 혁신형 제약기업 우대조치 예시

① 약가우대: 오리지널 의약품의 특허만료 시, 혁신형 제약기업이 생산한 제네릭 의약품의 경우 최초 1년간 현행과 동일한 수준(68%) 부여

② 세제지원(복지부 검토안) 법인세 50% 감면, 연구개발비 세액공제 비율 상향 조정, 연구 및 인력개발을 위한 설비투자 금액 세액 공제비율 상향 조정 등

③ 금융지원: 혁신형 제약 전용 CBO(채권담보부증권) 발행, 신용보증기금을 통한 특례 보증, 설비투자 등 이차보전 사업, 제3자 배정 유상증자 지원 등

약가 일괄인하제도는 종전 계단형 약가재평가 차등 산정 방식을 폐지하고 동일성분동일가격 원칙을 부여해 일정 상한가를 부여하는 게 기본 골자다. 기본 인하 비율은 제네릭의 경우 최고가 약제(오리지널) 상한가의 53.55%로 이른바 '반값 약가제'로도 불리고 있다. 이를 위해 정부는 기등재약 약가 재평가를 진행했다. 다만 퇴장방지의약품과 저가약, 희귀의약품과 안정공급을 위해 복지부장관이 별도로 정한 의약품은 대상에서 제외됐다. 제도 도입 이후 오리지널 제품 특허만료 후 1년 이내에는 제네릭은 특허만료 전 약 값의 59.5%, 특허만료된 오리지널은 70%로 가격이 결정된다. 그 이후 제네릭과 특허만료 오리지널 모두 특허만료 전 약 값의 53.55%로 조정되게 된다. 이는 제네릭의 등재 속도를 빠르게 촉진하기 위한 정부 정책이다.

표 3.22. 20년간 약가제도 변천과정

제도	고시가제도(1977.7-)	실거래상환제도(1999.11-)	시장형실거래가제도(2010.10-)
개요	• 공장도출하가격+유통마진 = 고시가 • 고시가격으로 약제비 상환	• 의약분업 원칙에 맞춰 도입 • 요양기관 실구입가로 약제비상환 • 유통마진 불안정	• 저가구매(상한가-구매가) 차액 70% 인센티브 요양기관 지급 • 리베이트 합법화, 마진 추가 지급 • 선택주체와 인센티브 지급객체가 다름
장점	• 진료기 심사 편의 제공 • 교차보조(저수가)	• 과잉투약 등 남용 방지 • 약가차액 소비자 환원 • 품질경쟁, R&D 투자 증대	• 유통 투명화(리베이트 근절)? • 보험재정 절감? • 산업 경쟁력 강화?
단점	• 저가구매-이윤증가-의약품 남용 • 재정악화: 약가마진 국민이 부담 • 건강침해: 비가격경쟁,품질 저하	• 저가구매유인동기 상실 • 리베이트, 고가약 처방, 재정악화 • 실거래가 파악한계(99.5%청구) • 쌍벌제, 다수의 약가인하 기전	• 인센티브를 통한 시장가격 노출 • 노출가격으로의 약가인하
비고	• 직권실사제(1977-1982) • 원가조사 + 도매마진 12%	• 보험약가 30.7% (9,900억 원) 일괄 인하	• 2002년 시민단체 도입반대 (의약분업 원칙위배, 실거래 파악 난해) • 2009년 국회 반대(도입저지) (요양기관 장려비를 보험재정서 이면계약, 과잉투약, R&D 위축)

정부는 고시가 상환제도의 약가 통제 기능 약화, 영세 제약기업 간 과당경쟁 및 가격경쟁 심화 등의 문제점을 시정하기 위해, 1999년 11월 실거래가 상환제도를 도입하였다. 1998년도에 실시된 약가 실태 조사 결과, 실거래가와 고시가 간의 약가 차액이 평균 30.7%에 이르면서 기존의 고시가 제도는 요양기관의 약가 이윤 추구 동기 및 과잉투약의 원인을 제공한다는 문제가 제기되었기 때문이다. 이에 따라 요양기관에서 사용한 약제비는 정부에서 정한 상한금액 범위 내에서 요양기관이 실제 구입한 가격으로 상환하고, 보험급여 상한금액은 요양기관이 제출한 실구입명세 및 현지 실태조사 결과 등을 반영하여 실구입가격에 연동하여 조정했다.

한편 요양기관이 실제 거래한 가격으로 청구하도록 모니터링하기 위해 심평원에서 국민건강보험법 제84조 제2항 및 제56조 제6항의 규정에 따라 요양기관을 대상으로 실거래가 부당청구 내역을 조사하고, 그 결과에 따라 약제 상한금액 인하 등을 하도록 했다. 보험약가 상환제도가 고시가제도에서 실거래가제도로 변경되면서 요양기관의 재산권과 재산 가치가 크게 변동했다. 이는 약가마진이 더 이상 요양 기관의 합법적인 수입원이 되지 못하는 이유다. 약가마진은 그동안 저수가 보험체계 하에서 정부와 요양기관 간의 묵시적 합의에 의한 적자보전책이었기에, 이 부분의 상실은 요양기관의 운영 적자를 의미하는 것이다. 따라서 이러한 적자를 보전하기 위한 방안을 모색하게 되면서 기존 거래관행상의 이익, 즉 약가마진을 계속적으로 취하고자 하는 유인이 발생한다.

제약 업체의 입장에서는 실거래가 상환제도 하에서 그들이 실제 판매한 금액이 정부에서 정한 상한금액보다 낮아지면 그것이 해당 약품의 가격에 반영(가격 인하)되기 때문에 현재를 위해서나 미래를 위해서나 가능하면 높은 가격으로 유지하고자 하는 유인을 갖게 된다. 리베이트를 공급하지 않으면서 약가를 이전 수준으로 높게 유지할 수 있다면 제약업체들의 재산가치는 이전보다 더욱 커질 것이다. 제약업체들이 요양기관에 제공하던 부분이 제약업체의 수익으로 모두 편입되기 때문이다. 그러나 기존에 리베이트를 공급하여 안정적으로 거래하던 요양기관과의 거래에서는 더 많은 거래비용이 발생하게 된다. 수많은 제약업체들과 품질이나 가격 등 측면에서 치열한 경쟁의 노력이 발생하기 때문이다. 이들에게는 차라리 약가마진의 일부인 리베이트를 공급하여 거래관계를 유지하는 것이 쉽다. 말하자면 제약업체와 요양기관 간의 리베이트를 주고받는 담합적 거래관행은 거래비용을 줄이는 메커니즘으로 작용하는 것이다.

5) 약품비 적정관리-제네릭 약가개편과 계단식 평가제 부활(2020년)

발사르탄 사태로 의약품 질 평가를 허가·약가와 연계시키는 작업이 본격화됐다. 여기다 정부의 보장성강화로 인한 비용(재정) 절감 문제가 약 값 지불 관리까지 영향을 미쳤다. 품목허가와 보험약가를 연계하는 제네릭 의약품 약가제도 개편 방안은 약가 차등화를 크게 식품의약품안전처의 허가제도 개편방안 연계와 제네릭 수에 따른 인하로 구분한다.

먼저 제네릭 산정 가격인 오리지널의 53.55%를 받기 위해서는 정부가 요구하는 기준 요건을 충족해야 한다. 요건은 자체 생물학적 동등성 시험 실시와 등록된 원료의약품 사용(DMF) 충족 여부가 관건이다. 2개 기준 요건을 모두 충족하면 현재와 같이(제네릭 등재 전) 원조(오리지널) 의약품 가격의 53.55%로 가격이 산정된다. 그러나 기준 요건을 1개 혹은 미충족할 경우 그 수준에 따라 53.55%을 기준으로 0.85씩 곱한 가격으로 산정된다. 즉, 15%씩 깍이는 것이다.

허가 연계와 별도로 인하되는 가격 기준, 일명 '커트라인제'도 도입된다. 등재 순서 21번째부터는 기준 요건 충족 여부와 상관없이 무조건 최저가의 85% 수준으로 약가가 산정된다. 정부의 제네릭 의약품 약가제도 개편 방안은 제약기업의 책임성을 강화하고 제네릭 개발에 들어가는 소요 비용과 시간, 투자 보상을 차등화하는 것이다.

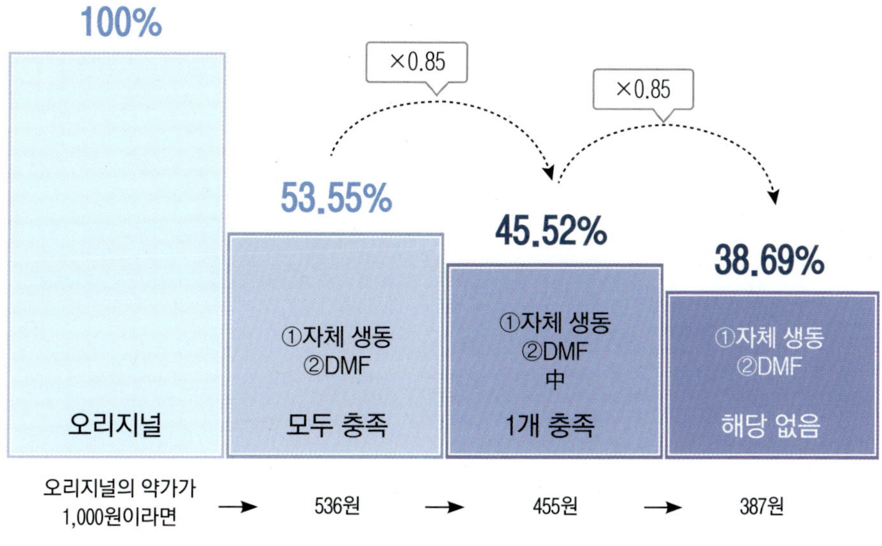

그림 3.24. 제네릭 약가개편 인하 방식

6) 고가약 사후관리-종합 약제 재평가제도(2020년 이후)

정부는 최근 '국민건강보험 종합계획안'의 일환으로 '종합 약제 재평가제도'를 발표했다. 이는 주로 고가 일색인 신약을 타깃으로 한 재정 절감 대책이다. 임상 효능과 재정 영향, 계약 이행사항 등을 포함하는 종합적인 의약품 재평가로써 정부는 2020년에 개선안을 마련해 2021년부터 시범사업에 들어갈 계획도 세웠다. 이 기전은 임상시험 환경과 치료 환경이 달라 임상에서 도출된 약제 효과가 반감되거나 다른 경우, 보험자가 약 값을 등재 가격에 맞춰 지불할 수 없다는 문제의식에서 비롯됐다. 약가 등재 문턱을 낮춰 환자 접근성을 높이기 위한 여러 등재 제도로 보험권에 진입한 약제들 특성에 맞춰 등재 유형별로 평가 방식을 차등화하고 단계적으로 추진하는 게 특징이다. 정부는 선별급여, 고가·중증 질환 치료제, 조건부허가 약제·임상적 유용성이 기대보다 떨어지는 약제와 평가면제 등으로 보험권에 진입한 약제를 우선 검토, 적용하겠다고 했다. 이렇게 재평가된 결과로 정부는 약가를 인하하거나 급여 기준을 축소 조정, 더 나아가 퇴출하는 기전으로 급여 목록을 정리할 방침이다.

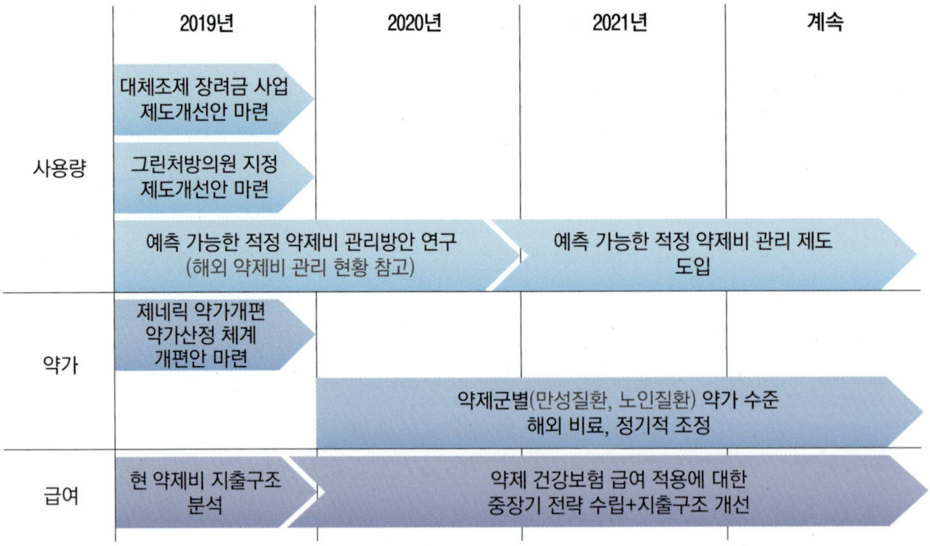

그림 3.25. 약제비 적정 관리책(안)

출처: 건강보험심사평가원(제1차 국민건강보험 종합계획)

08 고가 중증질환 치료제 관리 강화 방안(2022)

최근 높은 치료 효과가 있는 고가의 중증질환 신약에 대해 환자 단체 등에서 신속한 보험적용 요청 등 사회적 요구가 증대하고 있다. 한편 고가 의약품의 개발 허가, 초고가 의약품의 건강보험 결정신청 증가 추세로 건강보험재정 영향이 커지고 있는 상황이다. 정부는 신약에 대한 환자 접근성 강화를 통한 국민 건강증진 및 경제적 부담 완화와 더불어 고가 약제 적정관리를 통한 건강보험 지속 가능성 확보가 필요한 상황이다. 이에 따라 보건복지부는 2022년 고가 중증질환 치료제에 대한 환자 접근성 제고 및 급여 관리 강화 방안을 발표하였다.

'고가 의약품'은 국제적으로 일치된 정의는 없으나, 높은 가격과 효과의 불확실성 등으로 가격관리와 장기 효과 확인이 필요한 약제로 정의하였다. 이번 정부의 고가 의약품의 관리 방안의 세부 내용은 아래와 같다. 고가 의약품은 국내 실정에 맞게 ① 1회 치료로 장기 효과를 기대하는 약제(소위 'one-shot치료제') 또는 1인당 연간 재정 소요 금액이 3억 원 이상인 약제, ② 연간 건강보험 청구액이 300억 원 이상 약제(단일성분 또는 동일효능군)를 중심으로 관리할 예정이다.

그간 고가 항암제와 희귀질환치료제 등의 건강보험 등재를 통한 환자 접근성 향상을 위하여 지속적인 제도 개선을 실시하였다.

- 위험분담제도(2013): 대체가능한 약제가 없는 항암제, 희귀질환치료제의 효과나 재정영향 등에 대한 불확실성을 제약사가 일부 분담
- 허가-평가 연계 제도(2014): 신약 또는 희귀의약품에 대하여 식약처 허가 완료 · 약제 급여결정 신청을 가능하도록 허용
- 경제성 평가 자료제출 생략 제도(2015): 희귀질환치료제 나 항암제 중 대체 가능 치료법(약제)가 없고 근거생산 곤란 등의 일정 요건 충족시 경제성 평가 자료 제출 생략 가능

- 약가협상 생략 제도(2015): 약가 협상 생략 기준금액 요건(대체약제 대비 90~100%) 충족 시 통상 60일에 해당하는 협상기간을 단축
- 위험분담제도 대상 확대(2019): 임상적으로 삶의 질 개선을 입증한 중증·난치질환 치료제(중증 아토피) 확대 적용
- 경제성 평가 자료제출 생략 대상 확대(2020): 국가필수의약품 중 항균제, 결핵치료제, 응급치료제 등 확대 적용
- 위험분담제도 제도 확대(2020): 위험분담 적용 약제의 후발약제까지 확대 적용

1) 고가의약품 현황 및 정의

① 고가의약품 현황

2021년 전체 급여 의약품은 25,047품목으로 청구 금액은 총 21조 3,094억 원으로 나타났다. 이 중 1인당 연간 소요비용 3억 원 이상의 약제는 15품목(10성분)으로 청구환자 수는 288명, 청구 금액은 총 1,086억 원으로 나타났다. 1인당 소요비용 3억 원 이상 약제의 재정지출액 현황 그래프를 살펴보면 2016년 청구환자 147명, 청구 금액 377억 원에서 2020년 청구환자 410명, 청구 금액 1,469억 원으로 급등한 것을 확인할 수 있다.

- 2021년 등재 의약품 재정지출 현황

구분	항목명	건강보험 청구내역
전체 급여 의약품	품목수	25,047개('22.1.1. 기준)
	총 청구금액[1]	21조 3,094억 원
고가의약품 (1인당 연간 소요비용 3억 원 이상 약제[2])	품목수 (성분수)	15개 (10개)
	청구환자수	288명
	총 청구금액	1,086억 원
	1인당 연간 소요비용	평균 3.8억 원

1) 포괄수가, 보건기관정액수가 등이 보정되지 않은 실제 청구된 약품비
2) 1인당 연간 소요비용 고가 의약품 상위 10개 성분

- 고가의약품 재정지출 현황 ('16~'20)
  - *1인당 소요비용 3억 이상 약제('20년 기준, 10개 성분) 재정지출액 변화*

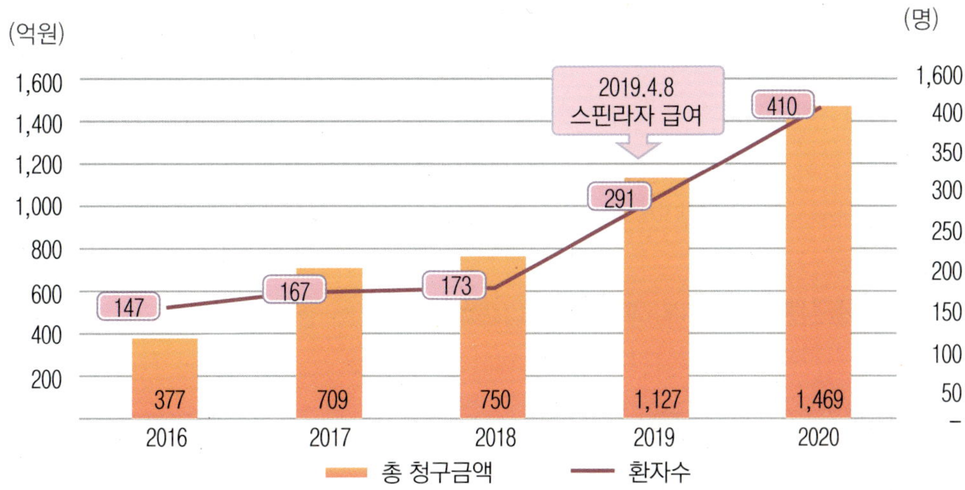

* '20년 기준 고가의약품(1인당 3억 원 이상) : 13개 품목(10개 성분), 총 410명, 총 1,469억 원

② 고가의약품의 정의(안)

국제적으로 고가(high-cost, high-priced, premium-priced) 의약품에 대한 일치된 정의는 없는 상황으로 국내 실정에 맞는 관리범위 설정이 필요하다. 고가 의약품을 치료 효과, 비용효과성, 재정영향 등의 불확실성이 있는 의약품으로 정의하되, 건강보험 재정지출 현황 등을 고려하여 효율적 관리를 위한 '급여 관리 방안 적용 대상'을 설정한다.

고가의약품 정의

① 높은 가격, 효과의 불확실성 등으로 인하여 가격 관리 및 장기 효과 확인이 필요한 약제 또는
② 재정영향이 상당하여 사용량 관리 등이 필요한 약제

· '19년 척수성근위축증치료제 급여 이후 고가의약품 재정지출 급증
· '22년 1회 투여(one-shot) 치료제인 소아백혈병치료제 급여로 재정지출 증가 예상
* 1인당 연간 소요비용: 척수성 근위축증치료제 3.2억('20년), 소아백혈병치료제 3.6억('22년)

↓

급여 관리방안 적용대상

등재 의약품 또는 등재 신청 의약품 중
① 1회투여로 장기 효과를 기대하는 약제(one-shot 치료제) 또는 1인당 연간 소요금액 3억 이상 약제(초고가신약)
② 연간 청구액이 300억 이상 약제(단일성분 또는 동일효능군)

※ 단, 금액 기준선은 의약품 청구현황 등을 고려하여 변동될 수 있음

2) 고가 중증질환 치료제 접근성 제고 및 급여 관리 강화 방안

고가 의약품의 접근성 향상 및 건강보험 지속가능성 확보라는 목표를 두고, 보건복지부는 '① 환자 접근성 향상, ② 치료 효과 및 안전성 모니터링 강화, ③ 급여 관리 강화로 건강보험 지속성 확보'라는 3가지 관리 방향을 제시하였으며, 단기 혹은 중장기적으로 구체적인 방안을 마련하였다.

① 고가 중증질환 치료제에 대한 환자 접근성 제고

- 급여평가·협상 병행 등을 통한 신속 등재

생존을 위협하는 질환 관련 약제 평가 시 150일 정도 소요되며, 약제 등재 기간 단축을 통한 환자의 접근성 강화 필요성이 제기되었다. 이에 생존을 위협하는 질환 관련 약제 급여평가와 약가협상을 병행함으로써 급여 평가 후 가격 협상을 진행하는 순차적인 방식에서 두 과정을 병행하여 등재 결정 기간을 단축한다.

※ 식약처 안전성·유효성 심사는 완료해야 하며, 식약처 최종 허가 전에 급여평가·협상 병행신청 가능

- (대상 의약품) 생존을 위협하는 질환 관련 약제
- (세부 내용) 신속한 급여 평가와 사전 협상을 통해 등재기간 총 60일 단축

	건강보험심사평가원		건강보험공단
내용	경제성평가 생략 여부 확인 및 비용효과성 판단 기준선을 제시하는 신속 급여 평가	→	사전 가격 협상을 통한 기간 단축
소요 기간	150일 → 120일 (30일 단축)		60일 → 30일 (30일 단축)

- 허가신청-급여평가-약가협상 병행 시범 및 본사업 추진
  - 생존을 위협하는 질환이며, 적절한 치료법이 없는 등 특수성이 인정되는 약제는 식약처 허가 신청과 동시에 급여 평가 및 약가사전 협상을 병행하여 등재 기간을 최소화
  - (대상 의약품 예시) 적절한 치료법이 없고, 기대여명이 6개월 미만인 환자의 2년 이상 생존 및 치료 효과 우월성을 입증한 경우 등

- **환자단위 성과기간 위험분담제 도입·운영**

1회 투여 치료제(one-shot) 등 고가 신약은 높은 가격 및 장기 효과에 대한 불확실성으로 인해 기존 평가 방법으로는 비용효과성 입증 한계로 환자 단위 성과 기반 위험분담제를 시범 도입하였고('22.4. 소아백혈병치료제 최초 적용), 후속 고가 신약 등재를 위한 확대 적용이 필요하다(척수성 근위축증, 망막색소변성증 치료제 등).

※ 성과기반 위험분담제: 환급제의 일종으로 개별 환자의 약제투여성과에 따라 제약사로부터 환급율을 달리 운영하는 새로운 모형의 지불제도

- 시범운영 결과 토대로 대상 항목 점진적 확대

시범 사업		대상 확대
소아백혈병치료제 (1회 투여 치료제)	➡	· (유형1) 1회 투여 치료제(one-shot) 또는 · (유형2) 연간 1인당 소요 비용 3억 이상 약제

◈ 1회 투여 치료제(one-shot) 비교 ◈

약제	특성	위험분담제 유형					사전 승인
		환급형 (①+②)				총액 제한형	
		① 기본	② 환자단위 성과기반				
				성과 지표	자료 수집		
백혈병치료제 ('22.4.등재)							
1. 소아 ALL	1회 투여 치료제 (one-shot)	○	×	–	–	○	×
2. 성인 DLBCL		○	○	PFS	○*	○	×
척수성근위축증치료제 (평가 중)		○	○	운동기능	○**	○	○

* 투여환자 정보, 투여 6개월 환자 성과, 투여12개월 환자 성과 등 총 3회 자료수집
** 연령별 운동기능평가도구(CHOP-INTEND 등)를 활용한 지속적 반응평가 필요

- 환자단위 성과기반 위험분담제 효과 평가 및 제도 보완

- **고가약 관리 국제 협력 강화**

다른 나라들과 협조를 통해 약가 정보 공유, 공동 구매 등의 협력체계를 구축하여 고가 신약에 대한 가격 협상력과 구매력을 동시에 갖춤으로써, 고가 혁신 신약에 대한 국민 접근성 향상이 필요하다. 국제 호라이즌 스캐닝(Horizon Scanning Initiative)을 추진하여 새로운 의약품 DB를 개발하고, 정보 공유를 통해 최종적으로 약가를 낮추기 위한 협력 모델을 구축한다.

- '21년 기준 네덜란드, 아일랜드, 스위스, 덴마크, 포르투갈, 노르웨이, 벨기에, 스웨덴 등 유럽 8

개국 참여, 첨단바이오의약품 대상 과제 진행 중
- 유럽 호라이즌 스캐닝을 모델로 ① 대만, ② 호주, ③ 캐나다 등 유사 제도 국가와 국제협력 추진

※ 호라이즌 스캐닝(Horizon Scanning) 란?

- 조화된 정보 수집 과정으로 통상적인 자료 범주를 벗어나는 포괄적 정보 수집과 데이터 분석을 통한 미래 예측 및 선제적 대응 등 일련의 체계적인 활동 전반을 의미
- 적용 대상: 고가 의약품을 비롯한 보건 의료 서비스, 전염병 대비, 기후변화 등에 다양하게 적용

② 치료효과 및 안전성 모니터링 강화

• 고가약 사후관리를 위한 자료수집 체계 구축

- 1회 투여 치료제(one-shot) 평가결과를 성과와 연계하는(성과지불제) 사후관리 제도 시범사업을 도입하였고('22.4월 시행), 후속 고가 신약 등재 시 관리대상 확대 및 본사업 추진한다.
- '소아백혈병치료제' 대상 사후관리·자료수집 시범사업 → 대상확대
- (추진절차) ① 방안 마련 → ② 전산 자료수집 시스템 구축(환자별 등록) → ③ 약제별 성과 및 사후관리 활용 → ④ 시범사업 기반 대상 확대
- (중·장기) 후속 고가 신약 대상으로 본사업 추진을 거쳐 식약처 시판후 장기추적과 연계하여 국가 레지스트리 구축
- 환자별 지속적 사후관리 및 국가 레지스트리 구축을 위한 관련 근거 마련
- (단기) (가칭) 신약 사후관리에 관한 기준 및 절차 마련(심평원장 공고)

• 목적, 적용대상, 사후관리 방안, 미제출 시 패널티 등 포함

- (중·장기) 사후관리 및 정보수집의 안정적 환경 구축 후, 권리 제한 및 의무 부과 측면을 고려하여 건강보험법령에 근거 규정 마련 추진

• 고가약 사후관리를 위한 자료수집 체계 구축

- 고가 신약 급여기준 설정 시 효과적 사용과 효율적 재정운영을 위하여 투여 중단 기준을 정하여 운영*하고 있다.

  * 척수성근위축증 치료제 (1인당 연간 3.2억 원 소요, '20년 기준) 중단기준 운영 중
- 시간 경과에 따라 임상적 근거가 변동되고, 내·외부에서 기준 개정에 대한 요구가 증대하고 있으므로, 고가 신약의 투여 중단 기준 주기적 검토 필요

- 급여기준 확대ㆍ축소 등 변경 필요 약제 선제적 검토
  ① 고가 신약 사전승인 및 평가자료
  ② 청구 경향 모니터링(예, 전년대비 130% 증가된 경우)
  ③ 외국 가이드라인 등 검토를 통해 급여기준 개정이 필요한 약제 선정하여 선제적 검토
- 급여 기준 재검토 관련 로드맵 설정하여 사전 승인 자료 및 청구 경향 모니터링, 외국 급여 기준 동향 변화, 임상적 유용성 자료 축적에 따라 급여 기준 재설정이 필요한 약제 선정 등의 로드맵 마련 및 주기적 기준 검토 체계 마련

※ 대표적인 예: 미국 Aetna의 급여 기준 매년 리뷰 및 업데이트

③ 사용량-약가 연동 제도 개선

일정 수준의 약품비가 증가한 약제에 대해 가격을 조정하는 제도로써, 지속적으로 증가하는 건강보험 약품비의 관리를 위해 개선 방안 마련이 필요하다.

(약품비) 21년 약품비 21.2조 원으로 24.06% 차지, 22년 약품비 22조 8,968억 원으로 23.34% 차지

이에 사용량-약가 연동 제도 개선 관련 연구용역을 추진하여 이해관계자 인터뷰, 재정 영향 분석 등을 통한 사용량-약가제도의 성과를 평가하고, 청구자료 분석, 해외사례 검토 등을 통한 발전 방향 및 개선 방안을 제시한다. 사용량-약가 연동 제도 개선(안)을 통해 고가의약품 관리를 위한 최대 인하율(10%) 규정을 개선하여 약품비 지출 구간별 인하율 차등 설정을 통한 고가의약품 사후관리 강화, 외국 사례 및 재정관리의 실효성을 고려한 최대 인하율 개선안을 마련한다.

※ (최대인하율) 일본: 50%, 대만 및 프랑스: 최대인하율 미규정

또한 청구 금액 증가율과 증가액을 고려한 인하율 참고산식을 개발하여 약품비에 큰 영향을 미치는 약제의 효율적 재정 관리를 강화하고, 사용량-약가 연동 협상 대상 선정을 위한 선정 및 제외 기준 개선을 위해 대상 선정을 위한 유형별 청구 금액 증가율 및 증가액 기준 모델 개발, 산술평균가 미만 및 청구 금액 제외 규정의 실효성을 검토한다. 사용량-약가 연동 제도를 확대하고 중장기적인 방향성을 검토하여 사용량-약가 연동 관리 단위를 확대하기 위해 성분군, 효능군, 제약사 단위로 확장하는 등의 거시적 약품비 관리 기반을 마련한다. 해외 사례 검토를 통한 제도를 확대하여 청사진을 마련하기 위해 프랑스, 이탈리아 등 약품비 총액 관리를 다른 국가들의 사례 검토를 통해 발전 방향을 마련한다.

3) 급여관리 강화를 통한 건강보험 지속가능성 확보 방안

① 고가약 사전승인제도 기반 구축

최근 연이은 고가 신약과 신의료기술의 개발ㆍ등재로 사전승인*에 대한 대·내외적 요구가 증가하고 있다. 또한 고가 신약 등재 시 기준 설정 소위원회에서 사전승인 필요 약제**를 건별로 선정하는 등 사전승인 적용 약제에 대한 명확한 기준이 없어 표준절차 마련이 필요한 상황이다. 이에 고가약 사전승인제도의 체계적 운영방안 마련 연구하여 사전승인제도의 역할 확립과 사전승인 확대의 사회적 요구에 대응하는 효율적 의료비 지출 관리 방안 마련하고, 고가 신약 사전승인 적용 여부 표준운영절차(SOP) 마련하여 연구 결과를 바탕으로 사전승인약제 대상 선정기준, 고가약 사후 모니터링을 위한 시스템 구축 등을 위한 표준운영절차 마련, 고가약 모니터링 시범사업을 통해 고가 신약 사전승인 자료 활용을 통한 급여기준 개선 등 환류 실시, 사전승인 자료를 활용한 사후 모니터링을 체계화한다.

*사전승인제도: 고위험 및 고비용 약제 등의 요양급여 여부를 사전(치료 전)에 심평원 진료심사평가위원회의 심의를 통하여 결정하는 제도
**사전승인 약제: 발작성 야간혈색소뇨증 치료제, 척수성근위축증 치료제 등

② 경제성평가 생략 제도 개선

경제성 평가 생략 제도 도입으로 고가 신약에 대한 보장성이 확대되고 있으나, 참조약가의 불확실성 및 재정 규모 등을 고려했을 때 제도의 일부 개선이 필요하다. 경제성 평가 생략 시, 외국 약가(A7) 최저가 참조 방식으로 비용효과성 평가를 시행하고 있으나, 외국 약가 중 위험분담제가 적용된 사례들도 있어 실제 가격을 알 수 없는 한계가 존재하는 것이다. 따라서 경제성 평가가 생략된 제도를 부분적으로 개선하고 연구용역을 추진하여 경제성 평가를 생략할 수 있는 약제를 '대상 환자가 소수'인 약제로 제한하며, 재정 영향이 큰 약제들은 비용효과성 평가를 실시하고, 연구용역을 통해 구체적 평가방법론 등을 마련할 필요성이 있다. 경제성 평가 생략 제도를 개선하고 사후관리 방안으로 현행 제도의 현황 분석 및 평가를 통해 문제점을 파악하고, 재정의 지속 가능성과 환자 접근성을 강화하는 합리적 사후관리의 개선 방안을 마련한다.

③ 외국약가 조정가 참조기준 개선 및 추진

현행 외국 약가 조정가 참조 기준(산출식) 투명성 및 타당성과 관련하여 업계 등의 이해 관계자의 지속적인 문제 제기가 있다.

◈ 외국약가 조정가 참조기준(현행)

= {[(각국 약가책자가격 × 공장도 출하율1) × 환율2] × [1+부가가치세율(10%)]} × (1+유통거래폭4)

① 소매가 대비 일정 비율로 국가마다 상이, 예시) 미국 등 65%, 일본 82%, 독일 별도산식으로 산출
② 접수 전월 매매기준율 적용
③ 유통과정에서 발생하는 비용으로 고가약은 8.69%, 저가약은 10.41% 적용
※ 관련 규정: 신약 등 협상대상 약제의 세부평가기준(심평원 지침)

고가신약의 등재 증가 및 인구 구조 변화에 따른 만성질환 환자 및 약품비 지출의 지속적인 증가로 약가 적정화 방안 검토가 필요한데, 외국약가 조정가 참조기준 개선 방안으로 산출식의 투명성과 명확성을 제고하기 위해 구성 항목, 참조국가 등의 타당성 검토 및 업계 수용성 제고를 위한 이해관계자의 의견 수렴을 실시한다. 민관협의체 실무작업반[복지부, 심평원, 공단, 유관협회(제약 3개 협회) 등]을 구성하여 개선방안을 수립하고, 약제군별(만성질환, 노인성 질환 등)로 특허만료 의약품 등의 약가 수준을 개선된 외국약가 조정가 참조기준을 적용한 가격과 비교하여 정기적으로 조정(제1차 국민건강보험 종합계획에 포함)한다.

ISSUE!

'초고가약' 치료 성과를 어떻게 평가할 것인가?

유전성망막질환(Inherited Retinal Dystrophy, IRD)은 망막 시세포 구조와 기능을 담당하는 유전자에 돌연변이가 생겨 시각 손실이 발생하는 희귀 난치성 질환이다. 유전성망막질환에 한 번의 치료만으로 질병이 완치되는 one-shot 유전자치료제인 한국노바티스의 'luxturna(성분: Voretigene neparvovec)'가 급여적정성을 인정받았다.

2023년 심사평가원은 제10차 약제급여평가위원회를 열고 'luxturna'의 급여 적정성을 인정했다. 하지만 초고가 치료제인 만큼 약가협상이라는 또 하나의 관문을 쉽사리 통과하기는 어려울 것이란 전망이 우세하다.

'luxturna'는 2022년 'kymriah'와 'zolgensma'에 이어 또 하나의 one-shot 치료제인 동시에 9억 5,000만 원의 약 값으로 '초고가' 치료제로 유전성망막질환 발생원인 중 하나인 결핍, 결함이 있는 RPE65 유전자를 단 1회 투여만으로 정상 유전자로 대체해 기능을 회복시키는 것으로 알려져 있다.

RPE65 유전자 변이로 인하여 발생하는 유전성망막질환은 눈에 들어온 시각 정보를 신경 신호로 변환하고 뇌로 전달하는 망막 내 시각 회로(visual cycle)에 이상이 생긴다. RPE65 유전자 돌연변이로 시각 회로에 필수적인 RPE65 단백질이 감소하고, 망막세포가 파괴되면서 시야가 점차 좁아지다가 결국 실명에까지 이를 수 있다. 결국 'luxturna'투여로 문제된 RPE65 유전자를 대체해 시력과 시야 등을 유지시켜준다.

'kymriah'와 'zolgensma'에 이어 초고가 치료제 'luxturna'는 어떤 방법으로 약가를 설정할지 국민건강보험공단과의 약가협상을 주목하고 있다.

'luxturna'도 'zolgensma'의 사례처럼 성과관리에 따른 위험분담제로 계약할 것으로 예상된다.

2022년 'zolgensma'는 급여 적용 시 일정 금액(CAP)을 초과하는 경우 초과 금액을 환급하는 총액제한형과 함께 환자별 치료성과를 추적 관찰해 치료 실패 시 일정 비율에 해당하는 금액을 제약사가 환급하는 일명 환자 단위 성과기반 '환급형' 계약을 체결한 바 있다.

즉 치료 성과를 추적 관찰해 환급하는 비율의 계약이 진행될 것 같다면, 결국 치료 성과를 어떻게 평가하는지가 중요하다. 제약사와 임상현장이 각각 치료 성과를 바라보는 시각이 달라진다면 향후 약가협상에서 쟁점이 될 수 있다.

'luxturna'의 치료성과평가는 치료제를 투여한 뒤 시력을 유지했다는 것을 성과로 봐야할 지 판단하는 것이 향후에 중요해질 것이다. 이는 결국 약가협상이 쉽지 않을 수 있다는 말이다.

'luxturna'는 급여 적용이 되어도 의료기술적으로 단순하게 투여할 수 있는 치료제는 아니기 때문이다. 'luxturna'는 망막 밑에 치료제를 주입하는 것이 쉽지 않은 일이다. 치료제를 잘못 투여했다가는 책임 소재가 문제 될 수 있다.

'luxturna'의 급여 적용에 따른 활용 가능성에 대한 문제점이 있을 수 있기 때문에 급여 적용에 따른 치료제 투여 시스템 마련도 필요할 것이다.

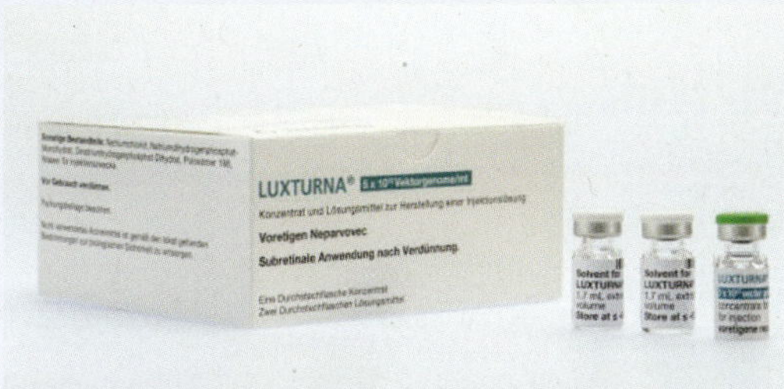

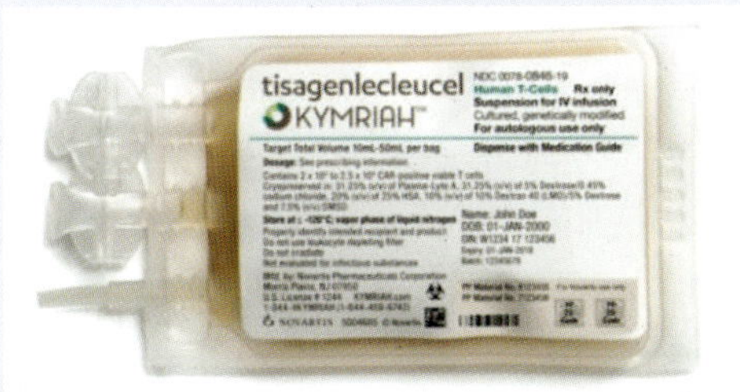

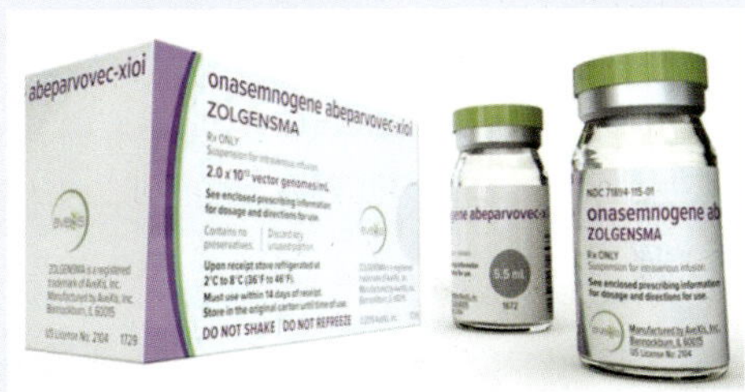

출처: 노바티스

09 제네릭 의약품과 생물학적동등성 시험제도

1) 의약품 개발 및 허가과정

① 신약개발 과정

신약개발의 과정은 연구단계(Research)와 개발단계(Development)로 나뉜다. 일반적으로 연구단계는 질병 타겟을 정하고, 동물시험 등을 거쳐 신약후보물질을 도출하는 단계이며, 개발단계에서 사람에서의 안전성과 유효성을 확인하는 임상시험을 실시하게 된다. 연구단계는 치료가능성이 있는 질병 원인과 타겟을 선택한 후, 이에 작용하여 기대하는 치료효과를 발휘할 수 있는 새로운 물질(molecule)을 만들거나 기존에 있거나 수집된 분자 중에 선택하고 구조 변경 등의 방식으로 최적화(optimization)하여 신약후보물질(new drug candidate)을 선정하게 된다. 이 후보 물질은 실험적으로 안전성과 유효성을 시험하여 사람이나 동물에게 임상시험을 실시해도 안전하며 이를 통해 효과가 유효한지 결정하게 된다.

개발단계에서 실시되는 임상시험은 사람에게 사용되는 만큼 안전성과 윤리성이 보장되어야 하기 때문에 임상시험을 실시하기 전에 식약처로부터 임상시험계획에 대한 승인을 받아야 한다.

- 제1상

임상시험은 소규모(약 20명에서 100명)의 건강한 지원자를 대상으로 시험하는 단계로, 의약품이 사람에게 안전한지 여부를 확인하는 것을 목적으로 실시한다.

- 제2상

임상시험은 임상시험용 의약품이 기대된 작용 기전(mechanism)에 따라 작용되는지 검토하고,

의약품 사용에 있어서 최적 용량(dose strength)과 투약 방법(schedules)을 분석한다.

- 제3상

제3상 임상시험은 대규모 환자를 대상으로 하는 시험으로 연구자는 후보의약품의 안전성과 유효성 및 전체적인 benefit-risk 관계에 대한 통계학적으로 유의한 데이터(significant data)를 만들기 위해 약 1,000명에서 5,000명의 환자를 대상으로 연구가 실시된다. 이 단계는 의약품으로써 안전성과 유효성 여부 결정의 핵심 단계로, 적정한 의약품 사용을 보증하기 위한 다른 의약품과 상호작용 정보 등 표시사항의 기초가 된다. 임상시험 동안 실생산 규모의 생산계획을 세우거나 식약청에 품목허가를 받기 위해 필요한 서류 준비에 품질 등에 관한 중요한 연구를 많이 수행한다. 유효물질 수준에서 5,000개에서 10,000개의 화합물이 연구개발(R&D)의 파이프라인으로 들어가지만 전임상단계에서 약 250개의 연구를 거쳐 결국 1개의 승인을 받게 된다. 이러한 신약개발 과정을 거쳐 환자가 이용할 수 있을 때까지 소요되는 기간과 비용은 약 10년~15년의 연구개발 기간과 비용은 1,000백만 달러에서 25억 달러($2.5 billion) 이상으로 추정하고 있다.

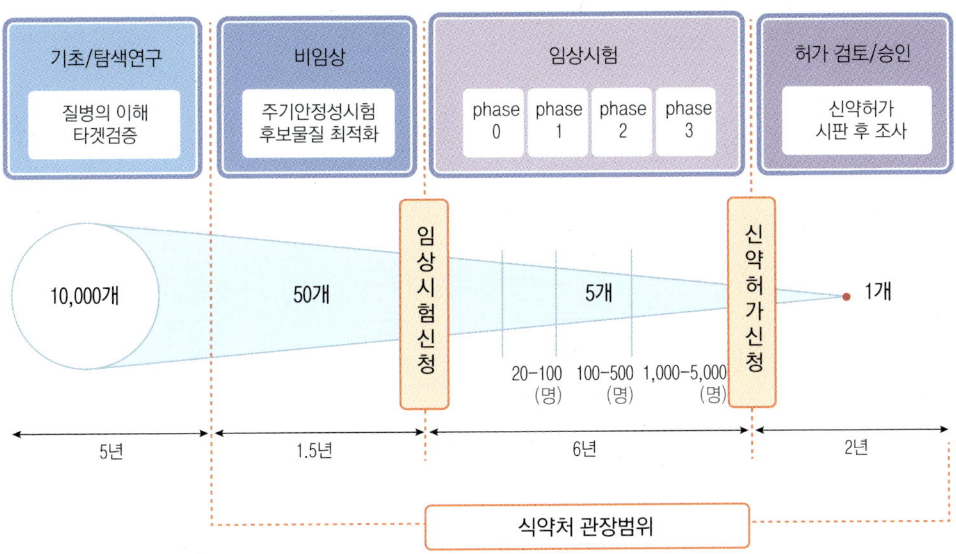

그림 3.26. 일반적인 신약개발 R&D 과정

② 허가과정

기업(연구자)은 의약품의 연구개발 과정에서 상품화되기까지 크게 두 가지의 과정을 거친다. 첫 번째로 신물질을 개발하여 비임상시험을 거친 약물을 사람에게 투여하기 위해 그 안전성을 입증 받아 식품의약품안전처의 임상시험 계획 승인을 받아야 하며 임상시험이 다 끝난 뒤 의약품으로 시판 허가를 요구하는 절차를 거치게 된다. 두번째로 의약품 허가 과정에서 기업이 안전성과 유효성 그리고 품질에 관한 입증자료를 식약처에 제출하며, 이를 심사했을 때 적합한 경우 시판허가를 하게 된다. 이러한 품목 허가의 과정을 정리하면 다음과 같다.

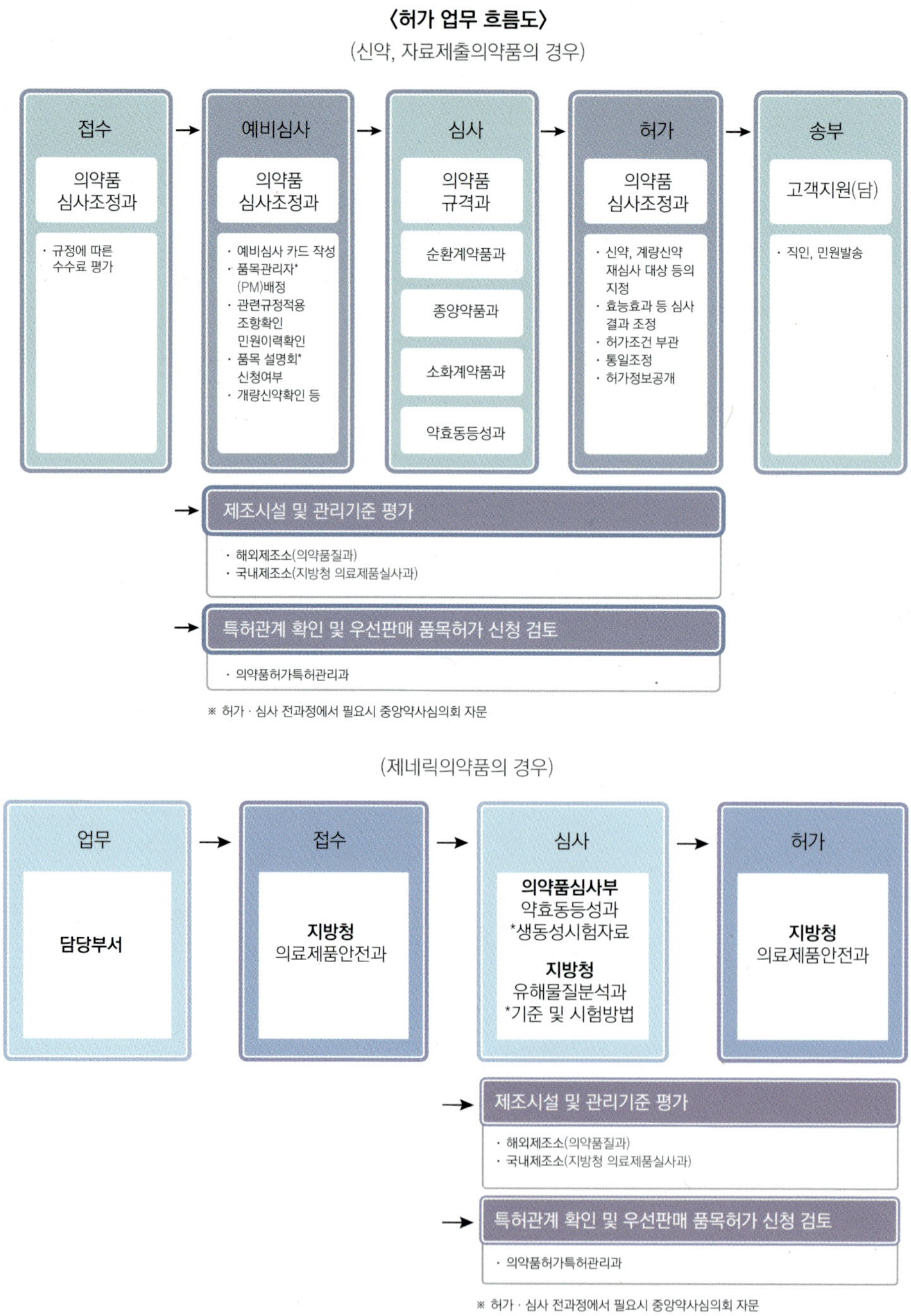
〈허가 업무 흐름도〉
(신약, 자료제출의약품의 경우)
접수
의약품 심사조정과
· 규정에 따른 수수료 평가
예비심사
의약품 심사조정과
· 예비심사 카드 작성
· 품목관리자*(PM)배정
· 관련규정적용 조항확인 민원이력확인
· 품목 설명회* 신청여부
· 개량신약확인 등
심사
의약품 규격과
순환계약품과
종양약품과
소화계약품과
약효동등성과
허가
의약품 심사조정과
· 신약, 계량신약 재심사 대상 등의 지정
· 효능효과 등 심사 결과 조정
· 허가조건 부관
· 통일조정
· 허가정보공개
송부
고객지원(담)
· 직인, 민원발송
제조시설 및 관리기준 평가
· 해외제조소(의약품질과)
· 국내제조소(지방청 의료제품실사과)
특허관계 확인 및 우선판매 품목허가 신청 검토
· 의약품허가특허관리과
※ 허가 · 심사 전과정에서 필요시 중앙약사심의회 자문
(제네릭의약품의 경우)
업무
담당부서
접수
지방청 의료제품안전과
심사
의약품심사부 약효동등성과 *생동성시험자료
지방청 유해물질분석과 *기준 및 시험방법
허가
지방청 의료제품안전과
제조시설 및 관리기준 평가
· 해외제조소(의약품질과)
· 국내제조소(지방청 의료제품실사과)
특허관계 확인 및 우선판매 품목허가 신청 검토
· 의약품허가특허관리과
※ 허가 · 심사 전과정에서 필요시 중앙약사심의회 자문

그림 3.27. 의약품 품목허가 절차

③ 제네릭 의약품의 개발과정

신약과 같은 제네릭 의약품을 개발할 때 과연 그 엄청난 비용과 시간을 반복 투자하여야 하는가 생각해 보면 그 대답은 당연 '아니오'이다. 그렇다면 이러한 제네릭 의약품의 허가를 위해 '신약과 효능이나 효과 및 안전성이 동등하다는 것을 어떤 방법으로 입증할 수 있을까?' 를 고민하는 것은 당연한 일이며, 이때 세계 각국에서 사용하고 있는 방법이 두 제제(의약품) 간의 생체이용률을 비교하는 생물학적 동등성시험(bio equivalence study)이다.

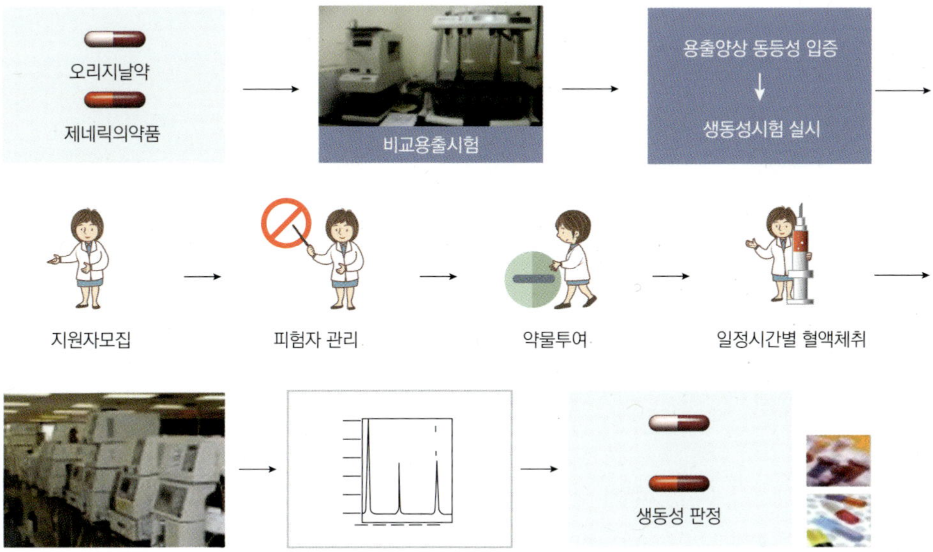

그림 3.28. 생동성 시험 실시과정

이외에도 동등성을 입증할 수 있는 시험에는 비교임상시험, 약력학 시험 및 비교용출시험 등의 생체내, 생체외 시험이 있다. 식품의약품안전처에서는 생물학적 동등성 시험계획서를 미리 검토하여 적합한 시험기관에서 생동성 시험이 수행될 수 있도록 승인하고 회사에서는 생동성 시험에 필요한 의약품을 만들게 됩니다. 생물학적 동등성 시험을 실시한 후 결과보고서를 품목허가(또는 변경허가) 신청할 때 식품의약품안전처에 제출하면 모든 자료에 대해 검토를 철저히 하고 신뢰성이 의심되는 자료에 대해서는 식약처 조사관이 시험기관, 의료기관 및 제조소를 직접 방문하여 실태 조사를 실시하기도 한다. 실태조사 결과 약사법령이나 식품의약품안전처장에서 정한 관련 규정을 위반하거나 준수하지 못한 경우에는 그 결과에 관계없이 동등성을 인정하고 있지 않으며, 생물학적 동등성이 인정되면 시판할 수 있는 품목허가를 부여하게 된다. 또한 시판 후에도 유통 중인 제품을 수거, 검정하여 허가 당시의 품질과 동일하게 제조하여 시판하고 있는지 확인하고, 기준에 부적합한 경우 허가 취소 및 제품 폐기 등의 강력한 조치를 취하고 있다.

2) 의약품 동등성의 평가

의약품 동등성 시험이란 주성분과 함량 및 제형이 동일한 두 제제에 대한 의약품 동등성을 입증하기 위해 실시하는 생물학적 동등성 시험, 비교용출시험, 비교붕해시험의 생체 내·외 시험을 말한다. 의약품 동등성 시험은 전문의약품과 일반의약품 단일제 중 정제, 캡슐제, 좌제를 허가(신고) 받고자 하는 경우 또는 의약품의 허가(신고)사항 중 원료약품 및 분량, 제조방법, 제조소를 변경하고자 하는 경우 실시하게 된다.

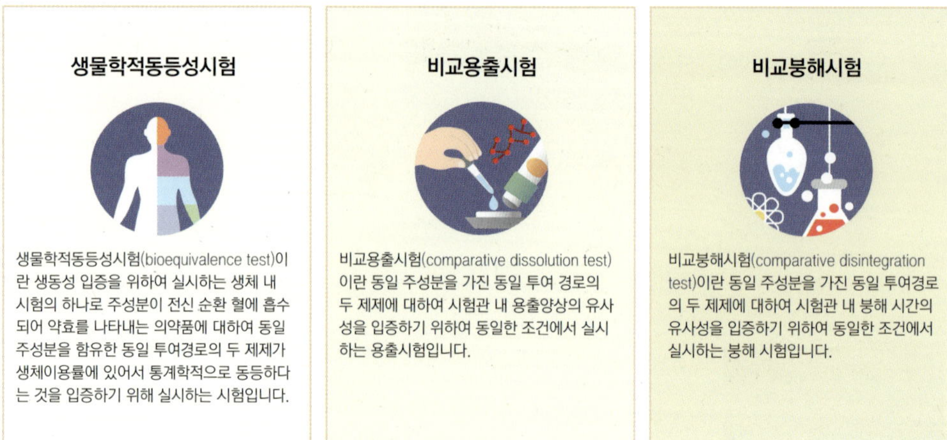
생물학적동등성시험
생물학적동등성시험(bioequivalence test)이란 생동성 입증을 위하여 실시하는 생체 내 시험의 하나로 주성분이 전신 순환 혈에 흡수되어 약효를 나타내는 의약품에 대하여 동일 주성분을 함유한 동일 투여경로의 두 제제가 생체이용률에 있어서 통계학적으로 동등하다는 것을 입증하기 위해 실시하는 시험입니다.
비교용출시험
비교용출시험(comparative dissolution test)이란 동일 주성분을 가진 동일 투여 경로의 두 제제에 대하여 시험관 내 용출양상의 유사성을 입증하기 위하여 동일한 조건에서 실시하는 용출시험입니다.
비교붕해시험
비교붕해시험(comparative disintegration test)이란 동일 주성분을 가진 동일 투여경로의 두 제제에 대하여 시험관 내 붕해 시간의 유사성을 입증하기 위하여 동일한 조건에서 실시하는 붕해 시험입니다.

그림 3.29. 의약품동등성 시험의 종류

3) 생물학적 동등성 시험

생물학적 동등성 시험은 생동성 입증을 위하여 실시하는 생체내 시험의 하나이다. 이는 주성분이 전신순환혈에 흡수되어 약효를 나타내는 의약품에 대해 동일 주성분을 함유한 동일 투여 경로의 두 제제가 생체이용률에 있어서 통계학적으로 동등하다는 것을 입증하기 위해 실시하는 시험이다.

① 생물학적 동등성 시험은 왜 필요한가요?

2000년 7월자로 시행된 의약 분업으로 의사의 처방권과 약사의 조제권이 분리됨에 따라 의사가 처방한 의약품을 약사가 바꾸어 조제하는 대체조제의 허용 범위 및 절차가 논란이 된 바 있으나, 현재는 식품의약품안전처장이 생물학적 동등성이 있다고 인정한 품목에 한해 의사의 사전 동의 없이 약사가 대체 조제할 수 있도록 규정되어 있다(약사법 제27조). 또한 의약품의 생물학적 동등성 확보는 의사, 약사, 소비자의 의약품 품질에 대한 신뢰를 회복함으로써 의약분업의 조기 정착 및 건강보험 재정 안전에 기여할 수 있다는 측면뿐만 아니라 독자적인 신약개발 능력을 갖추지 못한 국내 제약기업의 경쟁력 확보에 필수적이라 할 수 있다.

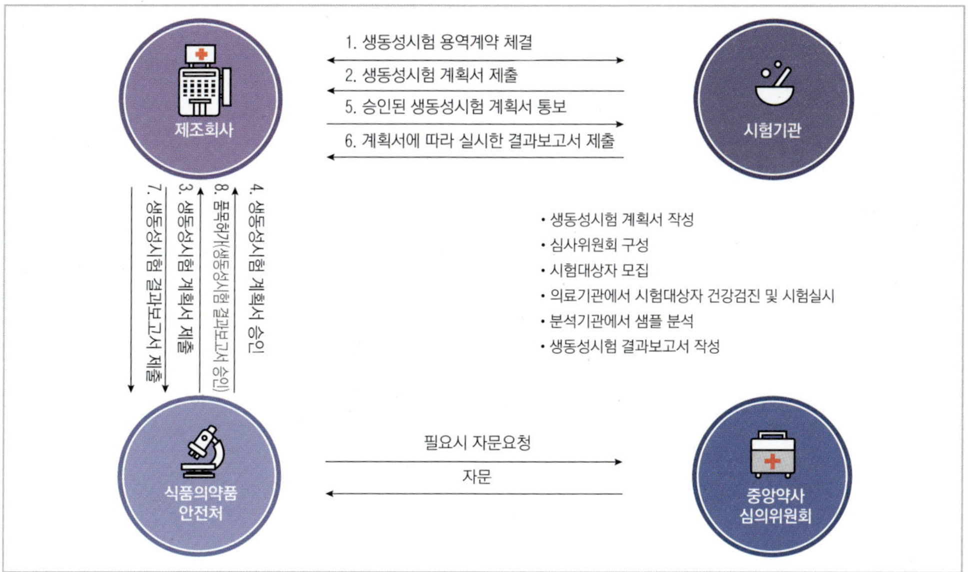

그림 3.30. 생물학적 동등성시험 흐름도

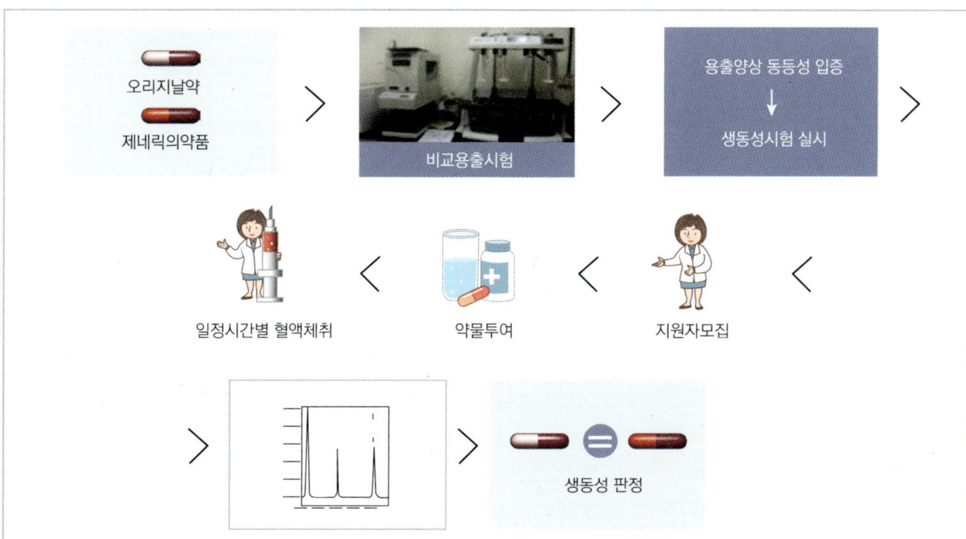

그림 3.31. 생물학적동등성 시험과정

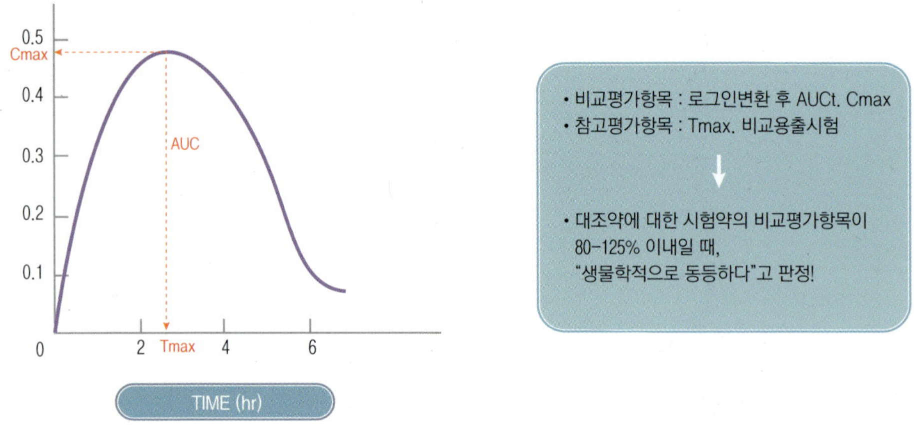

그림 3.32. 생물학적동등성시험 결과판정

- 생물학적동등성 규제규정
  - 생물학적동등성시험관리기준, 의약품동등성시험기준, 의약품동등성 확보가 필요한 대상 의약품 지정

② 의약품동등성시험 대상

수출용 의약품으로만 허가(신고)되었거나 허가신청(신고)하고자 하는 품목의 경우, 「의약품의 품목허가·신고·심사·규정」 제3조에 따라 의약품 동등성 시험을 실시하지 않아도 된다.

「약사법」 제23조 제4항 제6호에 따라 의사 또는 치과 의사가 직접 조제할 수 있는 의약품 중 마약의 경우 의약품 동등성 시험 실시 대상이 아니지만, 식약처장이 지정하여 고시하는 희귀의약품의 경우 2016년 12월 8일에 개정된 사항에 따라 의약품 동등성 시험대상에 포함된다.

◈ 생물학적동등성시험 또는 비교임상시험자료 제출하는 경우

- 1989년 1월1일 이후 제조(수입) 품목 허가를 받은 전문의약품으로서 신약에 해당하는 의약품(제형이 다른 동일 투여 경로의 품목 포함)
- 상기 품목을 제외한 전문의약품으로, 이미 제조판매·수입 품목 허가를 받은 것과 성분이 동일한 정제·캡슐제·좌제(전신 순환하는 제제에 한함)·산제·과립제, 점안제·점이제·폐에 적용하는 흡입제 또는 외용제제로써 다음의 어느 하나에 해당하는 의약품
  - '의약품동등성 확보 필요 대상 의약품 지정' [별표1]의 성분을 단일 주성분으로 하는 상용의약품과 그 염류 및 그 이성체
  - '의약품동등성 확보 필요 대상 의약품 지정' [별표2]의 성분을 단일 주성분으로 하는 고가의약품과 그 염류 및 그 이성체

- '의약품동등성 확보 필요 대상 의약품 지정' [별표3]의 성분을 단일 주성분으로 하는 그 밖의 의약품동등성 확보가 필요한 의약품과 그 염류 및 그 이성체
- '의약품동등성 확보 필요 대상 의약품 지정' [별표1], [별표2] 또는 [별표3]의 성분과 그 염류 및 그 이성체를 함유하는 복합성분 의약품

- 의약품 등의 안전에 관한 규칙」('20.10.14. 개정) 제4조제1항제3호 다목의 신설에 따라 상기 품목을 제외한 전문의약품 중 이미 제조판매ㆍ수입 품목 허가를 받은 품목과 그 성분이 동일한 전문의약품
  - 경구용제제: 개정규정 공포 후 1년 6개월이 경과한 날('22.4.15. 이후부터 시행)
  - 무균제제: 개정규정 공포 후 2년이 경과한 날 ('22.10.15. 이후부터 시행)
  - 상기 외의 의약품: 개정규정 공포 후 3년이 경과한 날 ('23.10.15. 이후부터 시행)
- 이미 허가·신고된 품목과 용법·용량은 동일하나 제제 기술의 변화로 인해 약물의 방출 또는 용출 기전이 상이하여 체내 흡수량 또는 흡수 속도의 변화를 확인할 필요가 있는 경우 등 제형의 특수성이 인정되는 제제

  ※ *예: 경피흡수제*,이식제, 서방형제제, 설하정, 정량용분무제제 중 폐에 적용하는 흡입제, 현탁성 주사제 등*

  * 주성분ㆍ함량 및 단위면적이 동일하거나 방출속도가 동일한 경피흡수제의 의약품동등성을 입증하고자 하는 경우 포함

- 허가(신고) 품목 허가사항 변경 전후 수준이 생물학적 동등성 시험(또는 비교임상시험)에 해당하는 경우

◈ 이화학적동등성시험자료로 생물학적동등성시험자료(또는 비교임상시험성적 자료)를 갈음하는 경우

- '의약품의 품목허가ㆍ신고ㆍ심사규정' 제25조제2항제3호에 따라 생물학적 동등성 시험 자료 또는 비교임상시험 성적에 관한 자료를 제출해야 하는 의약품 중 다음의 어느 하나에 해당하는 의약품
  - 시럽제, 엘릭서제, 틴크제 등 경구용 액제(유제 및 현탁제 등은 제외) 및 외용액제로서 유효성분의 종류 및 농도가 기허가ㆍ신고사항과 동일하고 첨가제가 유효성분의 흡수에 영향을 미치지 않는 제제
  - 주사제, 점안제, 점이제로서 원료약품의 종류가 이미 허가ㆍ신고사항과 동일한 제제. 다만, 다음의 첨가제는 기허가ㆍ신고 사항과 다를 수 있으나 이러한 경우 유효성분의 작용에 영향을 미치지 않음을 입증해야 한다.

  * 주사제: 보존제, 완충제, 항산화제, pH조절제
  * 점안제, 점이제: 보존제, 완충제, 등장화제, 점도조절제, pH조절제

- 흡입 전신마취제
- 전신작용을 기대하지 않고 국소요법만을 목적으로 하는 외용제제
- 유효성분을 기체나 증기 등의 흡입제로 투여하는 것으로서 국소요법만을 목적으로 하는 제제
- 수액제, 혈액증량제 및 인공관류액제제
- 의료기구의 멸균 또는 살균소독제*

* 인체에 직접 사용하는 제제가 아니므로, 「의약품의 품목허가·신고·심사규정」 제27조 제3항의 '외용액제' 수준의 자료 제출이 필요하며, 동 규정 제7조제6호라목의4)에 따른 비교임상 (효력)시험을 이 화학적 동등성 시험으로 갈음할 수 있음

- 주사제, 점안제, 점이제로서 그 첨가제의 종류가 이미 허가﹑신고된 바 있는 의약품과 다른 경우

◈ 생체를 이용하지 아니한 시험(비교용출시험, 비교붕해시험 등)의 경우

- 비교용출시험 대상
  - 생물학적동등성시험 대상 품목을 제외한 전문의약품
  - 일반의약품 단일제 중 정제, 캡슐제, 좌제
  - 「의약품동등성 확보 필요 대상 의약품 지정」 별표 4 중 비교용출시험 대상 성분과 그 염류 및 그 이성체를 함유하는 복합성분 의약품
  - 제출자료 최대 수준 범위는 비교용출시험. 예를 들어 비교용출시험 대상 품목의 변경수준에 따른 의약품 동등성 시험의 종류가 생물학적 동등성 시험인 경우에도 비교용출시험으로 허가(신고) 변경이 가능
- 비교붕해시험 대상
  - 비교용출시험이 제제의 특성상 불가능한 경우(예: 효소제제, 유산균제제)
  - 비교용출시험이 분석 상 불가능한 경우

  이는 예비시험결과 등 과학적인 근거에 의하여 비교용출시험이 불가능한 사유가 제출된 경우에 한한다.

  - '의약품동등성 확보 필요 대상 의약품 지정' [별표4] 중 비교붕해시험 대상 성분과 그 염류 및 그 이성체를 함유하는 복합성분 의약품
- 생물약제학적 분류체계(BCS)에 따른 생물학적동등성시험 면제 기준에 적합한 경우
- 동일 제조업자가 이미 생물학적동등성을 인정받은 품목과 제형 및 주성분의 종류는 동일하나 주성분의 함량이 다른 경구용 고형제제
  - 이미 허가된 치료용량 범위 내에서 유효성분의 선형소실 약물동태를 입증하는 경우
- 허가(신고) 품목 허가사항 변경 전후 수준이 비교용출시험(또는 비교붕해시험 등)에 해당하는 경우

4

CHAPTER

위탁/공동생동제도와 제네릭의약품 시장

01 위탁/공동생물학적동등성 시험제도

우리나라는 1989년부터 신약의 제네릭 의약품의 허가 시 생동성시험 자료 제출을 의무화했으며, 1999년 의약분업 시행에 따라 대체조제와 관련 의약품 동등성의 입증 방법으로써 생동성시험이 비교용출시험과 함께 선정되었다. 2001년 8월에는 생동성이 인정된 품목에 한정해 대체조제를 할 수 있도록 약사법이 개정되어 생동성시험의 대폭적 확대가 이루어졌다. 2003년 의약품 등의 안전성·유효성 심사에 관한 규정 개정을 통해 전 공정 위탁 제조하는 경우 생물학적동등성시험이 면제되었는데, 2006년 다수의 생동성시험 결과가 조작된 것이 밝혀지면서 총 307개의 품목이 허가가 취소되거나 생동성 인정 품목 목록에서 삭제되는 사건이 발생하였다. 이 사건을 계기로 위탁생동 금지, 공동생동 2품목 부분 허용 법안이 2007년 5월 25일 시행되었으며 2011년 11월 25일까지 4년 6개월 동안 규제 존속 기한을 두는 규제일몰제가 시행되었다. 공동생동 제한(1+1) 제도 시행 이후 규제개혁위원회에서는 동일 공장에서 생산하는 같은 제품들에 대해 생동성 시험을 별도로 진행하는 것은 불필요한 규제이므로 이를 개선할 것을 권고했으며 이후 한시적으로 운영되었던 공동생동 제한(1+1)규제는 폐지되고 2011년 11월 25일부터 위탁/공동생동 제도 전면 시행이 시작되었다. 이후 2018년 발사르탄 사건을 계기로 위탁/공동생동 제도에 대한 규제의 요구가 이어졌고 2021년 6월 29일 의약품 위탁/공동생동 규제 법안(1+3)이 국회 본회를 통과해 2021년 7월 20일 시행되었다.

생물학적동등성시험 적용 범위는 식품의약품안전처 고시 제2006-63호「의약품동등성 확보 필요 대상 의약품 지정」제2조에 따라 정제, 캡슐제, 좌제로 지정, 식품의약품안전처 고시 제2018-29호「의약품동등성시험기준」제3조에 따라 2018년 10월 29일부터 산제, 과립제로 확대, 식품의약품안전처 고시 제2019-141호「의약품동등성시험기준」제3조에 따라 2019년 12월 30일부터 점안제, 점이제, 폐에 적용하는 흡입제, 외용제제로 확대, 식품의약품안전처 고시 제2021-91호에 따라 모든 전문의약품으로 확대되었다.

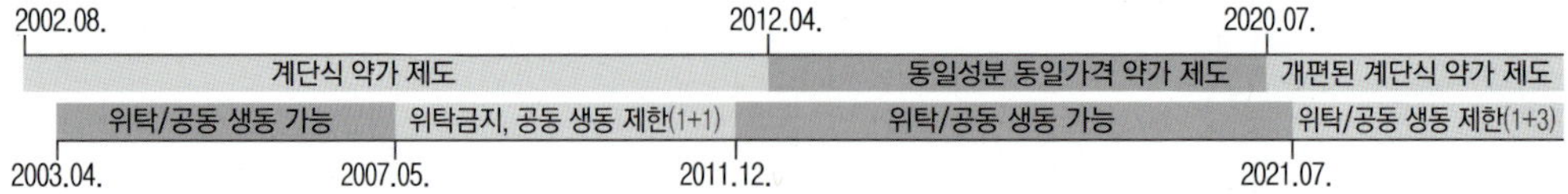

그림 4.1. 위탁/공동생동제도와 약가제도 변화 과정

표 4.1. 국내 의약품 생물학적동등성시험제도 및 약가 제도 변화 과정

시행시기	구분	내용	영향
1977.01.	약가제도	의료보험 도입, 고시가상환제도	실제 거래가격과 고시가격 차이의 마진이 과잉투약 유도, 제약업체 경쟁 과다
1989.01.	허가제도	제네릭의약품 생동시험 실시	신약의 제네릭(전문의약품) 생동시험 의무화
1999.11.	약가제도	실거래가상환제 도입, 네거티브리스트 유지 (Negative list system)	약가 차액을 소비자에 환원, 병 · 의원은 진료수가 중심으로 병원경영 유지 등 의약분업 정책 추진 토대를 마련, 개별실거래가 상환제도
2000.07.	건강보험	의약분업 시행	의사 진료/약사 조제 분리
2002.08.	약가제도	약가재평가제도, 계단식 약가	보험재정 절감 효과, 후발 주자 진입 방지를 위한 ***약가 알박기 등장
2002.09.	약가제도	최저 실거래가 상환제도(한시적)	2022.9.부터 약 1년간 한시적 운영, 최저 실거래가로 보험약가를 인하하는 방식, 제약회사의 집단반발과 관련 국가 통상마찰 등을 우려함
2003.04.	허가제도	*위탁생동 및 **공동생동 인정 (전공정위탁제조시)	생동 위수탁 활성화
2006.12.	약가제도	신약경제성평가, 선별등재제도 (Positive list system)	비용효과성이 낮은 약제 등재 불가 신약 경제성 평가 기전 채택 시 약가 협상
2006.12.	허가제도	생동 대상 '정제,좌제,캡슐제'	제네릭의약품 재평가 시행
2007.05.	허가제도	위탁생동 금지, 공동생동 제한(1+1)	생동 위수탁 둔화
2011.11.	허가제도	위탁/공동생동 제한 폐지	생동 위수탁 활성화, 생동대상 동일성분 품목 허가 난립
2012.04.	약가제도	약가일괄인하 (동일성분동일가격), 시장형 실거래가	제네릭의약품 53.55% 일괄 인하 오리지널의약품 12개월 이후 동일약가 등재 제네릭의약품 등재 속도 빨라짐
2014.10.	허가제도	의약품 GMP 적합판정서 도입	의약품 제조업자는 제조소별로 3년마다 GMP 적합판정을 받아야 함. 전공정 위탁 제조 시 위탁사 3배치 생산의무 면제
2015.03.	허가제도	허가특허연계제도 시행	****우선판매품목허가 획득 시 9개월 독점판매권 부여 특허 소송비용 증가, 후발 의약품 생산 수익성 감소
2018.10.	허가제도	생동 대상 산제, 과립제 확대	전문의약품 품질 강화를 위한 생동 확대
2019.12.	허가제도	생동 대상 '점안제,점이제,폐흡입제,외용제제' 확대	

시행시기	구분	내용	영향
2020.07.	약가제도	제네릭 약가 개편, 요건에 따라 제네릭 상한금액을 차등화 함	자체 생동, 등록 원료의약품 기준 미충족 시 약가 차등 제네릭 20개 초과 시 최저가의 85%로 산정 제네릭 품목 허가 수 감소
2021.07.	허가제도	위탁/공동생동 제한(1+3)	생동 위수탁 감소, 제네릭 난립 방지
2022.04.	허가제도	생동 대상 모든 전문약으로 확대	단계별 확대 시행, 경구용(22.4.15.) ,무균제제(22.10.15),기타(23.10.15.) 제네릭 난립 개선, 제약업계 비용 증가

*위탁생동 : 일반적으로 이미 개발된(생동성 시험을 통과한) 의약품 제조소에 전공정 위탁제조를 의뢰한 경우 위탁 제조된 약에 대해서 허가 시 생동성 시험 자료 제출을 면제해주는 것

**공동생동 : 의약품 개발단계(생동성 시험)에서 여러 제약회사가 비용을 공동 지불해 생동성 시험을 실시하고, 생동성 인정 후 한 회사가 의약품을 제조해 각각의 회사에 공급하게 됨. 보험약가 제도상 해당 의약품들은 같은 시점에서 허가 후 약가 신청을 진행

***약가 알박기 : 계단식 약가제도 시행 시 선발 제약사가 의도적으로 저가약을 등재해 경쟁회사들이 더 낮은 약가를 받도록 유도하는 것.

****우선판매품목 허가 : 최초품목허가신청(동일일자), 최초특허승소(최초 심판청구자 및 그로부터 14일 내로 청구한) 주체에게 제네릭 판매 시 9개월간 독점권 부여

02

위탁/공동생물학적동등성 시험제도와 제네릭의약 시장

위탁/공동 생물학적동등성 시험제도(이하 위탁/공동생동 제도)는 현재 해외에서는 찾아볼 수 없는 우리나라 제네릭 의약품 활성화를 위한 제도이다. 위탁/공동생동 제도의 시행은 의약분업 후 대체조제 활성화 방안 중 하나였는데 지난 20년 동안 규제 완화와 강화가 반복되며 약가제도와 함께 제네릭 의약품 시장에 영향을 미쳤다. 국내 의약품 시장의 특징은 다품종 소량 생산하는 1000억 원 미만의 중소 제약 업체가 50% 이상을 차지하고 있으며, 위탁 생산 비율이 현저히 높고, 특정 성분에 품목이 집중되어 과당경쟁을 유발한 것을 볼 수 있다. 이러한 국내 제약회사의 의약품 시장을 위탁/공동생동 제도와 약가제도의 변화에 따라 2001년 1월 1일부터 2022년 8월 31일까지 공고된 생동성 인정품목 중 정제와 캡슐제에 해당하는 의약품 9,220품목을 분석한 연구 결과를 아래에 나타내었다.

1) 제네릭 의약품의 연도별 자사/위탁생동 현황

위탁/공동생동 제도가 시행된 2003년부터 품목수, 성분수, 위탁생동 비율이 모두 증가하는 경향을 보였으며, 2008년 위탁생동 금지, 공동생동 제한(1+1) 시기부터 품목수, 성분수, 위탁생동 비율이 모두 감소하는 경향을 나타냈다. 위탁/공동생동 제한 전면 폐지 시행 다음 해인 2013년 이후부터 품목수가 큰 폭으로 증가했는데, 2014년 10월 시행된 의약품 우수제조관리기준(GMP) 적합판정서 제도 도입으로 GMP 적합판정서를 획득한 제조사에 전공정 위수탁 시 GMP 자료가 면제되면서 위탁생산 제네릭 의약품이 더욱 증가한 것으로 보인다. 2019년에는 품목수 1,379개, 성분수 156개, 품목수 위탁생동 비율 86.87%로 최대치를 나타냈다. 2019년 제네릭 의약품 품목수의 최대 증가는 2020년 7월 개편 약가제도(차등 약가제도) 시행 전 허가받아 급여 등재하기 위해 품목수가 일시적으로 증가한 것으로 보인다. 2020년에는 품목수 및 성분수가 2019년 대비 50% 이상 급격하게 감소하였고 2022년에는 해당연도 8월 31일까지 허가된 품목수가 최저치인 8개, 성분수 5개, 품목수 위탁 생동 비율도 62.5%, 성분수 위탁 생동 비율 60%로 감소하였다. 이러한 현상은 2020년 개편 약가 제도 시행으로 자사생동 기준에 따른 차등 약가 적용이 품목수 감소에 영향을 주었고, 2021년 이후에는 위탁/공동생동 제한(1+3) 제도 시행의 영향으로 허가 품목수가 급격하게 감소한 것으로 보인다.

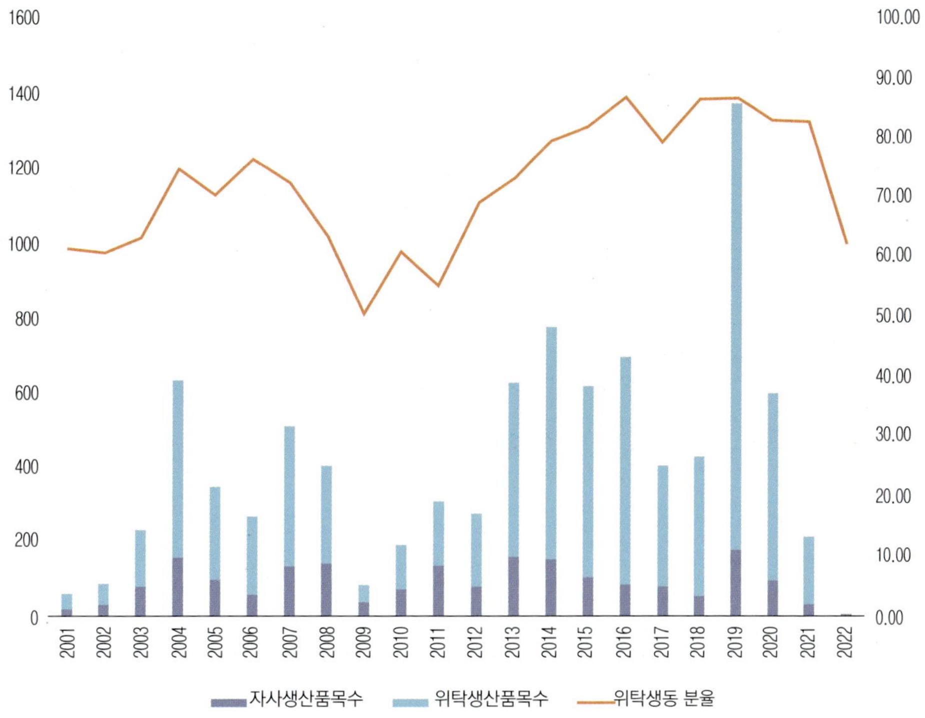

그림 4.2. 생동성 인정 품목수와 자사/위탁생동 분율

2) 위탁/공동생동 제도 변화에 따른 제네릭 품목수 변화

위탁/공동생동 제도가 시행된 2003년부터 품목수, 성분수, 위탁생동 비율이 모두 증가하는 경향을 보였으며, 2008년 위탁생동 금지, 공동생동 제한(1+1) 시기부터 품목수, 성분수, 위탁생동 비율이 모두 감소하는 경향을 나타냈다. 위탁/공동생동 제한 전면 폐지 시행 다음 해인 2013년 이후부터 품목수가 큰 폭으로 증가했는데, 2014년 10월 시행된 의약품 우수제조관리기준(GMP) 적합판정서 제도 도입으로 GMP 적합판정서를 획득한 제조사에 전공정 위수탁 시 GMP 자료가 면제되면서 위탁생산 제네릭 의약품이 더욱 증가한 것으로 보인다. 2019년에는 품목수 1,379개, 성분

수 156개, 품목수 위탁생동 비율 86.87%로 최대치를 나타냈다. 2019년 제네릭 의약품 품목수의 최대 증가는 2020년 7월 개편 약가제도(차등 약가제도) 시행 전 허가받아 급여 등재하기 위해 품목수가 일시적으로 증가한 것으로 보인다. 2020년에는 품목수 및 성분수가 2019년 대비 50% 이상 급격하게 감소하였고 2022년에는 해당연도 8월 31일까지 허가된 품목수가 최저치인 8개, 성분수 5개, 품목수 위탁 생동 비율도 62.50%, 성분수 위탁 생동 비율 60.00%로 감소하였다. 이러한 현상은 2020년 개편 약가 제도 시행으로 자사생동 기준에 따른 차등 약가 적용이 품목수 감소에 영향을 주었고, 2021년 이후에는 위탁/공동생동 제한(1+3) 제도 시행의 영향으로 허가 품목수가 급격하게 감소한 것으로 보인다.

표 4.2. 생동 제도 변화 시기별 생동성 인정 품목 현황

	전체	(%)	기간(월)	연평균 품목수(개)
1) 위탁/공동생동 가능	1,887	(20.47)	76	297.95
2) 위탁금지, 공동생동 제한(1+1)	1,278	(13.86)	56	273.86
3) 위탁/공동생동 규제 폐지	6,012	(65.21)	114	632.84
4) 위탁/공동생동 제한(1+3)	43	(0.47)	14	36.86
전체	9,220	(100)	260	425.65

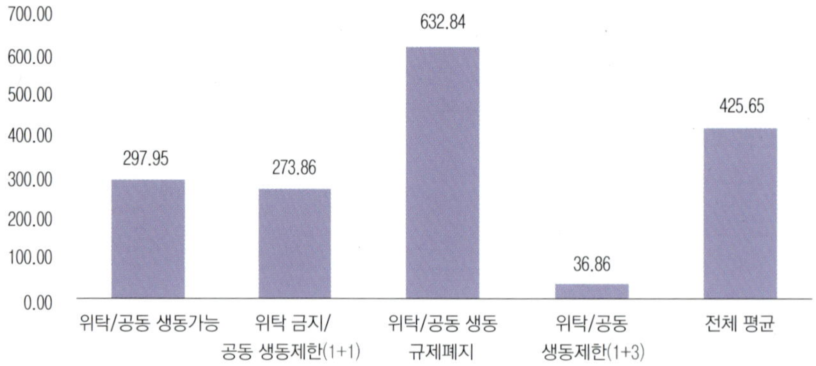

그림 4.3. 위탁/공동생동 제도 변화 시기별 연평균 품목수

3) 생동성 인정 품목의 동일성분·함량·제형 분석 현황

주성분코드 9자리를 기준으로 생동성 품목에 대한 동일성분·함량·제형을 분석한 결과 성분당 품목수 20개 이하는 366개 성분(71.35%)이며, 품목수로는 1,796개(19.48%)에 해당하였다. 성분당 품목수 21개 이상은 147개 성분(28.65%)이며, 품목수로는 7,424개(80.52%)에 해당하였다.

전체 평균 품목수는 17.97개(표준편차 25.434), 최솟값 1개, 중앙값 6개, 최댓값 118개로 나타났다. 이를 통해 성분당 품목수 21개 이상의 제네릭 의약품이 평균값을 올린 것으로 볼 수 있으며, 특정 성분에 제네릭 의약품 등재가 집중된 것이 제네릭 의약품 시장의 과잉 경쟁을 유발한 것이라고 볼 수 있다. 이러한 현상은 2012년 동일성분·동일가격 약가 정책 시행으로 후발 제네릭 의약품의 진입 시기에 상관없이 등재 상한가가 같아 특정 성분의 제네릭 의약품의 수가 증가할 수 있었던 것으로 보인다.

성분을 살펴보면 클로피도그렐황산염이 성분당 품목수가 118개로 가장 많았으며, 모사프리드시트르산염수화물 116개, 레바미피드 112개, 도네페질염산염일수화물 111개, 아토르바스타틴칼슘삼수화물 110개, 로수바스타틴칼슘 104개로 나타났다. 그 외 플루코나졸, 트라마돌-아세트아미노펜 복합제, 셀레콕시브, 글리메피리드가 성분당 품목수 100개 이상에 해당했다. 이러한 성분은 만성 질환 치료에 사용하는 약물로 고혈압, 이상지질혈증, 만성 염증성 질환, 당뇨병, 위장질환 등 만성 질환 치료에 사용되는 의약품이다.

표 4.3. 생동성 인정 품목의 동일성분·함량·제형 현황

	1	2~5	6~10	11~20	21~40	41~60	61~80	81~100	100~120	전체
성분수*	127	129	55	55	69	33	19	15	11	513
(%)	24.76	25.15	10.72	10.72	13.45	6.43	3.70	2.92	2.14	100
품목수	127	396	420	853	1,979	1,609	1,302	1,339	1,195	9,220
(%)	1.38	4.30	4.56	9.25	21.46	17.45	14.12	14.52	12.92	100

* 주성분코드 9자리 기준

표 4.4. 생동성 인정 품목의 동일성분·함량·제형 현황 요약

평균	표준편차	최솟값	1분위	중앙값	3분위	최댓값
17.97	25.434	1	2	6	25	118

03

위탁/공동생물학적동등성 시험제도

지난 20년 동안 위탁/공동생동 제도는 도입 이후 규제완화, 규제강화의 제도 변경이 반복되었다. 최초 위탁/공동생동 제도 시행의 목표는 대체조제 가능한 제네릭의약품 수를 늘리는 것이었고, 동일성분 동일가격 제도 시행은 보험 상한가 일괄 인하로 인해 약품비 지출을 감소시키기 위한 것으로 두 제도 모두 건강보험 재정 절감을 위한 정책이었고, 해당 제도 시행 결과, 그 목표를 달성했다고 평가했다.

기존 정책에서 다시 규제가 강화된 정책으로의 변경은 발사르탄 사태 등 제네릭의약품 품질 논란이 있었고, 제네릭 난립이 그 원인으로 지적되어 식약처와 복지부는 제네릭의약품 난립을 해결하고자 의약품 허가 및 약가제도 개편을 통해 규제를 강화하였다. 그 결과 2020년 조건부 차등 약가제도 시행, 2021년 위탁/공동생동 제한(1+3) 제도가 시행되었고, 두 제도의 영향으로 2020년 이후 제네릭의약품 허가 품목수가 급격하게 감소한 결과를 나타냈다. 그러나 두 제도의 규제강화는 신규 제네릭의약품의 시장 진입을 억제할 수는 있지만, 현재 특정 성분에 집중된 제네릭의약품 과당 경쟁을 해결하지는 못하며, 국내 제약업체의 50% 이상을 차지하는 매출 규모 1천억 이하 중소제약사의 성장이 위축될 수 있다는 우려가 있다.

또한 지난 2020년 규제개혁위원회에서 위탁/공동생동 제한(1+3)제도를 철회 권고한 이유는 제약업체의 시장 진입을 제한하는 것이 의약품 품질 향상과 안전에 대한 직접적인 개선 효과가 낮을 것이며 지난 2010년 위탁/공동생동 제한 폐지한 규제와 유사한 규제 제도를 도입할 이유가 없다고 판단했기 때문이다. 즉, 위탁/공동생동 제도를 통해 생동성 시험 비용을 절감하여 제네릭의약품 품목허가를 받는 것이 의약품 품질 저하에 직접적인 영향이 있는 것으로 생각되지 않는다는 것이다. 정부가 위탁/공동생동의 전면 규제가 아닌 제한을 두는 것도 위탁/공동생동 제도가 국내 제약산업에 미치는 긍정적인 효과가 있기 때문일 것이다. 따라서 위탁/공동생동 제한(1+3) 제도 효과와 그에 대한 영향의 후속 연구가 필요하며, 기존 제네릭의약품 난립 문제를 해결하고 국내 의약품의 품질 향상을 위한 다양한 정책이 필요한 시점이다. 마지막으로 위탁/공동생동 제도의 장단점에 대해 아래 표에 정리하였다.

표 4.5. 위탁/공동생동 제도의 장단점 요약

장점	단점
• 건강보험 약품비 지출 감소 • 대체조제 의약품 증가 • 생동성 시험 비용 절감으로 중소 제약업체 성장 환경 마련 • 허가 대비 실제 생산 의약품 수 증가	• 제네릭의약품 시장 진입이 쉬워져 영세 제약업체의 증가, 특정 성분의 소액 생산품목의 증가로 제네릭의약품 과잉 경쟁 유발 • 제네릭의약품 과잉 경재에 따른 가격경쟁효과가 없음

04 동일성분 동일가격 약가 제도

2014년 4월 도입된 동일성분 동일가격 약가정책은 약품비 증가를 해소하기 위한 목적과 특허 만료 후 제네릭 진입 시 순서에 따라 차등화된 약가구조가 지속되는 문제점을 해결하기 위해 시행되었다. 기존 계단식 약가방식은 제네릭 의약품 품질 경쟁보다 의약품을 우선 등재하기 위해 경쟁하는 부작용이 나타났다.

계단식 약가제도에서는 첫 번째 제네릭 진입 시 특허만료 오리지널은 특허만료 전 약 값의 80%, 첫 번째부터 다섯 번째 제네릭은 68%(80 % × 0.8), 여섯번째 이후는 최저가의 90%로 책정된다. 여섯 번째 제네릭은 특허만료 전 약 값 61.2%(69% × 0.9), 7번째 제네릭은 55.08(61.2% × 0.9)로 상한가가 결정되며, 한번 가격이 결정되면 해당 가격이 계속 유지된다.

반면 동일성분 동일가격 약가제도에서는 의약품의 상한가격이 특허만료 후 1년 이내에 제네릭은 특허만료 전 약 값의 59.5%, 특허 만료된 오리지널은 70%로 가격이 결정된다. 특허만료 1년 이후에는 제네릭과 특허만료 오리지널 모두 특허만료 전 약 값의 53.55%로 조정된다. 제네릭 등재 후 1년 동안 가산 가격을 주는 것은 제네릭 의약품의 조속한 등재를 위한 것으로, 기존 계단식 약가 정책의 등재 경쟁에서 벗어나 품질 경쟁을 유도함과 동시에 약제비 부담 경감을 위한 것이었다.

2022년 발표된 동일성분 동일가격 정책이 특허만료 의약품 시장의 가격경쟁에 미치는 영향(장수현 등, 2022)의 결과를 살펴보면 제네릭 의약품이 많아지더라도 경쟁에 의해 가격이 낮아지거나 저가 제네릭 사용이 증가하지 않는 것으로 나타났다.

동일성분 동일가격 정책 시행으로 정책의 대상이 되는 오리지널 및 제네릭의 상한가 인하로 총 약품비는 2011년 14조 5,580억 원에서 2012년 13조 9,740억 원으로 약 5840억 원 감소하였다. 정책 도입 후 제네릭의 약가는 오리지널 약가의 95% 수준(사용량 가중평균가 기준)이며, 생물학적으로 효과가 동등한 오리지널과 제네릭의 가격 차이를 없애는 동일성분 동일가격 정책 실시 이후 오리지널과 제네릭의 약가 차이는 더욱 적어진 것으로 나타났다.

동일성분 동일가격 정책 도입 후 오리지널과 제네릭의 보험상한가는 낮아졌으나 오리지널과 제네릭의 가격 차이는 5% 이내, 제네릭 간 가격 차이도 5% 이내로 가격경쟁은 더 적어진 것으로 나타났다. 이러한 결과는 정해진 산식에 의해 제네릭의 보험약가(상한가)가 결정되는 상황에서는 다른 유인이 없다면 제네릭 의약품이 많더라도 가격 경쟁은 거의 일어나지 않는다는 것을 의미한다고 볼 수 있다.

우리나라에서 오리지널과 제네릭의 가격 차이가 적고 제네릭 간 가격경쟁이 적은 것은 의약품 시장에서 비가격적인 요소로 경쟁이 이루어지고 있기 때문으로 볼 수 있다. 기존에 우리나라 제네릭 시장 점유율과 관련된 연구들에서도 가격보다는 제네릭의 진입순서가 점유율의 주요한 영향요인으로 언급되었다. 가격경쟁이 이루어지지 않는 이유는 정부가 상한가 기준을 설정하는 것과 수요자 측면의 제네릭 사용 유인 기전 특히 저가 제네릭 사용을 위한 유인이 부재하다는 것이다. 의사는 비용을 지불하지 않기 때문에 제네릭을 처방할 유인이 없으며 약사도 제네릭 대체조제의 유인이 거의 없는 상황이다. 환자의 80%는 제네릭 의약품을 알지 못하는 것으로 조사되었으며, 환자는 가격이 저렴한 제품을 선택할 수 있다면 저렴한 의약품을 선택할 의향이 있으며 이때 의사의 추천이 있다고 가정할 때 선택 의향은 더욱 높아졌다. 의사의 오리지널 처방 충성도는 안전성과 유효성뿐만 아니라 고객 우대 프로그램이나 서비스를 제공하거나 제약영업사원의 전문성에 영향을 받는 것으로 조사되어 마케팅이나 프로모션 같은 요소가 처방의약품 선택에 영향을 주는 요인의 하나임을 알 수 있다. 동일성분 동일가격 정책에 대한 이해관계자의 평가에서도 오히려 가격 경쟁 기전이 차단되어 상한가에 수렴한다는 의견이 제시되었으며, 의료공급자의 경우 가격이 의약품 선정의 영향요인이 아니며 제형이나 부작용 그리고 제약회사 직원과의 인간적 관계 등에 따라 선택하는 것으로 조사되었다. 한편, 가격경쟁을 촉진하기 위해서는 의사와 약사가 저렴한 제네릭을 처방조제 하도록 인센티브를 제공하는 것이 가격 통제보다 더 효과적인 것으로 알려져 있으며, 입찰을 통해 의약품을 구매하는 것도 가격 인하에 효과적인 방법으로 알려져 있다.

현재 2020년 7월부터는 제네릭 약가 산정 방식이 변경되어 새로운 제네릭 약가 제도가 시행되고 있다. 주요 내용은 동일성분 동일가격 원칙은 동일하되 기준요건 충족 여부에 따라 제네릭 상한금액이 차등화되는 것으로, 제네릭 품목 수가 20개 미만일 때는 자체 생물학적 동등성 시험 자료 또는 임상시험 입증자료 제출 및 등록된 원료의약품 사용 요건을 모두 충족했을 때는 특허만료 전 오리지널의 53.55%으로 산정하고 1개 요건 충족 시 45.52%, 충족 요건이 없으면 38.69%로 산정하며 등재 품목 수 20개 이상이면 최저가의 85%로 산정된다. 이러한 제도의 변경은 다시 특허만료 후 의약품 시장의 제네릭 진입과 가격에 영향을 주었을 것으로 예상할 수 있다. 다만 본 연구의 결과로 미루어볼 때, 보험상한가가 제도적으로 산식에 의해 결정되는 상황에서 품목별 요건 충족 정도에 따라 보험 상한가에 수렴하는 형태로 제네릭의 가격이 형성되고 후발 품목 진입에 따른 자발적 가격경쟁은 어려울 것으로 예상된다.

WORKSHOP

- 왜 위탁/공동생동제도 정책은 규제 강화와 완화가 반복되었나?
- 위탁/공동생동제도의 장점은? 단점은?
- 동일성분 동일가격제도에서 계단형 약가제로의 시행이 제네릭 난립을 막을 수 있을까?
- 우리나라 제네릭의약품 가격 올려야하나? 내려야하나? 그 이유는?

ISSUE!

기허가 제네릭 생동성시험 '급격한 감소' ... 재평가 기간 지나가니 정상화

2023년 들어 제약사들의 생물학적동등성시험 계획 승인 건수가 크게 줄었다. 제네릭 약가 재평가 자료 제출 기한 종료로 기허가 제네릭의 생동성시험이 큰 폭으로 감소했기 때문이다. 약가 유지를 위한 생동성시험 수행으로 2021년 급격히 증가했던 생동시험 승인건수가 큰 폭으로 감소하면서 정상화됐다는 평가다. 식품의약품안전처에서 공개한 생동시험 계획 승인건수에 따르면 2023년 7월까지 생동성시험 계획 승인 건수는 총 168건으로 집계됐다. 2022년 7월까지 생동성시험 계획 승인 건수 218건과 비교하면 22.9% 감소했다.

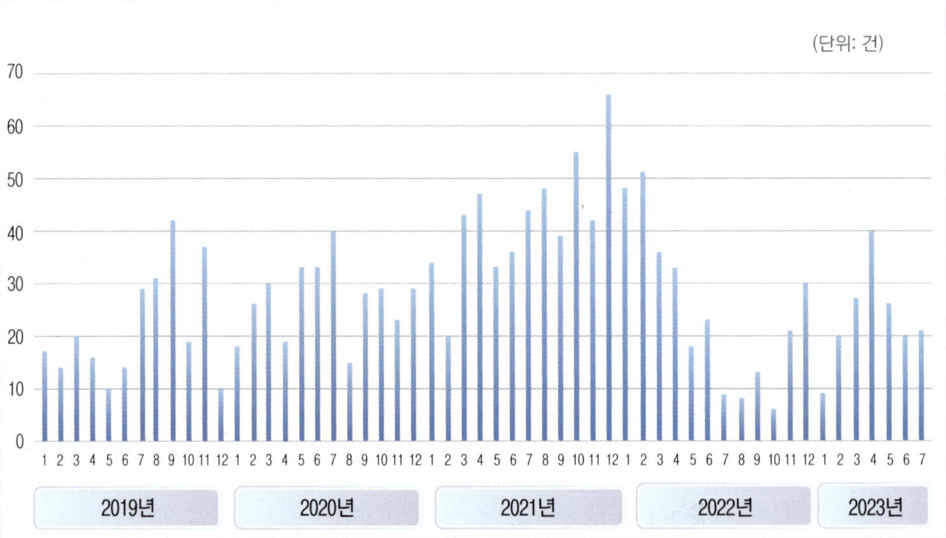

그림 4.4. 월별 생물학적동등성 시험 승인 건수(출처: 식품의약품안전처)

생동성시험 승인 건수는 2020년부터 급증하다 2022년부터 다소 주춤한 양상이다. 연도별로 보면 2019년 259건에서 2020년 323건으로, 2021년에는 505건까지 급격히 증가했다가 2022년 296건으로 감소했다.

기허가 제네릭 생동성시험 크게 감소

2023년 7월까지 승인받은 생동성시험 계획 163건 중 기허가 제네릭은 89개에 달했다. 성분으로 살펴보면 레보드로프로피진 10건, 펜터민염산염 10건, 펜디메트라진 9건으로, 해당 성분들이 올해 생동재평가 대상으로 지목되면서 제약사들이 생동성시험에 착수한 것이다. 제네릭 신규 허가를 받기 위해 필요한 생동성시험을 이미 판매 중인 제품이 약가 보전을 위해 신청한 것으로, 2022년까지 제네릭 약가재평가 영향으로 기허가 제네릭의 생동성시험 시도 건수가 크게 늘었다.

2020년 6월 보건복지부는 올해 2월28일까지 '생동성시험 수행'과 '등록 원료의약품 사용' 자료를 제출하면 종전 약가를 유지해주는 내용의 약제 상한금액 재평가 계획 공고를 냈다. 제네릭 약가재평가는 2020년 7월부터 시행된 새 약가제도를 기등재 제네릭에 적용하기 위한 정책이다.

제약사들은 약가 인하를 회피하기 위해 기허가 제네릭 제품에 대해서도 생동성시험에 착수했다. 이때 위탁제조를 자사 제조로 전환하면서 허가변경을 진행하면 '생동성시험 실시' 요건을 충족하는 방식을 택했다. 2019년 월 평균 생동성시험 승인 건수는 21.6건을 기록했는데 2020년 26.9건으로 늘었고 2021년에는 42.3건으로 상승했다. 2021년 12월에는 66건의 생동성시험이 승인받기도 했다.

제네릭 약가 재평가 자료 제출 기한이 임박하면서 생동성시험 승인 건수가 줄었다. 제네릭 약가 재평가 자료 제출기한이 만료되면서 기허가 제품의 생동성시험을 진행하는 기현상이 줄어든 것이다. 제약사들은 기허가 제네릭의 생동성시험 수행에 대해 "불필요한 비용 낭비"라는 불만을 쏟아내고 있으며, 이미 정부로부터 안전성과 유효성을 인정받고 문제없이 판매 중인데도 단지 약가 유지를 위해 또 다시 생동성시험을 진행하는 것은 소모적이라 주장을 하고 있다. 생동성비용 1건당 2억원 이상의 비용이 소요되는 것으로 전해졌다. 제약사마다 많게는 수십억 원을 기허가 제네릭의 생동성 비용으로 투입한 것으로 나타났다. 위탁제네릭 중 시장성이나 성장 가능성이 높은 제품을 중심으로 자사제조 전환을 시도하면서 불필요한 비용 지출이 늘었고 수익성 악화로 이어지기도 한다.

ISSUE!

새 약가제도 2년...제네릭 범람 멈췄지만 난립은 진행형

지난 2020년 약가제도 개편 이후 2년 동안 제네릭 진입이 크게 줄었다. 제네릭 제품의 신규 허가가 급감하면서 급여 등재 의약품 개수도 감소세를 나타냈다. 다만 약가제도 변화 직전 제네릭 허가 급증으로 시장 난립은 여전히 진행 중이다.

건강보험심사평가원에 따르면 2023년 8월 기준 건강보험급여목록 등재 의약품은 총 2만 3,427개로 집계됐다. 1년 전 2만 4,645개에서 1,218개 줄어든 수치다. 역대 급여목록 의약품이 가장 많았던 2020년 10월 2만 6,528개와 비교하면 2년 10개월 만에 3,101개 감소했다. 이는 건강보험 급여 신규 진입보다 삭제가 더 많았다는 의미다.

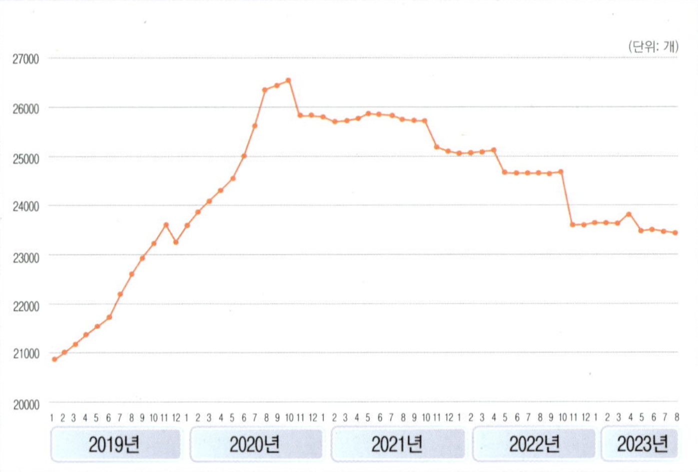

그림 4.5. 월별 건강보험 급여목록 등재의약품 수
(출처: 건강보험관리공단 약제급여목록및급여상한금액표)

급여등재 의약품 개수가 감소세를 보이는 것은 흔치 않은 현상이다. 지난 2019년 1월 급여 등재 의약품은 2만 901개를 기록했는데 2020년 10월까지 1년 10개월 동안 5,627개 늘었다. 2019년 1월부터 2020년 10월까지 급여등재 의약품 개수가 전월 대비 감소한 것은 2019년 12월 한 번에 불과했다. 이에 반해 2020년 11월부터 2023년 8월까지 전월보다 급여등재 의약품 규모가 축소된 것은 20번에 달했다. 2021년 7월부터 7개월 연속 급여 등재 개수가 감소하기도 했다. 제네릭 약가제도 개편 이후 제네릭 허가 건수가 감소하면서 급여 의약품 규모도 축소된 것으로 분석된다.

약가제도 개편 이후 제네릭 신규 진입이 급감했지만 특정 성분의 제네릭 난립 현상은 여전히 진행형이다. 주요 대형 제네릭 의약품 시장은 약가제도 개편 이후 품목 허가는 주춤했으나 여전히 100개 이상의 업체가 경쟁하는 난립 현상이 공통적으로 펼쳐지고 있는 것이다. 새로운 약가제도는 신규 제네릭 진입은 막을 수 있겠지만 현재 문제되는 특정 성분의 제네릭 난립 현상들을 해결할 수 있을지는 의문이다.

5
CHAPTER

약가 사후제도

우리나라의 약가 사후관리제도는 1999년 시행된 실거래가 상환제도 및 2006년에 시행된 약제비 적정화 방안에 포함된 사용량 약가 연동제도 및 제네릭 의약품 등재 시 특허의약품의 가격인하 제도 등을 근간으로 하고 있다. 우리나라의 약가등재방식은 2007년에 시행된 선별등재방식(Positive list system)으로 비용 효과적인 의약품만을 선별등재하는 방식으로 대체약제 대비 임상적 유용성과 비용효과성 그리고 재정영향 등을 평가하여 등재여부를 결정한다.

약가 사후제도의 궁극적인 목적은 최초등재 시 약가가 결정된 이후 약가결정 시 반영되었던 내용의 변화를 적정하게 반영하여 약가를 조정하여 약가 인하가 아니라 적정한 약가를 유지하도록 하는 것이다. 따라서 최초 약가 결정 시 고려되었던 약의 가치, 대체약제의 수, 대체약제의 가격, 보험재정 영향 등을 재평가하여 그 가격 수준이 적정한지 판단하여 조정이 필요한 경우 인하 또는 인상되어야 한다. 또한 의약품 사용 실태 및 사용량에 대해서도 지속적인 모니터링으로 관리하여 의약품의 적정사용 유도 및 건강보험 재정의 효율적인 관리에 기여하여야 한다.

국내에 출시되는 신약은 매우 낮은 약가 수준으로 등재될 뿐 아니라 등재 이후의 약가 인하폭도 대부분의 선진국보다 크다. 사용량 약가 연동제, 시장형 실거래가제, 새로운 적응증 관련 약가 인하 등 오랫동안 지속되는 중복적인 약가 사후관리 기전과 제약시장 전체에 적용되는 추가적인 약가 인하 기전으로 인한 결과이다.

약가 사후관리 제도는 새로운 제도의 도입 시점마다 각각의 다른 필요성과 목적에 의하여 만들어졌고, 그 과정에서 제약산업을 둘러싼 보건 환경과 약가인하 제도들도 많은 변화를 겪었으나, 이들은 약가 사후관리제도에 반영되지 못했다. 그 결과, 현재는 여러 가지 약가 사후관리 제도가 중복적이고 과도하게 적용될 뿐만 아니라, 각각의 사후관리 제도가 서로 상충되고, 적용 시에 모순점도 나타나고 있다. 이러한 약가 사후관리 기전의 문제점으로 인해 제약사들은 등재 이후의 매출을 예측하기 어렵고, 또한 이러한 약가 인하 기전으로 비교약제의 가격이 낮아지면서 향후 출시되는 신약의 약가를 낮추는 간접적인 요인이 된다. 과도한 약가 사후관리 기전이 신약개발 의욕마저 저하시키는 상황이 되지 않도록 제도를 개선할 필요가 있다.

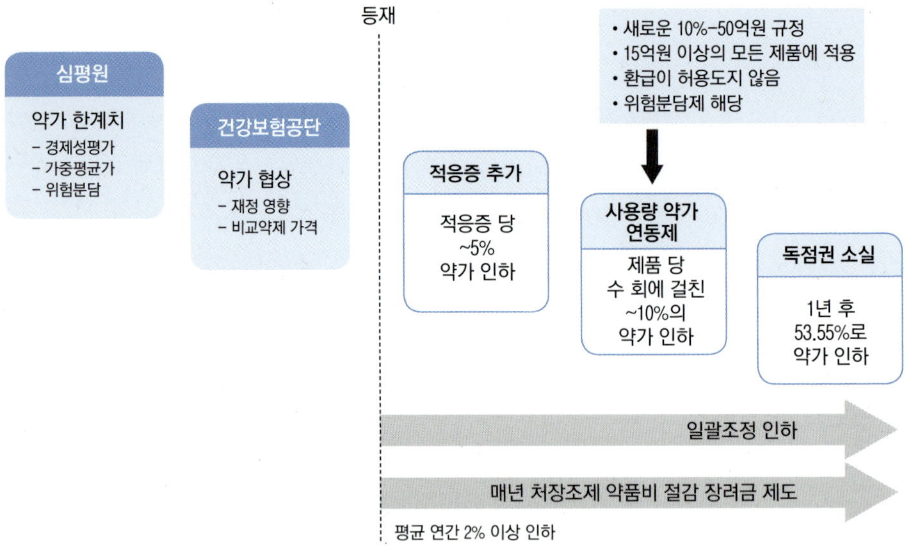

그림 5.1. 한국의 약가등재기전

자료 : 건강보험심사평가원, 보건복지부 자료

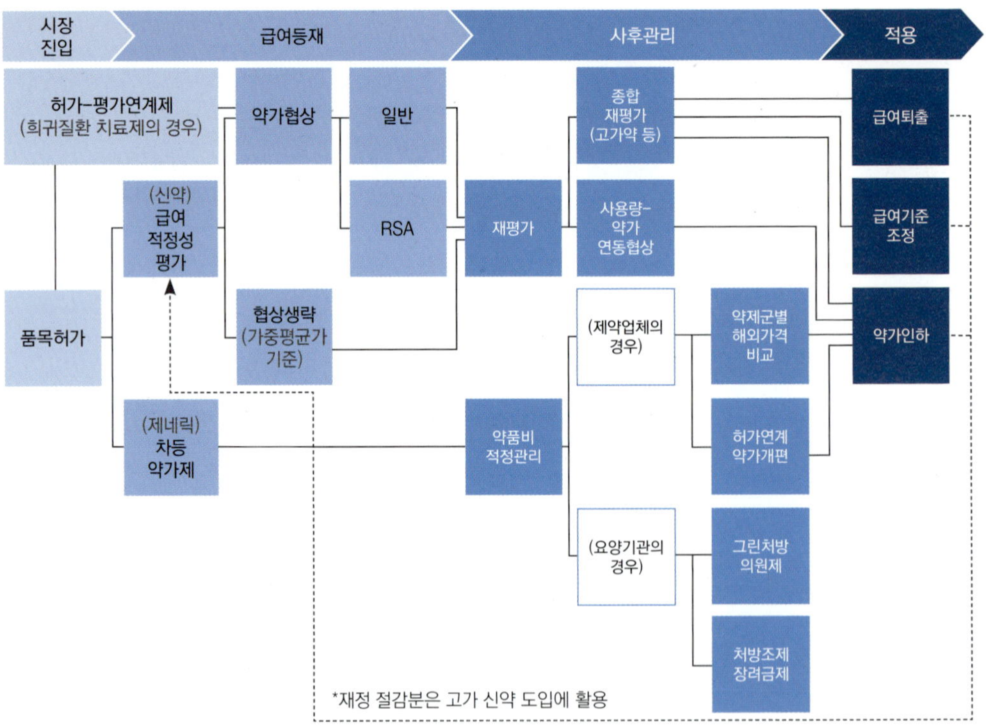

그림 5.2. 약제 허가-등재 변화 프로세스

01 사용량 약가 연동제

사용량-약가 연동 협상은 사용량이 증가하면 가격을 조정하는 제도로 건강보험 약품비를 관리하는 데 있어 핵심적인 역할이 기대되는 제도이다.

사용량 약가 연동제(Price Volume Agreement, PAV)는 청구액이 예상청구액 또는 전년도 청구액 대비 일정 수준 이상 증가하여 보험재정 부담이 발생한 경우(청구액이 예상청구액 대비 30% 이상, 전년도 청구액 대비 60% 이상 증가 또는 전년도 청구액 대비 10% 이상 증가하고 증가액이 50억 원 이상일 때)에 국민건강보험공단 이사장이 제약사와 상한금액 및 인하율을 협상하는 것을 말한다. 약가협상 시 의약품의 사용량과 약 값을 연동해 약가를 책정하며, 건강보험 재정에 대한 위험을 공단과 업체가 분담, 약제비 지출의 합리성을 추구하는 데 목적이 있다. 약제 특성에 따라 '유형 가, 나, 다'로 구분해 관리하고 있다. 사용량 약가 연동 협상 유형은 다음과 같다.

사용량 약가 연동 협상 유형	
유형 가	요양급여기준에 따른 협상 결과 합의된 예상청구액이 있는 동일제품군의 청구액이 예상청구액보다 30% 이상 증가한 경우
유형 나	① '유형 가'의 협상에 따라 상한금액이 조정된 동일제품군의 청구액이 전년도 청구액보다 60% 이상 증가하였거나, 또는 10% 이상 증가하고 그 증가액이 50억 원 이상인 경우 ② '유형 가'의 협상을 하지 아니하고, 최초 등재일로부터 4년이 지난 동일제품군의 청구액이 전년도 청구액보다 50% 이상 증가하였거나, 또는 10% 이상 증가하고 그 증가액이 50억 원 이상인 경우
유형 다	'유형 가' 또는 '유형 나'에 해당하지 않는 동일제품군의 청구액이 전년도 청구액보다 60% 이상 증가하였거나, 또는 10% 이상 증가하고 그 증가액이 50억 원 이상인 경우

협상 대상약제는 청구액을 분석하여 해당 업체에 통보하는데 협상 유형에 따라 청구액 분석대상 기간이 다르다.

사용량 약가 연동 협상 유형별 청구액 분석대상기간	
유형 가	동일제품군 중 최초로 등재된 제품의 등재일자로부터 매1년이 되는 시점까지의 기간
유형 나	① '유형 가'의 협상에 따라 동일제품군의 상한금액이 조정된 경우 그 조정된 날로부터 매 1년이 되는 시점까지의 기간 ② '유형 가'의 협상에 따라 상한금액이 조정되지 아니하고 최초 등재일로부터 4년이 경과한 동일제품군의 경우 종전 '유형 가'의 분석대상기간 종료일의 다음 날부터 매 1년이 되는 시점까지의 기간
유형 다	매년 1월 1일부터 12월 31일까지의 기간

사용량 약가 연동 협상대상 제외 약제는 보건복지부장관이 정하여 고시하는 약제로 다음과 같은 약제를 포함한다.

사용량 약가 연동 협상대상 제외약제
1. 동일제품군의 연간 청구액 합계가 15억 원 미만인 동일제품군 2. 상한금액이 동일제제 산술평균가 미만인 품목 3. 저가의약품 4. 퇴장방지의약품 5. 방사성의약품 중 Fludeoxyglucose F18 injection 6. 사전인하약제의 사전인하율이 제9조의 협상참고가격에 의하여 산출된 인하율보다 큰 품목 7. 자진인하신청에 의한 인하약제의 인하율이 제9조의 협상참고가격에 의하여 산출된 인하율보다 큰 품목 8. 약제의 결정 및 조정기준 제8조제2항제8호 단서에 따라 상한금액을 조정하지 아니하는 경우

협상참고가격의 산정은 분석대상 기간 종료일 당시 약제급여목록표의 상한금액을 기준으로 아래의 산식을 통해 계산된다.

협상참고가격 산정식	
유형 가	협상참고가격 = 0.9 × (상한금액) + (1−0.9) × {상한금액 × (예상청구액/분석대상기간 동일제품군 청구액)}
유형 나 유형 다	협상참고가격 = 0.85 × (상한금액) + (1−0.85) × {상한금액 × (분석대상기간 전년도 동일제품군 청구액/분석대상기간 동일제품군 청구액)}

하지만 공단은 협상약제가 보험재정에 미친 영향 등을 분석하여 협상참고가격을 보정할 수 있다. 사용량이 일사용량이 일시적으로 증가된 약제의 경우 해당 약제가 보험재정에 실질적으로 미친 영향, 수급 상황 등을 고려하여 다음과 같이 협상참고가격을 보정할 수 있다.

협상참고가격을 보정하는 경우
1. 「감염병의 예방 및 관리에 관한 법률」제40조제1항에 의하여 감염병의 예방 및 치료를 위하여 안정적 확보 및 공급이 필요하다고 질병관리본부장이 지정한 약제로서 일시적인 사용량의 증가가 확인된 경우 2. 생산 시설, 원료 수급 등의 문제로 인하여 분석 대상 기간 전년도에 정상적인 공급이 이루어지지 않아 분석 대상기간에 일시적으로 사용량이 증가된 것이 확인된 경우

그리고 협상약제의 유일한 대체약제에 생산 시설, 원료 수급 등의 문제로 인한 품절이 식품의약품안전처 등의 유관기관을 통하여 확인되고, 이로 인해 해당 협상약제가 분석대상 기간 동안 일시적으로 사용량이 증가한 경우 공단은 그 협상약제가 보험재정에 실질적으로 미친 영향, 수급 상황 등을 고려하여 협상참고가격을 보정할 수 있다. 협상참고가격의 보정 시 고려하는 사항은 다음과 같다.

협상참고가격 보정 시 고려사항
1. 협상약제의 청구액 증가가 보험재정 절감 또는 증가에 미친 영향 2. 협상약제가 대체약제를 포함한 전체 시장에서 가중평균가에 미친 영향 3. 협상약제가 대체약제를 포함한 시장 전체의 보험재정 증가에 미친 영향 4. 협상약제의 재정지출이 대체약제를 포함한 전체 재정지출에서 차지하는 비율

사용량 약가 연동제는 신약의 등재 시점에서 경제성 평가나 가중평균가 수용으로 임상적 유용성과 비용-효과성이 검증됐기에 사용이 장려되어야 함에도 불구하고 등재 후 사용량이 늘어나 오히려 약가인하 처분을 받게 되므로 제약회사 입장에서는 혁신의 가치를 인정하지 않고 우수한 의약품에 패널티를 주는 격으로 인식할 수 있다. 제약업계는 제약산업은 일반 제조업과 달리 지속적인 신약개발을 위해 매출이익을 재투자하는 선순환 구조가 필수적으로 우리나라의 약가사후관리제도 특히 사용량-약가 연동제가 지나치게 중복적이고 불합리한 규제라고 주장하고 있다.

다국적 제약사의 특허만료 의약품이 무더기로 약가가 인하됐다. 처방량 증가에 따른 사용량 약가연동제가 적용됐다. 많게는 100개 이상의 제네릭이 진입했는데도 오히려 시장 영향력이 확대되고 있다. 보건복지부 자료에 의하면 사노피의 항혈전제 '플라빅스 75 mg'의 보험상한가가 1,147원에서 1,128원으로 1.7% 인하된다. 아스트라제네카의 고지혈증치료제 '크레스토 10 mg'의 보험상한가는 609원에서 604원으로 조정된다. 화이자의 소염진통제 '쎄레브렉스 100 mg'은 338원에서 331원으로 떨어진다.

사용량 약가 연동제 적용에 따른 약가인하다. 사용량 약가 연동제`는 의약품 사용량이 많아지면 해당 약물의 가격을 제약사와 건강보험공단과의 협상을 통해 인하하는 제도다. 플라빅스, 크레스토, 쎄레브렉스 등은 특허가 만료돼 제네릭 제품이 진입한 오리지널 의약품이다. 사용량 약가 연동제 적용 조건 중 '동일 제품군의 청구액이 전년도 청구액보다 60% 이상 증가했거나, 또는 10% 이상 증가하고 그 증가액이 50억 원 이상인 경우'에 해당되어 약가인하가 결정됐다.

표 5.1. 연도별 플라빅스 및 제네릭 처방실적 추이

업체	제품	2017년	2018년	2019년	2020년	2021년	2022년	증감률 (2017-2022)
사노피	플라빅스	781	858	971	1039	1153	1176	51%
삼진제약	플래리스	655	684	657	687	696	701	7%
동아에스티	플라비톨	301	274	262	278	290	278	-8%
한미약품	피도글	105	121	123	120	134	136	29%
대웅제약	클로아트	102	95	95	97	116	131	29%
종근당	프리그렐	203	233	265	292	123	123	-40%
제일약품	필그렐	66	66	75	87	94	117	78%
유한양행	클로그렐	55	79	98	105	112	108	96%

의약품 조사기관 유비스트에 따르면 플라빅스의 2022년 처방금액은 1,176억 원으로 2017년 781억 원에서 5년 새 51% 늘었다. 크레스토는 2018년 645억 원에서 2022년 732억원으로 13.5% 증가했다. 쎄레브렉스의 2022년 처방실적은 460억 원으로 2015년 특허만료 후 365억 원까지 감소했다가 2018년 이후 400억 원대를 회복했다.

특허만료 의약품의 처방 증가는 매우 이례적인 현상이다. 통상적으로 제네릭이나 염변경 제네릭 등 후발의약품이 발매되면 오리지널 의약품은 빠른 속도로 시장 점유율이 떨어진다. 하지만 최근 들어 국내 시장에서 특허만료 오리지널 의약품들이 시장 점유율을 더욱 확대되고 있다. 플라빅스의 처방액은 지난 2013년 464억 원에서 6년만에 2배 가까이 상승했다. 플라빅스는 지난 2007년 특허가 만료됐고 제네릭 134개가 진입한 상태다. 특허가 만료된지 10년 이상 지났고 100개 이상의 제네릭과 경쟁하는데도 오히려 가파른 성장세를 기록 중이다.

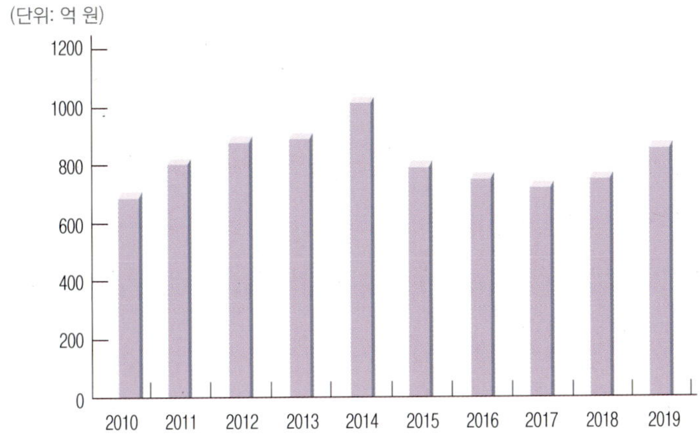

그림 5.3. 연도별 크레스토 처방실적 추이
출처: 유비스트

2014년 특허가 만료된 크레스토는 연간 1000억 원이 넘는 처방액이 2017년 710억 원까지 떨어졌다. 하지만 2018년과 2019년 2년 연속 성장세로 돌아섰다. 2019년 처방액은 2년 전보다 18.3% 증가했다. 크레스토 제네릭은 130여 개 발매된 상태다. 국내에서의 약가제도 특성상 제네릭의 가격경쟁력이 떨어져 오리지널 의약품이 점유율 확대에 유리하다는 평가도 있다. 국내에서는 제네릭이 발매되면 오리지널 의약품의 보험약가는 종전의 70% 수준으로 떨어진다. 이후 1년이 지나면 특허만료 전의 53.55%로 약가가 내려간다. 제네릭의 상한가는 최초 등재 시 특허만료 전 오리지널 의약품의 59.5%까지 약가를 받을 수 있고 1년 후에는 오리지널과 마찬가지로 53.55% 가격으로 내려가는 구조다.

신약의 특허만료 이후 시장의 크기가 계속 성장하는 이유는 첫째, 제네릭과 비슷한 수준의 약가를 형성하면서 처방 현장에서 오리지널 의약품의 선호도가 높아져 지속적인 처방이 이루어진다. 둘째, 국내제약사들의 공격적인 영업으로 특허만료 의약품의 시장방어 전선이 견고하게 구축하기 때문이다.

플라빅스는 지난 2017년부터 동화약품이 공동판매를 진행 중이다. 동화약품이 영업에 가담한 이후 플라빅스의 매출이 반등하기 시작했다. 아스트라제네카의 고지혈증치료제 '크레스토'는 그동안 유한양행과 co-promotion 계약을 종료하고, 2016년4월부터 대웅제약과 새롭게 co-promotion을 체결하면서 높은 성장률을 기록하고 있다.

최근 6년간 사용량-약가연동 협상을 통해 상한금액이 조정된 약제가 800개가 넘었고, 재정절감액은 2400억 원 규모로 나타났다. 2017년부터 2022년 8월까지 사용량-약가연동 협상 품목은 총 806개이며, 평균 인하율은 5.2%였다. 또 모니터링 대상 품목 중 실제 협상이 된 품목 비율은 평균 약 0.6%였다. 아울러 협상결과 재정절감액은 같은 기간 총 2408억 원 규모였다.

사용량-약가 연동 협상 현황

■ 협상 현황

2022년 8월 기준 합의 품목수는 197개이며, 재정절감액은 약 654.8억 수준

구분	'17년	'18년	'19년	'20년	'21년	'22.8.
협상 품목수(개)	70	48	116	227	148	197
재정 절감액(억 원)	233.7	180.0	344.8	591.2	403.5	654.8
평균 인하율(%)	4.6	4.2	5.6	5.5	6.2	5.2
협상 선정률(%)	0.3	0.2	0.6	1.0	0.6	0.8

*재정 절감액: (협상 당시의 상한금액-합의금액)*분석기간 청구량
*평균 인하율: 품목별 인하율의 평균
*협상 선정률: 협상 대상품목 수/모니터링 대상 품목 수

WORKSHOP

- 사용량 연동제도의 문제점은?
- 특허만료 오리지널 의약품의 매출이 미국보다 한국에서 매출이 더 많은 이유는?
- 특허만료 오리지널 의약품 어떻게 한국시장에서 Steady Seller가 되었나?
- 글로벌제약사는 왜 국내제약사와 co-promotion 할까? 이유는?

02 급여범위 확대

1) 제도 개요

건강보험 재정의 효율적 운영을 위하여 약제 급여범위 확대로 인한 사용량 증가(예상) 및 보험 재정 영향에 따라 약가를 사전 인하한다. 사용범위 확대에 따라 예상되는 동일제품군의 예상 추가 청구액과 청구액 증가율을 감안하여 인하(1% ~ 5% 범위)한다. 청구액 증가율은 전년도 청구액 대비 예상 추가 청구금액의 증가율을 말한다.

인하율 적용으로 인한 청구액 감소분은 예상 추가 청구액을 초과하지 않도록 하며, 예상 추가 청구금액은 건강보험심사평가원장이 정한 양식에 따라 산정한다. 상한금액 조정 시, 내복제, 외용제의 경우 70원, 주사제의 경우 700원까지만 인하한다.

복지부나 학회 또는 제약사 등이 급여기준 검토 요청을 건강보험심사평가원에 접수하면 진료심사평가위원회 등을 거쳐 재정 영향이 없는 경우는 건강보험심사평가원에서 검토 결과를 회신한다. 재정 영향이 있는 경우에는 복지부에 재정 영향을 분석 요청하여 약제급여평가위원회가 개최되며 이를 통해 급여기준 및 상한금액이 정해진다.

표 5.2. 전년도 청구액 대비 예상 추가청구금액의 증가율 (단위 : %)

예상추가 청구액 / 청구금액 증가율(%)	15억 이상 ~ 25억 미만	25억 이상 ~ 50억 미만	50억 이상 ~ 75억 미만	75억 이상 ~ 100억 미만
25%미만	1.5	2.2	2.9	3.6
25%이상~50%미만	1.9	2.6	3.3	4.0
50%이상~75%미만	2.2	2.9	3.6	4.3
75%이상~100%미만	2.6	3.3	4.0	4.7
100%이상	2.9	3.6	4.3	5.0

자료: 건강보험심사평가원, 사용범위 확대 약제 약가 사전인하제도

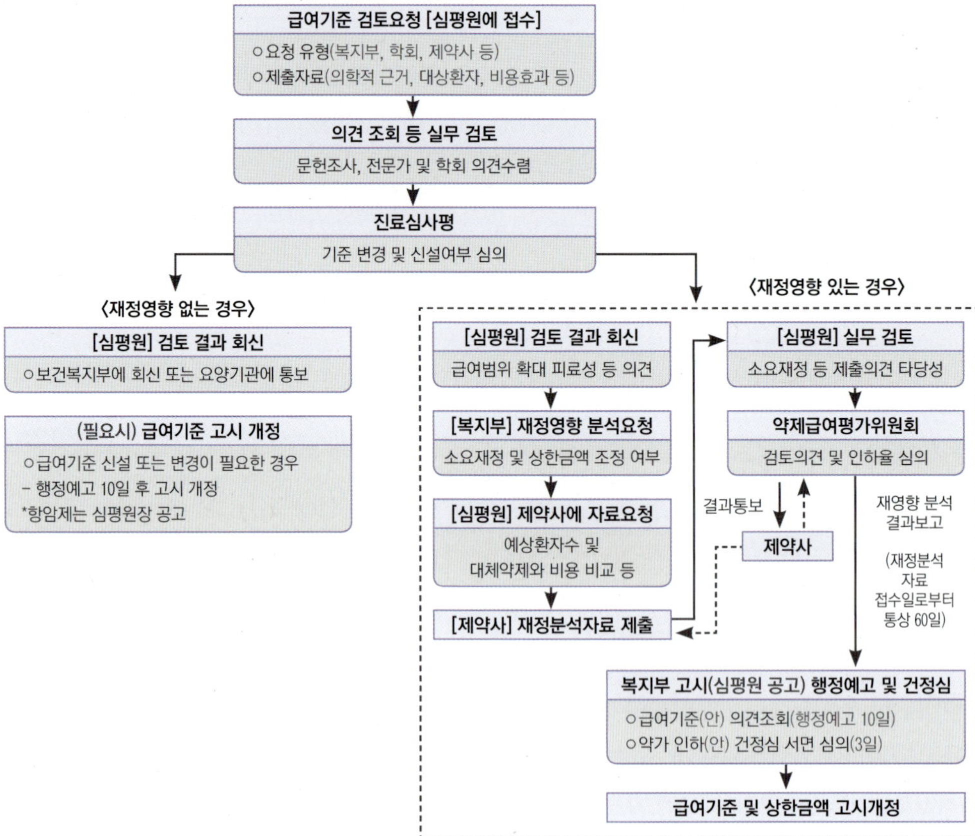

그림 5.4. 사용범위 확대 약제 약가 사전인하제도 업무 흐름도

2) 사용범위 확대 약제의 상한금액 조정절차

사용범위 확대 약제의 상한금액 조정절차는 다음과 같다.

1. 자료제출

- 사용범위 확대로 인한 상한금액 조정이 필요한 경우 재정영향분석서를 제출한다. 자료의 미비 등으로 인해 보완에 소요되는 기간은 처리기간에 산입되지 않으며, 단, 자료 제출되지 아니하는 경우 사용범위 확대 보류가 가능하다. 이 경우 사유를 홈페이지에 공개한다.

2. 평가절차

- 급여기준 개선 등으로 약제의 사용범위 확대가 필요한 경우 장관의 승인을 받아 건강보험심사평가원장이 약제급여평가위원회의 심의를 거쳐 상한금액 조정여부 및 상한금액에 대하여 평가한다.

3. 평가내용

- 약제급여평가위원회는 사용범위 확대 약제의 연간 예상 추가청구액, 상한금액 검토 시 다음을 고려한다.
    - 급여확대 범위 및 예상 환자수
    - 대체 가능성 및 시장점유율
    - 기타 보험재정에 미치는 영향
- 상한금액의 조정여부 및 상한금액에 대한 평가결과를 장관에 보고한다.
- 보건복지부장관은 상한금액 조정 고시한다.

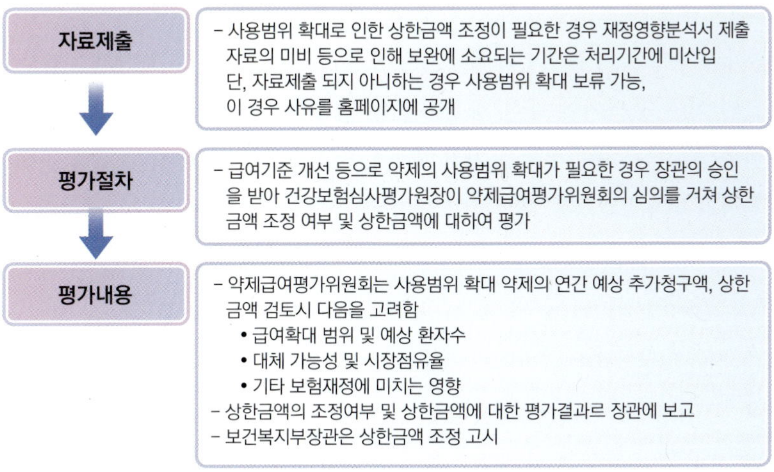

그림 5.5. 사용범위 확대 약제의 상한금액 조정절차

WORKSHOP

- 의약품 보장성 강화 추진의 장점? 단점은?
- 비급여의 급여화 추진 항목 중 가장 높은 증가율을 기록한 분야는?

03
급여약제 재평가

최초 등재 이후 실제로 사용하여 축적된 자료에 근거하여 임상적 유용성과 비용효과성을 재평가하여 계속급여 여부 및 약가에 대한 재검토를 할 필요가 있다. 최초 등재 시에는 임상시험에서 나타난 유효성을 중심으로 평가하여 근거가 제한적이며, 급여 이후 일상 진료 환경에서 사용하여 관찰되는 효과성과 비용효과성을 분석하여 급여, 약가의 적정성에 관해 재평가하는 것이 필요하다. 특히 선별급여 및 위험분담계약에 의해 급여된 신약은 불충분한 근거 하에 급여 및 약가결정이 이루어졌으므로, 가치에 기반한 급여, 약가결정의 원칙에 부합하기 위해서는 일정 기간 경과 후 임상적 유용성 및 비용효과성에 대한 엄밀한 평가를 통해 선별목록제의 원칙에 따라 급여 및 약가를 다시 결정해야 한다.

1) 약제 상한금액 재평가 시기

요양급여기준 제13조제4항제4호에 따른 약제 상한금액의 재평가(이하 이 표에서 '재평가'라 한다)는 약제 상한금액의 산정, 조정 및 가산 기준의 변경에 따라 적용되는 산정, 조정 및 가산기준이 변경되어 새로 고시될 약제와 이미 고시된 약제와의 관계에서 그 상한금액을 조정할 필요가 있을 때 실시한다.

2) 재평가 대상

재평가는 약제급여목록표에 등재되어 있는 약제 중 장관이 별도로 공고하는 약제에 대하여 실시한다. 다만, 상한금액을 인하하는 경우로서 다음 각 목의 어느 하나에 해당하는 경우에는 재평가를 실시하지 아니한다.

① 저가의약품

② 퇴장방지의약품

③ 희귀의약품

④ 그 밖에 환자 진료를 위하여 안정적으로 공급 및 관리의 필요성이 있어 보건복지부장관이 별도로 정하는 의약품

3) 재평가 기준

① 상한금액 조정기준

- 재평가 대상 약제의 상한금액 조정에 대해서는 약제 상한금액의 산정, 조정 및 가산 기준을 준용한다. 다만, 기준가격 및 상한금액 조정 방법 등에 필요한 세부사항은 장관이 별도로 공고한다.
- 상한금액 조정 시 약제 상한금액의 산정, 조정 및 가산 기준의 저가의약품 기준 금액까지만 인하한다. 다만, 약제급여목록표에 최소단위(1 mL, 1 g, 1 mCi 등)로 등재되거나 최소단위 상한금액 표시된 제품 및 산소, 아산화질소는 적용하지 아니한다.

② 상한금액 가산기준

- 재평가 대상 약제의 상한금액의 가산에 대해서는 약제 상한금액의 산정, 조정 및 가산 기준의 규정을 준용한다.

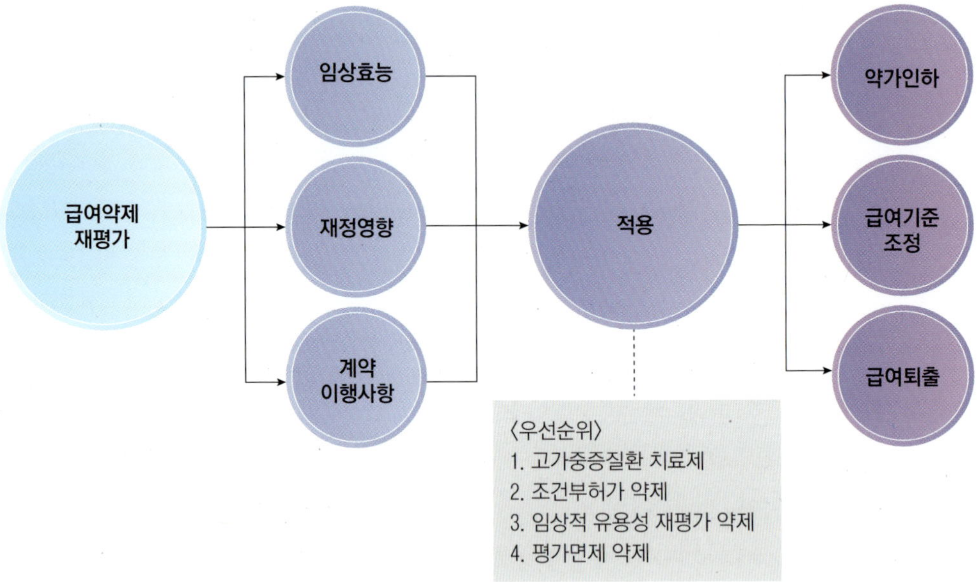

그림 5.6. 급여약제 재평가 방안

출처: 건강보험심사평가원(제1차 국민건강보험 종합계획)

TIP!

의약품 급여약제 재평가 관련 이슈(콜린알포세레이트 제제)

콜린알포세레이트 제제 보유 제약회사 66곳이 "급여 적정성을 재평가해달라"며 이의신청한 것으로 나타났다. 제약회사들의 이의 신청은 건강보험심사평가원(이하 심평원)이 약제급여평가위원회(이하 약평위)를 통해 콜린알포세레이트 제제의 급여 적정성을 재평가해 일부 적응증에 대해 환자 약 값 부담률을 30%에서 80%로 선별급여하기로 결정한데 따른 것이다.

제약회사들은 심평원의 결정이 나오자 ① 환자의 비용부담을 높이고 ② 질환의 경중을 구분하지 않았으며 ③ 해당 약제의 안전성·유효성을 재검증할 동기마저 크게 약화시켰다는 이유를 제기하며 이의신청 의사를 직간접적으로 표명해 왔다. 심평원의 결정이 적법한지, 객관적인 지도 의문이라는 제약사들은 "임상적 유용성과 비용효과성은 물론 사회적 요구도에 대한 평가 내용조차 전혀 알 수 없다."며 "이의신청을 통해 급여 적정성을 재평가해 줄 것을 요청했다."고 밝혔다.

제약회사들의 주장 <1>

"정부 선별급여제도 도입 취지와 정면 배치된 결정"
노령 환자 30일 약 값 부담이 9,000원에서 25,000원으로 늘어나…

건강보험심사평가원이 콜린알포세레이트의 일부 적응증(경도인지장애, 우울증 등)에 대해 환자 본인부담률을 30%에서 80%로 높인 것은 비급여의 급여화(선별급여제도)를 통해 환자의 의료비 부담을 낮추고 의료 접근성을 향상시키겠다는 건강보험 보장성 강화대책의 근본 취지에 정면 배치된다.

전세계적으로 확실한 치매치료제가 부재한 현 상황에 재정 절감을 이유로 치매 진행을 지연시키는 콜린알포세레이트 제제의 보장률을 떨어뜨리는 것은 치매국가책임제와도 어긋난다. 본인부담금을 대폭 상향하는 조치는 경제적으로 취약한 노인환자에게 복용 중단을 강요하는 것과 다름없다.

제약회사들의 주장 <2>

"의약품에 대한 사회적 요구도 제대로 반영 안해"
적응질환별 경·중 구분하지 않고 의료비 부담도 미 고려

콜린알포세레이트 제제의 급여재평가 과정에서는 사회적 요구도가 제대로 반영되지 않았다. 치매를 제외한 나머지 모든 적응증에 대해 80%의 본인부담률을 일괄 적용한 것이 이를 방증한다.

콜린알포세레이트 제제는 ① 감정 및 행동변화 ② 노인성 가성우울증 외 ③ 치매로 진행될 수 있는 경도인지장애와 뇌졸중·뇌경색에 의한 2차 증상에 대한 적응증을 갖고 있다. 세 가지 적응증에 대한 사회적 요구도를 같은 비중으로 본 것이다.

건강보험약제 급여적정성 재평가 시범사업 공고문에 따르면, 사회적 요구도는 재정 영향, 의료적 중대성, 연령, 환자의 경제적 부담 등을 고려하게끔 권장하고 있다. 환자본인부담금 산정특례에서는 우울증은 경증질환(종합병원 이상 처방 시 환자부담 40~50%)으로, 뇌졸중·뇌경색은 중증질환(환자부담 5%)으로 분류하여 각각 사회적 요구도를 고려해 질환별로 본인부담률을 차등 책정하고 있다.

제약회사들의 주장 <3>

先식약처 임상재평가, 後복지부 급여재평가 순리 역행

의약품은 통상 품목허가를 취득하고 난 뒤 보험급여 등재 절차를 거쳐 시장에 진입한다. 기본적으로 의약품의 안전성과 유효성이 보장되고 나서야 급여 문제를 검토할 수 있기 때문이다. 그러나 콜린알포세레이트 제제는 선후가 뒤바뀌었다. 안전성과 유효성에 대한 재검증을 뒤로 하고 급여적정성 평가가 먼저 이뤄졌기 때문이다. 그 결과 제약 기업은 콜린알포세레이트 제제 임상재평가를 진행할 동기가 약화됐다.

콜린알포세레이트는 식품의약품안전처로부터 정식 품목허가와 허가 갱신을 받아 20년 이상 처방돼 온 의약품이다. 의료현장의 임상전문가들도 식약처의 허가사항을 근거로 급여재평가가 이뤄져야 한다고 강조하고 있다. 임상재평가 결과가 나올 때까지 급여재평가를 유보하는 것이 순리다.

WORKSHOP

급여약제 재평가하는 근본적인 이유는?

04

유통질서 문란약제 행정처분

2009년 8월부터 리베이트 제공 등 약사법 위반 유통질서 문란 약제에 대해 상한금액을 직권으로 조정하여 왔으나 리베이트 행위는 근절되지 않고 더 음성화되고 있어 리베이트 근절과 건전한 유통질서를 위해 2014.7.2부터 리베이트 제공 약제에 대해 요양급여 적용 정지 또는 제외하고 제재수단을 강화해서 시행하여 왔다. 하지만 급여정지로 인하여 환자의 의약품에 대한 접근성이 떨어지는 등의 문제점을 보완하여 2018.9.28부터는 상한금액을 감액 또는 정지·과징금을 부과하는 제도를 시행하고 있다.

◈ 유통질서 문란 행위(「약사법」 제47조제2항)
의약품 채택·처방유도 등 판매촉진을 목적으로 의약품 제조(수입)업자·위탁제조판매업자(종사자 포함)가 의사·약사 및 의료기관 종사자 등에게 금전, 물품, 편익, 노무, 향응 등 경제적 이익을 제공하는 행위

1) 법적 근거

① 「국민건강보험법」 제41조의2(약제에 대한 요양급여비용 상한금액의 감액 등)

② 「국민건강보험법 시행령」 제18조의2(약제에 대한 요양급여비용 상한금액의 감액 및 요양급여 적용 정지 기준 등)

③ 「국민건강보험법 시행령」 별표 4의2(약제의 상한금액의 감액, 요양급여의 적용 정지 및 과징금 부과 기준)

2) 상한금액 감액 및 적용 정지 또는 과징금 부과 기준

① 일반기준

약사법 제47조 제2항에 따른 의약품 공급자가 약사법 제76조 제1항 제5호의 2에 따라 행정처분을 받았거나 약사법 제94조 제1항 제5호의 2에 따라 벌금 이상의 형을 선고받은 경우에 적용 위반행위의 횟수에 따른 약제의 상한금액의 감액 및 적용 정지 기준은 약제의 상한금액이 감액된 날 또는 적용 정지된 날부터 5년간 동일한 약제에 대한 위반행위로 약제의 상한금액의 감액 또는 적용 정지 처분이나 그에 갈음하는 과징금을 부과받은 경우에 적용한다.

② 약제의 상한금액의 감액 및 요양급여의 적용 정지 기준

부당금액	상한금액의 감액(%)		요양급영의 적용 정지	
	1차 위반	2차 위반	3차 위반	4차 위반 이상
500만원 미만	경고	2	15일	1개월
500만원 이상 1,000만원 미만	1	2	15일	2개월
1,000만원 이상 2,000만원 미만	2	4	1개월	3개월
2,000만원 이상 3,000만원 미만	4	8	2개월	4개월
3,000만원 이상 4,000만원 미만	6	12	3개월	5개월
4,000만원 이상 5,000만원 미만	8	16	4개월	6개월
5,000만원 이상 6,000만원 미만	10	20	5개월	7개월
6,000만원 이상 7,000만원 미만	12	24	6개월	8개월
7,000만원 이상 8,000만원 미만	14	28	7개월	9개월
8,000만원 이상 9,000만원 미만	16	32	8개월	10개월
9,000만원 이상 1억원 미만	18	36	9개월	11개월
1억원 이상	20	40	10개월	12개월

※ 부당금액이란 「약사법」 제47조 제2항을 위반하여 해당 품목의 판매촉진을 목적으로 제공된 경제적 이익 등을 보건복지부장관이 정하는 방법에 따라 환산한 금액

3) 과징금 부과 기준

① 대상약제(「국민건강보험법 시행령」 제70조의2제1항)

- 보건복지부장관이 지정·고시하는 퇴장방지 의약품
- 식품의약품안전처장이 정하는 희귀의약품
- 요양급여의 대상으로 고시한 약제가 단일 품목으로서 동일제제가 없는 의약품
- 그 밖에 보건복지부장관이 특별한 사유가 있다고 인정한 약제

② 부과기준

과징금은 약제의 요양급여 적용 정지 처분을 결정한 날의 전년도 1년간 해당 약제로 인해 발생한 요양급여비용의 심사결정 총액에 아래 표에 따른 적용 정지 기간별 과징금 부과 비율을 곱한 금액으로 한다.

4) 업무절차

절차	내용
① 검찰의 수사결과/ 식약처의 행정처분 통보	검차, 식약처 등 → 보건복지부
② 처분사항 및 과징금 대상약제여부 검토 요청	보건복지부 → 심사평가원 리베이트 대상 약제품목, 제공금액, 위반내용 처분기준 과징금부과액 등 확인
③ 심사평가원 회신내용 검토 및 처분여부 검토	심사평가원 → 보건복지부
④ 처분 사전통지 및 의견제출 안내	보건복지부 → 리베이트 제공업체 (의견제출 기간 30일)
⑤ 의견서 검토	리베이트 제공업체 → 보건복지부
⑥ 처분서 통지	보건복지부 → 리베이트 제공업체
⑦ 보건복지부 고시	*「약제급여목록 및 급여상한금액표」
⑧ 행정처분 사후관리	심사평가원, 공단 등에 처분내용 통보 *「약제급여목록 및 급여상한금액표」

* 필요시 수사기관 등에 자료협조요청(수시)

그림 5.7. 유통질서 문란 약제의 상한금액 감액 및 요양급여 적용 정지 업무절차

5) 약제의 상한금액 조정

유통질서 문란행위 기간이 2009.8.1부터 2014.7.1까지인 경우, 유통질서 문란약제의 상한금액 조정기준에 의거 해당 약제의 상한금액을 직권으로 조정할 수 있다.

상한금액 인하율 = 부당금액 ÷ 결정금액 × 100 ≤ 상한금액의 20%

- 부당금액: 조사대상 요양기관에서 해당 의약품의 유통질서 문란 행위에 제공된 경제적 이

익 등(물품 등은 금액으로 환산)의 총액

- 결정금액: 조사대상 요양기관에서 부당금액과 관련된 해당 의약품의 처방(판매) 총액

6) 약제의 요양급여 적용 정지·제외 및 과징금 부과

유통질서 문란행위 기간이 2014.7.2.부터 2018.9.27.까지인 경우, 유통질서 문란 약제의 요양급여 정지·제외 및 과징금 부과 기준을 적용한다. 위반행위 당시 규정을 적용하여 처분하며 근거 및 내용은 아래와 같다.

기간	관련 근거	처분 내용
'09.8~'14.7	(舊)「국민건강보험 요양급여의 기준에 관한 규칙」 제13조제4항제12호	약가인하
'14.7~'18.9	(舊)「국민건강보험법」 제41조의2(약제의 요양급여 제외 등), 제99조(과징금)	급여정지(1, 2차, 및 과징금 대체), 급여제외(3차~)
'18.9~	「국민건강보험법」 제41조의2(약제에 대한 요양급여비용 상한금액의 감액 등), 제99조(과징금)	상한금액의 감액(1, 2차), 급여정지(3차 이상, 과징금 대체)

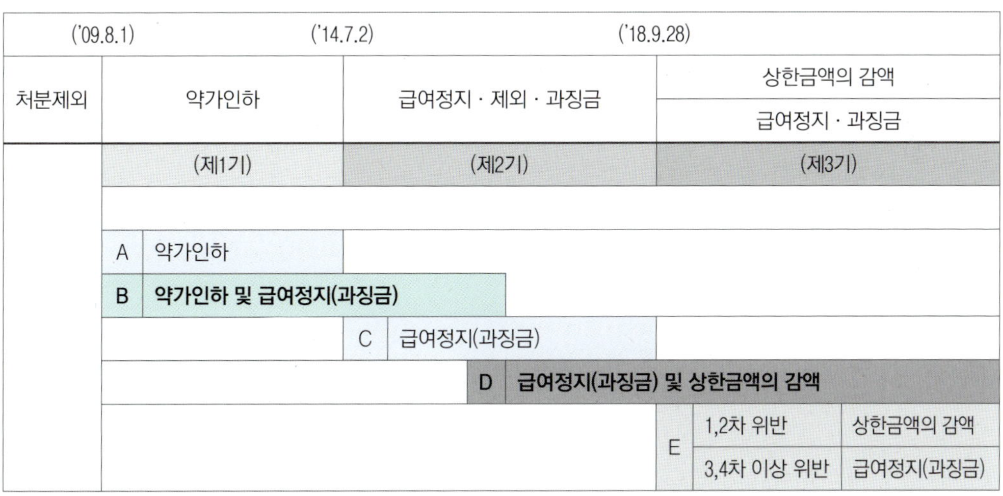

6

CHAPTER

용어 설명

- **(품목허가 등 신청사실의) 통지**

  등재의약품의 안전성·유효성에 관한 자료를 근거로 의약품의 품목허가 또는 효능·효과에 관한 변경허가를 신청한 자가 등재특허권이 무효이거나 품목 허가를 신청한 의약품이 등재특허권을 침해하지 않는다고 판단할 경우에 품목허가 등을 신청한 사실과 신청일, 판단의 근거 등을 특허권 등재자와 등재특허권자 등에게 통지하는 제도

- **ANDA (Abbreviated New Drug Application)**

  미국 식품의약품청에 제네릭 의약품 시판허가 신청을 하는 단계. 제네릭 의약품은 이미 FDA의 시판허가 승인을 받고 시장에 나와있는 신약과 동일한 유효성분, 함량, 제형, 용법, 효능이 동일한 의약품이므로 ANDA에서는 신약의 안전성과 유효성을 동일하게 가지는 것으로 전제하고 제네릭 의약품이 대조약 목록 의약품(Reference Listed Drug)과 생물학적 동등성을 입증하는 자료만을 요구함.

- **DMF (Drug Master File)**

  좋은 원료의약품을 사용하게 위하여 2002.7.1에 처음으로 도입된 제도로 의약품의 원료를 제조하는 회사는 원료의약품을 생산함에 있어 생산 설비, 반응 공정, 포장, 저장 방법 및 공정에 사용된 모든 물질의 기준 규격에 관한 상세한 자료를 식약청에 제출하는 것

- **NCE (New Chemical Entity Exclusivity)**

  Hatch-Waxman Act는 새로운 화학 성분(active drug moiety)을 포함한 신물질에 대해 FDA 시판허가 승인일로부터 5년간 시장독점권과 자료독점권을 부여할 수 있도록 규정함. 5년 NCE 자료독점권은 신물질과 같은 제네릭 의약품의 ANDA 신청접수는 신약의 시판승인이 허가된 날로부터 5년간 거부한다는 것

- **NDA (New Drug Application)**

  NDA는 미국 식품의약품청이 미국에서 신약 판매 허가를 승인받기 위해 의약품 의뢰자가 취하는 공식 단계

- **Product hopping**

  제약 회사들이 특정 의약품에 대한 독점권을 만료 전까지 유지한 후 제네릭 의약품과의 경쟁이 시작되기 직전에 시장 지배력을 유지하기 위해 새롭게 특허를 받은 신약이나 제네릭이 대체할 수 없는 개량신약을 출시해 의사들로 하여금 기존 약이 아닌 새로운 신약, 개량신약 처방을 권

고하는 행위

- **TNF 억제제**

  종양괴사인자(tumor necrosis factor, TNF)가 TNF 수용체에 결합하지 못하도록 방해하여 TNF 억제제가 TNF와 결합하면 염증 반응을 일으키는 신호전달 과정이 차단되면서 염증 억제 효과가 나타남

- **USPTO (US Patent and Trademark Office)**

  미국특허청

- **가교시험**

  의약품의 안전성·유효성에 관한 민족적 요인에 차이가 있어 외국 임상자료를 그대로 적용하기가 어려운 경우 국내에서 한국인을 대상으로 가교자료를 얻기 위하여 실시하는 시험

- **가교자료**

  국내외에 거주하는 한국인을 대상으로 얻어진 시험자료로서 임상시험자료집에서 발췌하거나 선별한 자료 또는 가교시험으로부터 얻어진 자료

- **개량생물의약품**

  이미 허가된 생물의약품에 비해 다음 가목부터 다목까지의 어느 하나에 해당하는 제제학적 변경 또는 다음 라목에 해당하는 변경으로 이미 허가된 생물의약품에 비해 안전성·유효성 또는 유용성(복약순응도·편리성 등)을 개선한 것으로 식품의약품안전처장이 인정한 의약품

  가. 유효성분의 종류 또는 배합비율

  나. 투여경로

  다. 제형

  라. 명백하게 다른 효능효과를 추가

- **개량신약**

  약사법, 의약품 등의 안전에 관한 규칙, 마약류관리에 관한 법률 및 같은 법 시행규칙, 희귀질환관리법에 따른 (의약품의 품목허가·신고·심사 규정) 제2조 제9호에 따라 식품의약품안전처장이 인정한 의약품으로서 단일제 및 복합제(개량신약 복합제)를 포함

- **공동생동**

  여러 제약회사가 모여 비용을 공동 지불해 생동성 시험을 실시하는 것으로, 생동성이 인정되면 이중 한 회사가 의약품을 제조하여 각각의 회사에 공급하게 됨. 이 때 각 회사는 생동성 시험에 드는 비용의 1/n을 지불하기 때문에 단독 생동보다 비용 부담이 줄어듬

- **동등생물의약품**

  생물학적제제규정 제2조 제10호에 따라 동등생물의약품으로 식품의약품안전처장이 허가한 의약품

- **동일의약품**

  주성분 및 그 함량, 제형, 용법, 용량, 효능, 효과가 동일한 의약품

- **동일제품군**

  약제급여목록표상의 업체명. 투여경로, 성분 및 제형이 모두 동일한 약제

- **등록된 원료의약품**

  「약사법」 및 「의약품 등의 안전에 관한 규칙」, 「마약류관리에 관한 법률」 및 같은 법 시행 규칙에 따라 식품의약품안전처장이 지정하는 원료의약품에 대해 「원료의약품 등록에 관한 규정」에 따라 식품의약품안전처에 등록된 원료의약품

- **등재의약품**

  특허목록에 의약품 특허권이 등재된 의약품

- **등재특허권**

  특허목록에 등재된 특허권

- **등재특허권자등**

  특허목록에 등재된 의약품 특허권의 특허권자 또는 전용실시권자

- **물질에 관한 특허**

  의약품에 포함된 성분에 관한 특허로, 염, 수화물을 포함하는 용매화물, 이성질체, 무정형, 결정다형에 관한 특허가 이에 포함될 수 있음

- **바이오의약품**

  사람이나 다른 생물체에서 유래된 것을 원료 또는 재료로 하여 제조한 의약품으로 생물학적제제, 유전자재조합의약품, 세포배양의약품 등

- **블록버스터(Blockbuster) 신약**

  일반적으로 시장 규모에 근거하여 세계시장 규모가 1조 원 이상을 점유하고 있는 약

- **사용량 약가 연동제**

  약제급여목록 및 급여 상한금액표에 등재된 약제에 대하여 예상 청구액을 초과하거나 보건복지부장관이 정하는 비율이나 금액이상 증가한 경우 이미 고시된 약제의 상한금액을 조정하는 것

- **사전인하약제**

  요양급여기준 제13조 제4항 제2호 및 약제의 결정 및 조정 기준 제8조 제2항 제2호에 의하여 상한금액이 조정된 약제

- **생물의약품**

  ① 사람이나 다른 생물체에서 유래된 것을 원료 또는 재료로 하여 제조한 의약품으로, 보건위생상 특별한 주의가 필요한 의약품, 생물학적제제, 유전자재조합의약품, 세포배양의약품, 세포치료제, 유전자치료제, 기타 식품의약품안전처장이 인정하는 제제를 포함 ② 생물학적제제규정 제2조제9호에 따라 사람이나 다른 생물체에서 유래된 것을 원료 또는 재료로 하여 제조한 의약품으로, 보건위생상 특별한 주의가 필요한 의약품을 말하며, 생물학적제제, 유전자재조합의약품, 세포배양의약품, 세포치료제, 유전자치료제, 기타 식품의약품안전처장이 인정하는 제제를 포함

- **생물학적 제제 약가 경쟁 및 혁신법 BPCIA (BPCIA: Biologics Price Competition and Innovation Act)**

  바이오신약 허가 후 4년간 바이오시밀러 허가 신청 금지, 바이오신약 허가 후 4년간 자료독점권(Data exclusivity) 및 8년간 별도의 후속 시장독점권(Market exclusivity) 부여, 최초 대체 가능 바이오시밀러(Interchangeable biosimilar) 허가 후 최소 1년간 독점권 부여(특허 소송 여부 및 합의 여하에 따라 12~42개월간 여타 대체 가능 바이오시밀러 허가 불가), BPCIA는 바이오신약 개발자 및 바이오시밀러 개발자 간 반드시 특허공방을 주고받아야 한다는 의미로 소위 'patent dance'로 규정함

- **생물학적동등성시험**

「약사법」 및 「의약품 등의 안전에 관한 규칙」, 「마약류관리에 관한 법률」, 「의약품동등성시험기준」에 따라 그 주성분·함량 및 제형이 동일한 두 제제에 대한 의약품 동등성을 입증하기 위해 실시하는 생체 내 시험

- **생물학적제제**

생물체에서 유래된 물질이나 생물체를 이용하여 생성시킨 물질을 함유한 의약품으로, 물리적·화학적 시험만으로는 그 역가와 안전성을 평가할 수 없는 백신·혈장분획 제제 및 항독소 등을 말함

- **생체이용률**

주성분 또는 그 활성대사체가 제제로부터 전신순환혈로 흡수되는 속도와 양의 비율

- **성과기반 위험분담제**

환급제의 일종으로 개별 환자의 약제투여성과에 따라 제약사의 환급율을 달리 운영하는 새로운 모형의 지불제도. 이를 통해 실제 약효가 크게 떨어지거나 지나치게 많은 급여 청구가 이뤄지는 경우를 대비할 수 있음

- **세포배양의약품**

세포배양기술을 이용하여 제조되는 펩타이드 또는 단백질 등을 유효성분으로 하는 의약품

- **세포치료제**

살아있는 자가 동종, 이종 세포를 체외에서 배양·증식하거나 선별하는 등 물리적·화학적·생물학적 방법으로 조작하여 제조하는 의약품. 다만, 의료기관 내에서 의사가 자가 또는 동종세포를 당해 수술이나 처치 과정에서 안전성에 문제가 없는 최소한의 조작(생물학적 특성이 유지되는 범위 내에서의 단순분리, 세척, 냉동, 해동 등)만을 하는 경우는 제외

- **안전성·유효성 자료**

약사법 제31조 제10항에 따라 신약 또는 식품의약품안전처장이 지정하는 의약품에 관해 품목허가 또는 품목신고를 받기 위하여 제출해야 하는 안전성·유효성에 관한 자료. 구체적으로 제출해야 하는 자료는 의약품 등의 안전에 관한 규칙 제9조 및 식품의약품안전처장의 고시에 규정함

- **약가업무(Market Access)**

  제약사 내에서 약의 급여 등재, 약가협상 업무(Pricing & Reimbersment)와 이를 뒷받침하는 경제성평가(Pharmaco-Economics, PE)를 담당하는 부서의 이름

- **역지불합의(pay for delay)**

  신약특허권을 가진 오리지널 회사와 제네릭 의약품 회사가 특허분쟁을 취하하고 경쟁하지 않기로 하는 대신 경제적 이익을 제공하면서 합의하는 것. 오리지널 품목을 가진 다국적회사가 국내 회사에 제네릭 품목 판매지연을 조건으로 co-promotion하는 행위 등

- **예상청구액**

  요양급여기준 제11조의2 제8항에 따라 공단과 업체가 합의한 요양급여 비용의 예상청구액

- **외국임상자료**

  임상시험자료집 중 외국에서 얻어진 임상시험자료

- **우선판매품목허가**

  우선판매품목허가를 신청하는 의약품과 동일의약품 혹은 등재의약품의 안전성·유효성에 관한 자료를 근거로 품목허가 또는 변경허가를 신청하는 의약품 혹은 등재의약품과 유효성분이 동일한 의약품의 판매가 일정기간 동안 금지되어, 우선하여 의약품을 판매할 수 있는 허가

- **위임형 후발의약품**

  신약(오리지널 의약품, 브랜드 의약품)의 제약사에 의해 직접 또는 위탁 생산되어 신약과는 다른 이름이나 포장으로 판매되는 의약품

- **위탁생동**

  위탁제조를 의뢰할 때 해당 품목이 이미 생동성 시험을 통과한 약이라면 위탁제조된 약에 대해서 별도의 생동성 시험 없이 생동성을 인정해주는 것. 이때 두 약은 같은 제조사가 제조하는 똑같은 약이지만 각자의 회사에서 다른 이름으로 판매됨. 공동생동과 위탁생동은 같은 제조사에서 만든 약을 여러 회사가 다른 이름으로 판매할 수 있게 된다는 공통점이 있음. 공동생동은 개발단계(생동성 시험)에서부터 여러 회사가 함께 참여하는 반면 위탁생동은 일반적으로 이미 개발된(생동성 시험을 통과한) 약에 대한 위수탁이 이뤄진다는 점에서 차이가 있음

- **유전자재조합의약품**

  유전자조작기술을 이용하여 제조되는 펩타이드 또는 단백질 등을 유효 성분으로 하는 의약품

- **유전자치료제**

  병치료 등을 목적으로 인체에 투입하는 유전물질 또는 유전물질을 포함하고 있는 의약품

- **유효성**

  주성분에서 의약품의 효능·효과를 나타내는 부분. 예를 들어, 주성분이 실데나필시트르산염인 경우 유효성분은 실데나필을 의미함

- **의약적 용도에 관한 특허**

  의약품의 효능·효과, 용법·용량, 약리기전 등에 관련된 특허

- **의약품 특허목록**

  식품의약품안전처장이 품목허가 또는 변경허가를 받은 자료부터 등재 신청을 받은 의약품에 관한 특허권을 등재하여 관리하는 의약품 특허목록으로 인터넷 홈페이지(http://nedrug.mfds.go.kr)에 공개됨

- **의약품특허권**

  품목허가를 받은 의약품에 관한 특허권

- **임상시험**

  「약사법」 및 「의약품 등의 안전에 관한 규칙」에 따라 의약품 등의 안전성과 유효성을 증명할 목적으로, 해당 약물의 약동·약력·약리·임상적 효과를 확인하고 이상 반응을 조사하기 위하여 사람을 대상으로 실시하는 시험(생물학적 동등성 시험을 포함)

- **자료제출의약품**

  「약사법」, 「의약품 등의 안전에 관한 규칙」, 「마약류관리에 관한 법률」 및 같은 법 시행규칙, 「희귀질환관리법」에 따른 「의약품의 품목허가·신고·심사규정」 제2조 제8호에 따른 안전성·유효성 심사 자료제출의약품 및 「약사법」 및 「의약품 등의 안전에 관한 규칙」에 따른 「생물학적제제 등의 품목허가·심사 규정」(이하 '생물학적제제규정'이라 함) 제2조 제2호에 따른 자료제출의약품

- **재협상약제**

  약제의 결정 및 조정 기준 제8조 제2항 제4호에 따라서 재협상하는 약제

- **제네릭**

  특허가 만료된 오리지널 의약품의 카피약을 지칭하는 말

  ** 최근 제약협회에서는 카피약 대신 제네릭을 공식용어로 사용하기로 결정함

- **제형에 관한 특허**

  주사용, 경구 등 제형(제제)의 특수성 등을 이용하여 의약적 효과를 증대시키는 내용에 관한 특허

- **조성물에 관한 특허**

  의약품 주성분을 조합한 복합제 또는 의약품과 첨가제의 조합을 통한 처방에 관한 특허

- **주성분**

  의약품의 효능·효과를 나타낸다고 기대되는 주된 성분으로 일반적으로 의약품의 허가 사항에 주성분으로 기재되는 성분

- **청구액**

  요양급여비용 총액을 의미하며, 본인부담금의 청구분 포함

- **최초등재제품**

  약제급여목록표에 해당 투여 경로·성분·함량·제형으로 최초 등재된 제품

- **통지의약품**

  등재의약품의 안전성·유효성에 관한 자료를 근거로 품목허가 또는 변경허가를 신청하고, 그 신청 사실을 특허권 등재자와 등재특허권자 등에게 통지한 의약품

- **특허관계 확인서**

  등재의약품의 안전성·유효성 자료를 근거로 의약품등의 제조 판매·수입 품목허가를 받으려는 자가 품목허가 신청 시 제출해야 하는 등재특허권과 품목허가신청 의약품의 관계에 대한 확인서. 의약품 등의 안전에 관한 규칙 제4조 및 별지 제5호 서식으로 규정하고 있음

- **특허권등재자**

  품목허가 또는 변경허가를 받은 자로서, 의약품특허권의 등재를 신청하여 특허목록에 의약품 특허권을 등재받은 자

- **판매금지**

  식품의약품안전처장이 등재특허권자등의 신청을 받아 통지의약품에 대하여 등재특허권자등이 통지를 받은 날로부터 9개월간 판매를 금지하는 처분 또는 식품의약품안전처장이 우선판매품목허가를 받은 의약품과 동일하고, 등재의약품과 유효성분이 동일한 의약품에 대해 최초로 우선판매품목허가를 받은 의약품의 판매가능일로부터 9개월간 판매를 금지하는 처분

- **포괄수가제(Diagnosis related groups, DRG)**

  병원경영 개선을 목적으로 개발된 입원환자 분류 체계로 진단명, 부상병명, 수술명, 연령, 성별, 진료결과 등에 따라 유사한 진료내용 질병군으로 분류함. 이때 하나의 질병군을 지칭하는 말

- **품목허가**

  약사법 제31조 제2항 및 제3항에 따라서 제조업자 등이 제조하거나 위탁제조한 의약품을 판매하려는 경우 또는 법 제42조 제1항에 따라서 수입을 하려는 경우 식품의약품안전처장에게 품목별로 신청하여 받는 제조 판매·수입 품목허가

- **행위별수가제(Fee-For-Service)**

  의료기관에서 의료인이 제공한 의료서비스(행위, 약제, 치료재료 등)에 대해 서비스 별로 수가를 정하여 사용량과 가격에 의해 진료비를 지불하는 제도

- **혁신신약**

  특정 질환에 대한 약의 효능이 기존에 나온 여타 약물과 구별되는 신약

- **협상대상제외약제**

  보건복지부장관이 사용량 협상 대상에서 제외하여 협상을 명하지 않는 약제

- **협상등재약제**

  공단과의 약가협상에 의하여 약제급여목록표에 등재된 약제

- **희귀의약품**

  적용대상이 드물고 적절한 대체의약품이 없어 긴급한 도입이 요구되는 의약품으로서 식품의약품안전처장이 지정하는 것

참고문헌

- (사) 한국다국적의약산업협회. 제약산업발전과 환자접근성 향상을 위한 약가제도 개선 방안. 2016.
- 가천대학교 산학협력단. 외국약가 참조기준 개선방안 연구. 2019.
- 강예림, 고소희, 이종혁. 우리나라의 건강보험 약가 사후관리제도 고찰 및 발전 방안. 약학회지. 2017;61(1):55-63.
- 강예림. 우리나라의 건강보험 약가 사후관리제도 고찰 및 발전 방안. 약학회지. 2017;61(1):55-63.
- 건강보험심사평가원. 2017년 진료비통계지표. 2018.
- 건강보험심사평가원. 2019 급여의약품 청구현황. 2020
- 건강보험심사평가원. 건강보험심사평가원 10년의 이야기. 2010.
- 건강보험심사평가원. 보험약가 상환방식 연구. 2010.p53.
- 건강보험심사평가원. 사용범위 확대 약제 약가 사전인하제도. 2014
- 건강보험심사평가원. 신약 등 협상대상 약제의 세부평가기준. 2017
- 건강보험심사평가원. 약제비 본인부담 차등제. 2018.
- 건강보험심사평가원[인터넷]. 17년 상반기 건강보험 진료비 33조 9,859억 원 … 9.2% 증가 [cited 2023 Oct 23]. Avaliable from: https://www.hira.or.kr/main.do
- 건강보험심사평가원[인터넷]. 제도안내[cited 2023 Oct 23]. Avaliable from: https://www.hira.or.kr/main.do
- 국민건강보험[인터넷]. 정책센터[cited 2023 Oct 23]. Avaliable from: https://www.nhis.or.kr/nhis/index.do
- 국민건강보험공단. 2019 노인장기요양보험통계연보. 2020.
- 국민건강보험공단. 2020 노인장기요양보험통계연보. 2021.
- 국민건강보험공단. 2021 노인장기요양보험통계연보. 2022.
- 국민건강보험공단. 2021년 건강보험 주요통계자료. 2022.

- 국민건강보험공단. 2022년도 주요국의 건강보장제도 현황과 정책동향. 2023.
- 국민건강보험공단. 약가협상 지침 및 사용량 약가 연동제. 2015.
- 국민건강보험공단. 위험분담제 약가협상 세부운영지침. 2020.
- 김혜린, 이재현. 사용량·약가 연동제 시행 주요 외국의 현황 조사·연구. 한국보건의료기술평가학회지. 2013;1:61-8.
- 김혜린. OECD 국가 대비 우리나라의 신약 가격수준 비교분석. 성균관대학교 일반대학원. 2015.
- 뉴스더보이스헬스케어[인터넷]. 생동시험 약가차등제 확정...예정대로 7월 시행[cited 2023 Oct 23]. Avaliable from: http://www.newsthevoice.com/
- 뉴스엠[인터넷]. Avaliable from: http://www.newsm.com
- 대한고혈압학회. Korea Hypertension Fact Sheet 2022. Clinical Hypertension (inpress). p.25.
- 데일리팜[인터넷]. [2020 10대뉴스] ④제네릭 약가개편 시장 왜곡 '파장'[cited 2023 Oct 23]. Avaliable from: 데일리팜.html
- 매일경제[인터넷]. 문재인케어 신약 보장성 강화하려면 약가 제도 개선 필요[cited 2023 Oct 23]. Avaliable from: https://www.mk.co.kr/
- 민주정책연구원. 건강보험료 부과체계의 문제점과 개선방안. 2012.
- 보건복지부. OECD Health Statistics 2020. 2020.
- 보건복지부. 건강보험 행위 급여·비급여 목록표 및 급여 상대가치점수. 2020.
- 보건복지부. 사회보장제도 노인건강분야 기본평가. 2016.
- 보건복지부. 약제의 요양급여대상여부 등의 평가기준 및 절차 등에 관한 규정 일부개정규정(안). 2016.
- 보건복지부[인터넷]. 「OECD 보건통계 2022」로 보는 우리나라 보건의료 현황[cited 2023 Oct 23]. Avaliable from: https://www.mohw.go.kr/react/index.jsp
- 보건복지부[인터넷]. 2019년 하반기부터 제네릭 의약품 차등 보상 제도 실시[cited 2023 Oct 23]. Avaliable from: https://www.mohw.go.kr/react/index.jsp
- 보건복지부[인터넷]. 건강보험 보장성 강화대책 2년간의 성과 및 향후 계획[cited 2023 Oct 23]. Avaliable from: https://www.mohw.go.kr/react/index.jsp
- 보건복지부[인터넷]. 약가 개선·의료기기 신속 제품화로 글로벌 시장창출[cited 2023 Oct 23]. Avaliable from: https://www.mohw.go.kr/react/index.jsp
- 보건복지포럼. 건강보험제도의 현황과 정책과제. 2016.
- 식품의약품안전처. 의약품 허가,심사 절차의 이해. 의약품 가이드북 시리즈 1. 2017.
- 식품의약품안전처고시. 의약품의 품목허가·신고·심사 규정. 2020.
- 신광수, 박교준, 박하영. 정부의 '약가제도 개편 및 혁신형 제약기업 지원' 정책의 효과성 연구.

한국보건경제정책학회. 2020;26(1):1-39.

- 신성태. 성분명 처방제의 문제점. 대한내과학회지. 2007;73(2):854-6.
- 약사공론[인터넷]. 약가제도 개편 무엇이 바뀌고, 어떻게 준비해야 하나,[cited 2023 Oct 23]. Avaliable from: https://www.kpanews.co.kr/
- 연합뉴스[인터넷]. 코로나 두려워말라고?…트럼프 같은 치료받으면 1억원 훌쩍[cited 2023 Oct 23]. Avaliable from: https://www.yna.co.kr/
- 유미영. 신약 등의 경제성평가 활용과 약가제도 변화. 병원약사회지. 2014;31(6):1044-53.
- 유승래. 신약에 대한 환자의 접근성 향상을 위한 한국의 약가정책평가(2007-2018). 중앙대학교. 2020.
- 의료정책연구원. 2020년 기준 주요국 의원급 의료기관 진찰료 수준 비교. 2020.
- 의약뉴스[인터넷]. 건강보험 진료비 중 약품비 비중 하락, 23%대 근접[cited 2023 Oct 23]. Avaliable from: http://www.newsmp.com/
- 의학신문[인터넷]. 내년도 의원급 초진진찰료 330원 오른다[cited 2023 Oct 23]. Avaliable from: http://www.bosa.co.kr/
- 의협신문[인터넷]. 신포괄수가 시범사업 확대...초음파 등 급여화[cited 2023 Oct 23]. Avaliable from: https://www.doctorsnews.co.kr/
- 이은희. 위탁/공동 생물학적동등성 시험 제도 변화가 제네릭의약품 시장에 미치는 영향. 충북대학교 대학원. 2023.
- 이종혁, 방준석. 우리나라 건강보험의 위험분담제도가 재정 및 환자접근성에 미친 영향. 한국임상약학회지. 2018;28(2):124-30.
- 장수현, 장선미. 동일성분 동일가격 정책이 특허만료 의약품 시장의 가격경쟁에 미치는 영향. 보건경제와 정책연구. 2022;28(3):29-50.
- 청년의사[인터넷]. Avaliable from: http://www.docdocdoc.co.kr
- 한국바이오의약품협회. 바이오의약품 산업동향 보고서. 2018
- 한국보건사회연구원. 보건복지 Issue & Focus. 2014.
- 한국보건산업진흥원. 한국제약협회정책보고서. 2016.
- 한국제약바이오협회. 제약바이오산업 DATABOOK 통계자료. 2020.
- 한국제약바이오협회. 한국제약협회정책보고서. 2016.
- 한국제약바이오협회. 한국제약협회정책보고서. 2020
- 히트뉴스[인터넷]. Avaliable from: http://www.hitnews.co.kr
- Care And Cost[인터넷]. Predatory Health Care[cited 2023 Oct 23]. Avaliable from: https://careandcost.com/

- Evaluate[Internet]. Avaliable from: https://www.evaluate.com/
- EvaluatePharma. World Preview 2019, Outlook to 2024. 2019.

〈단행본〉
- 이재홍 외. 알기쉬운 건강보험론. 수학사; 2022.
- 이태진 외. 제약산업정책의 이해. 한국보건산업진흥원; 2014.
- 임형식. 의약품 인허가의 현장. 내하출판사; 2020.
- 임형식. 제약바이오산업의 실무. 군자출판사; 2022.
- 임형식. 제약바이오산업현장. 내하출판사; 2018.
- 임형식. 제약영업마케팅의 현장. 내하출판사; 2020.
- 한국보건산업진흥원. 의료자원 통계 핸드북; 2014.
- 한국제약바이오협회. 제약바이오산업 DATABOOK; 2022.

Index

국문 찾아보기

ㄱ

ㄴ

ㄷ

ㅈ

ㅊ

ㅋ

ㅌ

ㅍ

ㅎ

번호

영문 찾아보기

A

C

D

F

G

K

M

N

S